The Kidney Diseases Volume

Interpretation
of Clinical Pathway

2022年版

临床路径释义
INTERPRETATION OF CLINICAL PATHWAY
肾脏病分册

主 编 陈香美　蔡广研

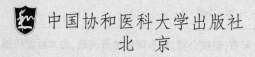

中国协和医科大学出版社
北　京

图书在版编目（CIP）数据

临床路径释义·肾脏病分册/陈香美，蔡广研主编．—北京：中国协和医科大学出版社，2022.10
ISBN 978-7-5679-2062-0

Ⅰ．①临… Ⅱ．①陈…②蔡… Ⅲ．①临床医学-技术操作规程②肾疾病-诊疗-技术操作规程 Ⅳ．①R4-65

中国版本图书馆CIP数据核字（2022）第179410号

临床路径释义·肾脏病分册

主　　　编：	陈香美　蔡广研
责 任 编 辑：	许进力　杨小杰
丛书总策划：	张晶晶　冯佳佳
本 书 策 划：	孙嘉惠　张晶晶

出版发行：**中国协和医科大学出版社**
（北京市东城区东单三条9号　邮编100730　电话010-65260431）
网　　址：www.pumcp.com
经　　销：新华书店总店北京发行所
印　　刷：北京天恒嘉业印刷有限公司
开　　本：787mm×1092mm　1/16 开
印　　张：22.5
字　　数：600千字
版　　次：2022年10月第1版
印　　次：2022年10月第1次印刷
定　　价：132.00元
ISBN 978-7-5679-2062-0

（版权所有，侵权必究，如有印装质量问题，由本社发行部调换）

编 委 会

编写指导委员会委员（按姓氏笔画排序）
丁小强　复旦大学附属中山医院
刘志红　中国人民解放军南京军区南京总医院
陈香美　中国人民解放军总医院第一医学中心
余学清　中山大学附属第一医院
李学旺　中国医学科学院北京协和医院
陈　楠　上海交通大学医学院附属瑞金医院
梅长林　上海长征医院
章永康　北京大学第一医院
蔡广研　中国人民解放军总医院第一医学中心

主　编
陈香美　蔡广研

编　委（按姓氏笔画排序）
丁　峰　上海交通大学医学院附属第九人民医院
丁小强　复旦大学附属中山医院
王　荣　山东省立医院
王　涌　中国人民解放军总医院第一医学中心
王力宁　中国医科大学附属第一医院
王玉柱　北京市海淀医院
王伟铭　上海交通大学医学院附属瑞金医院
王星宇　首都医科大学宣武医院
方　艺　复旦大学附属中山医院
方　明　大连医科大学附属第一医院
付　平　四川大学华西医院
冯　哲　中国人民解放军总医院第一医学中心
刘　冰　山东省立医院
刘述文　中国人民解放军总医院第一医学中心
刘爱民　中国医学科学院北京协和医院
汤　力　中国人民解放军总医院第一医学中心
孙雪峰　中国人民解放军总医院第一医学中心
李丽静　天津市儿童医院
李雪梅　中国医学科学院北京协和医院

杨　爽	中国医科大学附属第一医院
吴　杰	中国人民解放军总医院第一医学中心
何娅妮	陆军特色医学中心
余金波	复旦大学附属中山医院
邹建洲	复旦大学附属中山医院
汪年松	上海交通大学医学院附属第六人民医院
张　冬	中国人民解放军总医院第一医学中心
张　宏	北京大学第一医院
张伟光	中国人民解放军总医院第一医学中心
陈　仆	中国人民解放军总医院第一医学中心
陈孟华	宁夏医科大学总医院
陈意志	中国人民解放军总医院海南医院
林　珊	天津医科大学总医院
林洪丽	大连医科大学附属第一医院
周文彦	上海交通大学医学院附属仁济医院
郑　可	中国医学科学院北京协和医院
郑　颖	中国人民解放军总医院第一医学中心
郑法雷	中国医学科学院北京协和医院
赵　琳	首都医科大学宣武医院
赵明辉	北京大学第一医院
秦安京	首都医科大学附属复兴医院
倪兆慧	上海交通大学医学院附属仁济医院
郭　萍	华北石油总医院
郭志勇	海军军医大学第一附属医院（上海长海医院）
黄梦杰	中国人民解放军总医院第一医学中心
曹雪莹	中国人民解放军总医院第一医学中心
崔　昭	北京大学第一医院
章友康	北京大学第一医院
章晓燕	复旦大学附属中山医院
董哲毅	中国人民解放军总医院第一医学中心
谢　华	大连医科大学附属第一医院
蔡广研	中国人民解放军总医院第一医学中心
滕　杰	复旦大学附属中山医院
霍本刚	陆军特色医学中心

序 言

临床路径（clinical pathway）是指针对某一疾病建立一套标准化治疗模式与治疗程序，是一个有关临床治疗的综合模式，以循证医学证据和临床诊疗指南为指导来促进治疗组织和疾病管理方法，最终起到规范医疗行为、保障医疗质量与安全、降低成本、提高医疗服务质量的作用。相对于临床诊疗指南来说，其内容更简洁、易读，适用于多学科多部门具体操作，是针对特定疾病的诊疗流程，注重治疗过程中各临床部门间的协同性，注重治疗的结果，注重时间性。

为更好地贯彻国务院办公厅医药卫生体制改革的有关精神，帮助各级医疗机构开展临床路径管理，保证临床路径试点工作顺利进行，受国家卫生和计划生育委员会委托，中国医学科学院、中国协和医科大学出版社承担了组织编写《临床路径释义》的工作。本册图书数十位肾脏内科专家对卫计委《临床路径》中肾脏病做了详细的释义，细化为"疾病编码""检索方法""释义内容""给药方案""医师表单""护士表单"和"患者表单"几部分，以达到解惑答疑与补充说明的作用，便于指导一线临床医师学习参考使用。本版《临床路径释义·肾脏病分册》综合了最新的循证依据和最优化的临床诊疗流程，具有非常强的可操作性。

临床上，大多数患者经过《临床路径》的规范化诊疗而最终获益。但临床实践仍具有个体的差异性、疾病的复杂性，因此临床医师仍需要根据患者个体化特点进行个体化的临床救治。近年来，肾脏病学在临床与基础研究、中医中药的应用以及血液净化技术等方面成绩显著。随着国内外肾脏病诊断、治疗的新技术不断发展，随着人们对肾脏病发病机制认识的不断深入以及肾脏病治疗新药的不断涌现，肾脏病的诊断和治疗技术将会更多应用于临床路径管理，《临床路径释义·肾脏病分册》的内容是在《临床路径释义·肾脏内科分册》的基础上进行添加与修订。该书出版发行旨在帮助、指导各位临床医师执行临床路径的实践。真诚希望本书能对肾脏内科医师的临床工作有所裨益。

中国工程院　院士

前 言

开展临床路径工作是我国医药卫生改革的重要举措。临床路径在医疗机构中的实施为医院医疗质量管理提供标准和依据，是医院管理的抓手，是实实在在的医院内涵建设的基础，是一场重要的医院管理革命。

为更好地贯彻国务院深化医药卫生体制改革的有关精神，帮助各级医疗机构开展临床路径管理，保证临床路径工作顺利进行，自2011年起，受国家卫生健康管理部门委托，中国医学科学院承担了组织编写《临床路径释义》的工作。

在医院管理实践中，提高医疗质量、降低医疗费用、防止过度医疗是世界各国都在努力解决的问题。其重点在于规范医疗行为，控制成本过快增长与有效利用资源。研究与实践证实，临床路径管理是解决上述问题的有效途径，尤其在优化资源利用、节省成本、避免不必要检查与药物应用、建立较好医疗组合、提高患者满意度、减少文书作业、减少人为疏失等诸多方面优势明显。因此，临床路径管理在医改中扮演着重要角色。2016年11月，中共中央办公厅、国务院办公厅转发《国务院深化医药卫生体制改革领导小组关于进一步推广深化医药卫生体制改革经验的若干意见》，提出加强公立医院精细化管理，将推进临床路径管理作为一项重要的经验和任务予以强调。国家卫生健康管理部门也提出了临床路径管理"四个结合"的要求，即临床路径管理与医疗质量控制和绩效考核相结合、与医疗服务费用调整相结合、与支付方式改革相结合、与医疗机构信息化建设相结合。2021年1月，国家卫健委、医保局、财政部等8部委联合下发《关于进一步规范医疗行为促进合理医疗检查的指导意见》，明确要求国家卫健委组织制定国家临床诊疗指南、临床技术操作规范、合理用药指导原则、临床路径等；并要求截至2022年底前，三级医院50%出院患者、二级医院70%出院患者要按照临床路径管理。

临床路径管理工作中遇到的问题，既有临床方面的问题，也有管理方面的问题，最主要是对临床路径的理解一致性问题。这就需要统一思想，在实践中探索解决问题的最佳方案。《临床路径释义》是对临床路径的答疑解惑及补充说明，通过解读每一个具体操作流程，提高医疗机构管理人员和医务人员对临床路径管理工作的认识，帮助相关人员准确地理解、把握和正确运用临床路径，合理配置医疗资源，规范医疗行为，提高医疗质量，保证医疗安全。

本书由陈香美院士、蔡广研教授等数位知名专家亲自编写审定。编写前，各位专家认真研讨了临床路径在实施过程中各级医院遇到的普遍性问题，在专业与管理两个层面，从医师、药师、护士、患者多个角度进行了释义和补充，供临床路径管理者和实践者参考。

对于每个病种，我们在临床路径原文基础上补充了"医疗质量控制指标""疾病编码"和"检索方法""国家医疗保障疾病诊断相关分组"四个项目，将临床路径表单细化为"医师表单""护士表单"和"患者表单"，并对临床路径及释义中涉及的"给药方案"进行了详细的解读，即细化为"给药流程图""用药选择""药学提示""注意事项"，同时补充了"护理规范""营养治疗规范""患者健康宣教"等内容。在本书最后，为帮助实现临床路径病案质量的全程监控，我们在附录中增设"病案质量监控表单"，作为医务人员书写病案时的参考，同时作为病案质控人员在监控及评估时评定标准的指导。

"疾病编码"可以看作适用对象的释义，兼具标准化意义，使全国各医疗机构能够有统一标准，明确进入临床路径的范围。对于临床路径公布时个别不准确的编码我们也给予了修正和补充。增加"检索方法"是为了使医院运用信息化工具管理临床路径时，可以全面考虑所有因素，避免漏检、误检数据。这样医院检索获取的数据才能更完整，也有助于卫生行政部门的统计和考核。增加"国家医疗保障疾病诊断相关分组"是将临床路径与DRG有机结合起来，临床路径的实施可为DRG支付方式的实施提供医疗质量与安全保障，弥补其对临床诊疗过程监管的不足。随着更多病例进入临床路径，也有助于DRG支付方式的科学管理，临床路径与DRG支付方式具有协同互促的效应。

依国际惯例，临床路径表单细化为"医师表单""护士表单"和"患者表单"，责权分明，便于使用。这些仅为专家的建议方案，具体施行起来，各医疗机构还需根据实际情况修改。

实施临床路径管理意义重大，但同时也艰巨而复杂。在组织编写这套释义的过程中，我们对此深有体会。本书附录对制定/修订《临床路径释义》的基本方法与程序进行了详细的描述，因时间和条件限制，书中不足之处难免，欢迎同行诸君批评指正。

编 者

2022年2月

目 录

第一章	肾动脉狭窄临床路径释义	1
第二章	原发性肾病综合征临床路径释义	19
第三章	急性肾损伤临床路径释义	38
第四章	急性肾炎综合征行肾穿刺活检临床路径释义	55
第五章	慢性肾炎综合征（疑似 IgA 肾病）行肾穿刺活检临床路径释义	69
第六章	狼疮性肾炎行肾穿刺活检临床路径释义	85
第七章	蛋白尿、血尿待查行肾穿刺活检临床路径释义	102
第八章	急性肾盂肾炎临床路径释义	118
第九章	尿路感染临床路径释义	128
第十章	新月体肾炎临床路径释义	141
第十一章	Ⅰ型新月体肾炎血浆置换治疗临床路径释义	158
第十二章	急性药物过敏性间质性肾炎临床路径释义	176
第十三章	静脉使用环磷酰胺临床路径释义	191
第十四章	慢性肾衰竭（CKD 5 期）临床路径释义	200
第十五章	腹膜透析管置入术临床路径释义	218
第十六章	腹膜透析行腹膜平衡试验（PET）及透析充分性评估（KT/V）临床路径释义	235
第十七章	腹膜透析后腹膜炎临床路径释义	248
第十八章	终末期肾脏病（自体动脉-静脉内瘘成形术）临床路径释义	269
第十九章	终末期肾病常规血液透析导入治疗临床路径释义	284
第二十章	慢性肾脏病贫血临床路径释义	305
第二十一章	慢性肾脏病肾性骨病活性维生素 D 使用临床路径释义	319
参考文献		335
附录 1	终末期肾脏病临床路径病案质量监控表单	340
附录 2	制定/修订《临床路径释义》的基本方法与程序	347

第一章

肾动脉狭窄临床路径释义

一、肾动脉狭窄编码

1. 原编码

疾病名称及编码：肾动脉狭窄伴肾血管性高血压（ICD-10：I70.101）

手术操作名称及编码：肾动脉成形或支架置入术（ICD-9-CM-3：39.9005/88.45001）

2. 修改编码

疾病名称及编码：肾动脉狭窄伴肾血管性高血压（ICD-10：I15.0）

手术操作名称及编码：肾动脉球囊血管成形术（ICD-9-CM-3：39.5002）

         肾动脉支架置入术（ICD-9-CM-3：39.9016）

         其他周围血管药物洗脱支架置入（ICD-9-CM-3：00.55）

二、临床路径检索方法

I15.0 伴（39.5002/39.9016/00.55）

三、国家医疗保障疾病诊断相关分组（CHS-DRG）

MDCF 循环系统疾病及功能障碍

FW1 动脉疾患

MDCL 肾脏就泌尿系统疾病及功能障碍

LZ1 肾及泌尿系统其他疾患

四、肾动脉狭窄标准住院流程

（一）适用对象

第一诊断为肾动脉狭窄伴肾血管性高血压（ICD-10：I70.101）。

行肾动脉成形或支架置入术（ICD-9-CM-3：39.9005/88.45001）。

> **释义**
>
> ■ 适用对象编码参见第一部分。
>
> ■ 本路径适用对象为临床诊断为肾动脉狭窄伴肾血管性高血压，行肾动脉成形或支架置入术患者。

（二）诊断依据

根据 2002 年 AHA《肾动脉血运重建临床试验报告指南》、2005 年《中国高血压防治指南》、2005 年 ACC/AHA 与 2007 年 TASC 的外周动脉病诊疗指南。

1. 肾动脉病变：影像检查显示肾动脉主干和/或一级分支狭窄（≥50%），狭窄两端收缩压差＞20mmHg 或平均压差＞10mmHg。

2. 高血压：对 ACE 抑制剂或血管紧张素受体阻断剂的反应敏感，降压幅度大；肾动脉狭窄解除后血压明显下降或治愈。

3. 病变侧肾发生明显血流量下降，GFR 下降，甚至肾萎缩。
4. 病变侧肾因缺血诱发肾素分泌明显增加，可导致继发性高醛固酮血症。
5. 病因：主要是动脉粥样硬化，其次是大动脉炎和肌纤维发育不良等。

释义

■ 本路径的制订主要参考国内权威参考书籍和诊疗指南。

■ 动脉粥样硬化性肾动脉狭窄（ARAS）是指由于动脉粥样硬化引起的肾动脉管腔狭窄。目前学者们普遍认为，当局限性管腔狭窄程度≥50%时，才是有临床意义的肾动脉狭窄。ARAS 与引起肾动脉狭窄的另外 2 种常见病变——大动脉炎和纤维肌性发育不良（fibromuscular dysplasia, FMD）不同，ARAS 的血管狭窄病变多累及肾动脉开口和近段 1/3 部位，病变进展可致肾动脉完全闭塞和肾内动脉弥漫性硬化，可出现缺血性肾病。ARAS 可进展至严重的肾动脉狭窄乃至肾动脉闭塞，是缺血性肾病、顽固性心绞痛和心力衰竭的主要病因之一。ARAS 患者预后与狭窄的严重程度和肾功能的恶化程度具有相关性。危险因素为年龄、体重指数、血肌酐、高血压史、糖尿病病史、缺血性脑血管病病史与顽固性高血压，其中年龄、高血压和冠状动脉多支血管病变为 ARAS 的独立危险因素。

■ 出现下列临床线索时高度提示有 ARAS 可能：①年龄 55 岁以后开始出现高血压，且无高血压家族史者；②发生急进性高血压、顽固性高血压和恶性高血压者，或既往得以控制良好的高血压突然加重并持续恶化者；③经血管紧张素转换酶抑制剂（ACEI）或血管紧张素受体阻断剂（ARB）治疗后，发生肾功能恶化（特别是血肌酐升高幅度大于 30% 者）；④出现无法解释的肾脏萎缩或双肾长径差异超过 1.5 cm 者；⑤出现无法解释的突然加重和/或难治性肺水肿者；⑥伴有冠状动脉多支血管病变、脑血管病变或周围动脉粥样硬化性疾病者。

■ 肾动脉造影是肾动脉狭窄的"金标准"，适用于非侵入性检查不能明确诊断而临床又高度怀疑肾动脉狭窄的患者。影像学检查显示肾动脉主干和/或一级分支狭窄（≥50%），狭窄两端收缩压差＞20mmHg 或平均压差＞10mmHg，可进入路径。

（三）选择介入治疗方案的依据

根据 2002 年 AHA《肾动脉血运重建临床试验报告指南》、2005 年《中国高血压防治指南》、2005 年 ACC/AHA 与 2007 年 TASC 的外周动脉病诊疗指南。

肾动脉介入治疗适应证

（1）临床标准

1) 高血压：高血压 Ⅱ~Ⅲ 级、急进型高血压、顽固性高血压、恶性高血压、高血压伴一侧肾萎缩、不能耐受抗高血压药物。

2) 挽救肾功能：肾功能不全/恶化无法用其他原因解释；使用降压药，尤其是血管紧张素转换酶抑制剂或血管紧张素 Ⅱ 受体阻断剂后肾功能恶化。

3) 伴随的心脏问题：不稳定型心绞痛；反复发作的急性肺水肿与左室收缩功能不匹配。

（2）血管解剖标准：目前狭窄肾动脉狭窄到何种程度必须进行血运重建尚无统一意见，推荐肾动脉狭窄最小阈值的直径狭窄为 50%。对于肾动脉直径狭窄 50%~70% 的患者，要有明确的血流动力学显著狭窄的依据，一般以跨病变收缩压差＞20mmHg 或平均压差＞10mmHg 为准。如能获得进一步证据表明狭窄与高血压和肾功能损害有因果关系，则适应证更明确。临床上一般对大动脉炎或纤维肌性发育不良导致的狭窄标准从宽（直径狭窄≥50%），而对动脉粥样硬化导致的狭窄标准从严（直径狭窄≥70%）。

(3) 介入标准：临床标准和血管解剖标准均符合肾动脉介入治疗禁忌证。

1) 由于伴随的严重疾病，预期寿命有限的患者。
2) 造影剂过敏或无法耐受抗血小板药物。
3) 严重的慢性缺血性肾病，接近需要长期透析的，需要肾内科专家会诊，（如必要时有即刻透析条件者）方可考虑行介入手术。
4) 病变肾动脉的解剖不适合介入治疗，如源自腹主动脉瘤、弥漫钙化性病变等。
5) 临床病情不稳定，不能耐受介入手术。
6) 如病因系大动脉炎所致，炎症活动期一般不宜手术，要用免疫抑制剂治疗使血沉/C反应蛋白降至正常范围2个月以上方可考虑。

> **释义**
>
> ■ 行肾动脉介入治疗需符合临床标准和血管解剖标准。首先要确定是否存在显著的解剖狭窄，但仅有显著的狭窄还不够，需要明确血运重建的临床标准，特别是有证据表明狭窄与高血压和肾功能损害存在因果关系。临床上需要解决的包括控制顽固性高血压、挽救肾脏以及解决心脏问题。肾动脉狭窄到何种程度需强制进行血运重建，目前尚无统一意见，一般认为动脉粥样硬化导致的狭窄标准为狭窄≥70%，大动脉炎或纤维肌性发育不良导致的狭窄标准从宽≥50%。
>
> ■ 介入治疗的禁忌证包括病情严重、无法耐受手术以及预期寿命不长的患者，对造影剂过敏，肾脏已明显萎缩，$GFR < 10ml/(min \cdot 1.73m^2)$。
>
> ■ 对比剂肾病是介入治疗后肾功能损害加重的常见原因，已有肾功能不全的高危患者中，对比剂肾病的发生率可高达12%~27%，部分患者可能发生永久性肾功能损害，因此，预防对比剂肾病的发生至关重要。造影前应认真评估患者的肾功能，充分了解患者有无相关危险因素，严格掌握使用对比剂的适应证，并在造影前积极纠正各种相关危险因素。
>
> ■ 介入治疗对于ARAS患者高血压的治疗效果并不如FMD那样令人满意，同时要承担操作本身的风险，短期风险包括穿刺部位出血、肾动脉撕裂、肾动脉血栓形成、造影剂肾病、血容量不足导致肾灌注不足以及胆固醇结晶栓塞等；远期并发症则主要是指再狭窄，再狭窄一般发生在介入手术后1年，可引起肾脏血流动力学再次紊乱，导致血压升高及肾功能下降。

(四) 术前准备2~3天

1. 必需检查的项目

(1) 血常规、尿常规、大便常规。
(2) 肝肾功能、电解质、血糖、血脂、凝血功能、纤维蛋白原水平、感染性疾病筛查（乙型肝炎、梅毒、艾滋病等）、肾素-血管紧张素。
(3) X线胸片、心电图。
(4) 肾动脉血管超声、肾图、肾动脉CTA。

2. 根据患者病情可选择的检查项目

(1) 化验检查：同型半胱氨酸、抗凝血酶Ⅲ、蛋白C、蛋白S、抗"O"、抗核抗体、ENA、类风湿因子、CRP、ESR等。

(2) 超声心动图检查、肺功能。

> **释义**
>
> ■ 血常规、尿常规、大便常规是最基本的三大常规检查，进入路径的患者均需完成。肝肾功能、电解质、血糖、凝血功能、心电图、X 线胸片可评估有无基础疾病，是否影响住院时间、费用及其治疗预后；感染性疾病筛查用于介入治疗前准备。
>
> ■ 高同型半胱氨酸血症是动脉粥样硬化疾病的独立危险因素，蛋白 C、蛋白 S、抗"O"、抗核抗体、ENA、类风湿因子、CRP、ESR 主要用于自身免疫性疾病的鉴别和考虑大动脉炎的患者，有助于疾病活动度的判断。
>
> ■ 老年、心肺功能不佳患者需行超声心动图及肺功能检查。

（五）选择用药

1. 抗血小板聚集治疗：阿司匹林、氯吡格雷等。
2. 降脂治疗：他汀类药物。
3. 抗凝治疗。
4. 病因和危险因素治疗。

> **释义**
>
> ■ 血小板的黏附与聚集在动脉粥样硬化中起到重要作用，因此抗血小板聚集是治疗动脉粥样硬化的主要措施，药物主要包括环氧化酶抑制剂、腺苷二磷酸受体阻断剂以及 GPII_b/III_a 受体拮抗剂三大类。阿司匹林属于环氧化酶抑制剂，应用广泛，一般推荐剂量为 75~150mg/d。氯吡格雷属于第二代腺苷二磷酸受体阻断剂，较阿司匹林更有效降低心血管事件。
>
> ■ 大多数的 ARAS 患者合并有高胆固醇血症，降低胆固醇可使动脉粥样硬化斑块进展缓慢甚至逆转，他汀类药物可有效降低血浆总胆固醇和 LDL 胆固醇。
>
> ■ 一般术后给予抗凝治疗，抗凝药物主要为低分子肝素。
>
> ■ 病因及危险因素治疗包括血压的控制，合并糖尿病患者需控制血糖，病因为大动脉炎者需控制疾病的活动。当合并有严重的心衰、肺水肿、急性肾衰竭，需药物控制，必要时透析治疗。

（六）手术日为入院第 3~5 天

1. 麻醉方式：局部麻醉。
2. 术中用药：普通肝素。

> **释义**
>
> ■ 完善术前检查以及术前评估，入院第 3~5 天行介入手术，介入治疗采用局部麻醉方式，术中用药为普通肝素。

（七）术后住院恢复5~10天

1. 必需复查的检查项目
（1）血常规、肝肾功能、电解质。
（2）肾动脉彩超。
（3）出院3个月门诊复查。
2. 术后用药
（1）抗血小板聚集治疗：阿司匹林、氯吡格雷等。
（2）降脂治疗：他汀类药物。
（3）低分子肝素抗凝治疗。

> **释义**
>
> ■ 介入手术术后住院恢复一般为5~10天，恢复期间必须复查血常规、肝肾功能、电解质，判断有无合并感染、贫血以及肝肾功能异常。肾动脉彩超为无创检查，可初步判断肾动脉血运恢复程度。建议出院3个月门诊复查。
> ■ 术后用药同"（五）选择用药"。

（八）出院标准

穿刺点愈合良好，无皮下积液、假性动脉瘤。

> **释义**
>
> ■ 患者出院前应完成所有必需检查的项目，观察介入治疗的穿刺点愈合良好，无皮下积液，无假性动脉瘤即可出院。

（九）变异及原因分析

1. 术前合并其他基础疾病影响手术的患者，需要进行相关的诊断和治疗。
2. 双侧肾动脉狭窄。
3. 肾动脉分支血管狭窄。

> **释义**
>
> ■ 患者入选路径后，在检查及治疗过程中发现患者合并其他基础疾病，包括糖尿病、冠心病、肾功能不全、心功能不全等，需要进行相关的诊断和治疗。
> ■ 双侧肾动脉狭窄时，由于长期水钠潴留而使心脏负荷加重，更容易发生急性肺水肿，一旦出现急性肺水肿，需转入相应路径。
> ■ 对于存在事前未预知的、对本路径治疗可能产生影响的情况，需要中止执行路径或延长治疗时间、增加治疗费用。医师需在表单中明确说明。
> ■ 因患者方面的主观原因导致执行路径出现变异，需医师在表单中予以说明。

五、肾动脉狭窄给药方案

（一）用药选择

肾动脉狭窄的药物治疗主要针对疾病的各种危险因素，通过适当的药物治疗，达到控制血压，稳定斑块，防止肾功能恶化，降低心、脑血管终点事件发生的目的。

1. 降压药：药物降压是基本步骤，ACEI 或 ARB 控制肾血管性高血压十分有效，但可能导致患者肾功能损害，对于双侧或孤立肾的肾动脉狭窄患者，可能诱发急性肾功能不全。对于禁用 ACEI 或 ARB 的患者，钙拮抗剂和 β 受体阻断剂为较安全有效的降压药物，其他药物如 α 受体阻断剂、非特异性血管扩张剂及中枢性降压药也可考虑适当合用。

2. 抗血小板聚集药：血小板的黏附与聚集在动脉粥样硬化中起到重要作用，因此抗血小板聚集是治疗动脉粥样硬化的主要措施，药物主要包括环氧化酶抑制剂、腺苷二磷酸受体阻断剂以及 $GPⅡ_b/Ⅲ_a$ 受体阻断剂三大类。阿司匹林属于环氧化酶抑制剂，应用广泛，一般推荐剂量为 75～150mg/d。氯吡格雷属于第二代腺苷二磷酸受体阻断剂，较阿司匹林更有效降低心血管事件。

3. 降脂药：大多数的 ARAS 患者合并有高胆固醇血症，降低胆固醇可使动脉粥样硬化斑块进展缓慢甚至逆转，他汀类药物可有效降低血浆总胆固醇和 LDL。

4. 降糖药：糖尿病与动脉粥样硬化关系密切，在合并糖尿病患者中，积极控制血糖非常重要。血糖控制的目标为：空腹血糖 4.4～7.0mmol/L，糖化血红蛋白≤7.0%。

（二）药学提示

1. ACEI 及 ARB 药物可有效控制高肾素性高血压，然而在降压的同时，可能会诱发急性肾损伤，特别在双侧肾动脉狭窄以及孤立肾肾动脉狭窄患者中并不少见。及时停药肾功能逐渐恢复，部分患者转为慢性肾功能不全。

2. 伴有肾功能不全的老年患者中使用阿司匹林有可能会加重肾脏损伤。

3. 老年患者在应用他汀类药物纠正脂质代谢紊乱时，要注意药物的相互作用而引发的肌溶解综合征。

（三）注意事项

1. 当患者的 GFR＜60ml/(min·1.73m^2) 或伴高钾血症时应慎用 ACEI 或 ARB 药物。
2. 双侧肾动脉狭窄需禁用 ACEI 和 ARB。

六、肾动脉狭窄护理规范

1. 术前护理：严密监测患者血压、尿量、血肌酐的变化。清洁双侧腹股沟皮肤，确保穿刺区域的清洁，减轻术后感染的发生。测量双侧大腿围径，方便与术后进行对比。加强饮食指导，保持大便通畅。做好心理护理。

2. 术后护理：严密监测生命体征尤其是血压变化。严密监测患者出入水量的变化，准确记录尿量，注意观察患者介入术后 24 小时的尿量、颜色及性状。术后患者平卧 24 小时，术侧肢体伸直制动 24 小时。穿刺点 1kg 盐袋加压 8 小时，观察穿刺点有无渗血、渗液、肿胀，术侧肢体足背动脉搏动、皮肤颜色及皮肤温度等情况。测量双侧大腿围径 2 次，与术前对比。询问患者自主感受如腰痛、腰胀、头晕、眼花等情况。

3. 心理护理：根据患者的尿量、各项指标恢复情况进行一对一阶段性健康宣教。针对介入治疗失败、依从性较差的患者，加强与患者及其家属的沟通。让主管医生共同参与患者心理变化的管理，请医院心理咨询师会诊，在根源上找出患者的心理变化原因，克服心理障碍。

4. 延续护理：为出院患者提供医疗护理、康复促进、健康指导等服务，是住院护理的延伸。在出院之前责任护士对患者及其家属进行健康知识、居家护理相关注意事项掌握情况的评估，针对患者不足之处予以加强指导。指导患者出院后自我观察的内容有血压、尿量、尿色

七、肾动脉狭窄营养治疗规范

肾动脉粥样硬化性狭窄患者常合并高血压、高血脂、高血糖等，营养治疗时要充分考虑合并疾病的影响，在控压、降脂及控糖等治疗的基础上进行。

大动脉炎和纤维肌性发育不良患者则容易出现营养不良，应适当加强营养支持治疗，改善患者机体的营养状况。

对肾功能不全患者，低蛋白饮食配合 α-酮酸制剂治疗可有效降低肾小球跨膜压，减轻肾间质纤维化以及肾小球硬化程度，保护患者肾脏功能，同时也能减少体内尿蛋白以及蛋白质代谢产物，进而减轻患者尿毒症症状且不会出现营养不良。

八、肾动脉狭窄患者健康宣教

1. 保持良好生活方式及饮食习惯。
2. 坚持自我监测血压。
3. 控压、控脂及控糖。
4. 出现血压明显波动或难以控制及时就诊。
5. 经常观察尿量、尿色。
6. 使用抗血小板药物或抗凝剂者注意观察有无出血表现。
7. 遵医嘱定期门诊检查肾功能、电解质、尿常规，动态血压，肾脏及肾血管超声等。

九、推荐表单

(一) 医师表单

肾动脉狭窄临床路径医师表单

适用对象：第一诊断为肾动脉狭窄（ICD-10：I70.1 伴 I15.0）
　　　　　行肾动脉支架置入术（ICD-9-CM-3：39.9003/00.5501，伴 39.5002）

患者姓名：	性别：	年龄：	门诊号：	住院号：
住院日期：　年　月　日	出院日期：　年　月　日			标准住院日：7~10 天

时间	住院第 1 天	住院第 2~5 天
主要诊疗工作	□ 询问病史、体格检查 □ 病历书写 □ 开具化验和检查单 □ 上级医师查房及术前评估 □ 初步确定手术日期	□ 上级医师查房 □ 完成术前准备及评估 □ 完成术前小结、上级医师查房记录等书写 □ 根据体检以及辅助检查结果讨论制订手术方案 □ 必要的相关科室会诊 □ 签署手术同意书、自费用品同意书、输血同意书等文件 □ 向患者及家属交代围手术期注意事项
重点医嘱	长期医嘱： □ 外科疾病护理常规 □ 二级护理 □ 饮食 □ 糖尿病患者行血糖监测（必要时） 临时医嘱： □ 血常规、尿常规、大便常规 □ 肝肾功能、电解质、血糖、血脂、凝血功能、感染性疾病筛查、肾素-血管紧张素测定、红细胞沉降率、C反应蛋白 □ 胸片、心电图、肾动脉彩超、肾动脉 CTA、肾图 □ 必要时检查：腹部彩超、肺功能、心脏彩超、颈动脉彩超等 □ 双抗血小板药物 □ 降脂药物（必要时） □ 降压药物	长期医嘱： □ 患者既往基础用药 临时医嘱： □ 必要的会诊意见及处理 □ 明日准备于局部麻醉下行"肾动脉造影并支架置入术" □ 术前禁食、禁水 □ 备皮
主要护理工作	□ 介绍病房环境及设施 □ 告知医院规章制度 □ 入院护理评估 □ 测血压	□ 宣传教育及心理护理 □ 告知手术相关注意事项 □ 执行术前医嘱
病情变异记录	□ 无 □ 有，原因： 1. 2.	□ 无 □ 有，原因： 1. 2.
医师签名		

时间	住院第 3~4 天 （手术日）	住院第 4~5 天 （术后第 1 天）
主要 诊疗 工作	□ 手术 □ 完成手术记录书写 □ 术后病程记录书写 □ 上级医师查房 □ 向患者及家属交代术后注意事项	□ 上级医师查房 □ 术后病程记录书写 □ 查看穿刺侧肢体活动情况及伤口 □ 观察生命体征变化
重点 医嘱	长期医嘱： □ 今日在局麻下行"肾动脉造影并支架置入术" □ 术后护理常规 □ 一级护理 □ 饮食 □ 观察血压 □ 观察穿刺点、穿刺侧肢体制动 12~24 小时 □ 低分子肝素抗凝治疗×（3~5）天 □ 降压药物应用 临时医嘱： □ 补液（视情况而定） □ 抗菌药物（视情况而定）	长期医嘱： □ 低盐、低脂饮食 □ 一级护理 □ 心电监护 临时医嘱： □ 止呕、镇痛药物 □ 根据情况决定是否补液 □ 抗血小板治疗
主要 护理 工作	□ 观察血压变化 □ 穿刺侧肢体制动 12~24 小时，穿刺点渗出情况 □ 心理和生活护理	□ 指导患者术后功能锻炼 □ 观察血压变化 □ 穿刺点渗出情况，必要时换药 □ 心理和生活护理
病情 变异 记录	□ 无　□ 有，原因： 1. 2.	□ 无　□ 有，原因： 1. 2.
医师 签名		

时间	住院第 5~6 天 （术后第 2 天）	住院第 6~7 天 （术后第 3 天）	住院第 7~10 天 （出院日）
主要 诊疗 工作	□ 上级医师查房 □ 术后病程记录书写 □ 观察生命体征变化	□ 上级医师查房 □ 术后病程记录书写 □ 观察生命体征变化	□ 上级医师查房，进行病情评估，决定是否可以出院 □ 完成出院记录、病案首页、出院证明等文件 □ 交代出院后注意事项如复查时间、出现手术相关意外情况时的处理等
重点医嘱	长期医嘱： □ 二级护理 □ 饮食 临时医嘱： □ 伤口换药	长期医嘱： □ 二级护理 □ 无特殊 临时医嘱： □ 复查肾动脉彩超	临时医嘱： □ 出院带药
主要 护理 工作	□ 指导患者术后功能锻炼 □ 指导药物应用 □ 伤口渗出情况 □ 心理和生活护理	□ 术后功能锻炼 □ 心理和生活护理 □ 出院宣教	□ 指导办理出院手续
病情 变异 记录	□ 无 □ 有，原因： 1. 2.	□ 无 □ 有，原因： 1. 2.	□ 无 □ 有，原因： 1. 2.
医师 签名			

（二）护士表单

肾动脉狭窄临床路径护士表单

适用对象：第一诊断为肾动脉狭窄（ICD-10：I70.1 伴 I15.0）
　　　　　行肾动脉支架置入术（ICD-9-CM-3：39.9003/00.5501，伴 39.5002）

患者姓名：		性别：	年龄：	门诊号：	住院号：
住院日期：	年 月 日	出院日期：	年 月 日		标准住院日：7~10 天

时间	住院第 1 天	住院第 2~5 天
健康宣教	入院宣教： □ 介绍主管医师、护士 □ 介绍环境、设施 □ 介绍住院注意事项 □ 介绍探视和陪伴制度 □ 介绍贵重物品制度	药物宣教： □ 介入手术前宣教 □ 介入手术前准备及术后注意事项 □ 告知介入手术后饮食 □ 告知患者在手术中配合医师 □ 主管护士与患者沟通，消除患者紧张情绪 □ 告知术后可能出现的情况及应对方式
护理处置	□ 核对患者，佩戴腕带 □ 建立入院护理病历 □ 协助患者留取各种标本 □ 测量体重	□ 协助医师完成术前检查前的相关化验 □ 介入治疗前准备
基础护理	□ 三级护理 □ 晨晚间护理 □ 排泄管理 □ 患者安全管理	□ 宣传教育及心理护理 □ 告知手术相关注意事项 □ 执行术前医嘱
专科护理	□ 护理查体 □ 病情观察 □ 确定饮食种类 □ 测量血压 □ 心理护理	□ 病情观察 □ 遵医嘱完成相关检查 □ 测量血压 □ 心理护理
病情变异记录	□ 无 □ 有，原因： 1. 2.	□ 无 □ 有，原因： 1. 2.
护士签名		

时间	住院第3~4天 （手术日）	住院第4~5天 （术后第1天）
健康宣教	介入手术当日宣教： □ 告知饮食、体位要求 □ 给予患者及家属心理支持 □ 再次明确探视陪伴须知	介入手术后宣教： □ 药物作用及频率 □ 饮食、活动指导
护理处置	□ 术前准备，手术区皮肤准备 □ 护送患者至手术室 □ 核对患者资料及带药 □ 接患者核对患者及资料	□ 遵医嘱完成相关检查
基础护理	一级护理： □ 晨晚间护理 □ 患者安全管理	一级护理： □ 晨晚间护理 □ 患者安全管理
专科护理	□ 遵医嘱予使用补液治疗 □ 遵医嘱予抗生素治疗 □ 心电血压监护，观察生命体征变化 □ 穿刺侧肢体制动12~24小时，穿刺点渗出情况 □ 心理和生活护理	□ 指导患者术后功能锻炼 □ 观察血压变化 □ 穿刺点渗出情况，必要时换药 □ 心理和生活护理
病情变异记录	□ 无 □ 有，原因： 1. 2.	□ 无 □ 有，原因： 1. 2.
护士签名		

时间	住院第 5~6 天 （术后第 2 天）	住院第 6~7 天 （术后第 3 天）	住院第 7~10 天 （出院日）
健康宣教	介入手术后宣教： □ 药物作用及频率 □ 饮食、活动指导	介入手术后宣教： □ 药物作用及频率 □ 饮食、活动指导	出院宣教： □ 复查时间 □ 服药方法 □ 活动休息 □ 指导饮食 □ 指导办理出院手续
护理处置	□ 遵医嘱完成相关检查	□ 遵医嘱完成相关检查	□ 办理出院手续 □ 书写出院小结
基础护理	□ 二级护理 □ 晨晚间护理 □ 排泄管理 □ 患者安全管理	□ 二级护理 □ 晨晚间护理 □ 排泄管理 □ 患者安全管理	□ 三级护理 □ 晨晚间护理 □ 协助或指导进食、进水 □ 协助或指导活动 □ 患者安全管理
专科护理	□ 指导患者术后功能锻炼 □ 指导药物应用 □ 伤口渗出情况 □ 心理和生活护理	□ 术后功能锻炼 □ 心理和生活护理 □ 安排复查肾动脉彩超 □ 出院宣教	□ 指导办理出院手续
病情变异记录	□ 无 □ 有，原因： 1. 2.	□ 无 □ 有，原因： 1. 2.	□ 无 □ 有，原因： 1. 2.
护士签名			

（三）患者表单

肾动脉狭窄临床路径患者表单

适用对象：第一诊断为肾动脉狭窄（ICD-10：I70.1 伴 I15.0）
　　　　　行肾动脉支架置入术（ICD-9-CM-3：39.9003/00.5501，伴 39.5002）

患者姓名：		性别：	年龄：	门诊号：	住院号：
住院日期：	年 月 日	出院日期：	年 月 日		标准住院日：7~10 天

时间	入院	介入术前	介入手术当天
医患配合	□ 配合询问病史、收集资料，请务必详细告知既往史、用药史、过敏史 □ 配合进行体格检查 □ 有任何不适请告知医师	□ 配合完善介入手术前相关检查、化验，如采血、留尿、心电图、血管超声、X 线胸片 □ 医师与患者及家属介绍病情及介入治疗谈话、介入手术前签字	□ 配合完善相关检查、化验，如采血、留尿 □ 配合医师摆好检查体位
护患配合	□ 配合测量体温、脉搏、呼吸 3 次、血压、体重 1 次 □ 配合完成入院护理评估（简单询问病史、过敏史、用药史） □ 接受入院宣教（环境介绍、病室规定、订餐制度、贵重物品保管等） □ 配合执行探视和陪伴制度 □ 有任何不适请告知护士	□ 配合测量体温、脉搏、呼吸 3 次、询问大、小便 1 次 □ 接受介入手术前宣教 □ 接受饮食宣教 □ 接受用药宣教	□ 配合测量体温、脉搏、呼吸 3 次，询问大、小便 1 次 □ 手术前资料准备及用药 □ 返回病房后，配合接受生命体征的测量 □ 配合检查意识（全麻者） □ 配合缓解疼痛 □ 接受介入手术后宣教 □ 接受饮食宣教 □ 接受用药宣教 □ 有任何不适请告知护士
饮食	□ 遵医嘱饮食	□ 遵医嘱饮食	□ 介入手术前 □ 介入检查后，多饮水
排泄	□ 正常排尿便	□ 正常排尿便	□ 正常排尿便
活动	□ 正常活动	□ 正常活动	□ 正常活动

时间	介入手术后	出院
医患配合	□ 配合伤口检查 □ 配合完善术后检查：如采血、留尿、便等	□ 接受出院前指导 □ 知道复查程序 □ 获取出院诊断书
护患配合	□ 配合定时测量生命体征、每日询问尿量 □ 配合检查手术伤口 □ 接受输液、服药等治疗 □ 接受进食、进水、排便等生活护理 □ 配合活动，预防皮肤压力伤 □ 注意活动安全，避免坠床或跌倒 □ 配合执行探视及陪伴	□ 接受出院宣教 □ 办理出院手续 □ 获取出院带药 □ 知道服药方法、作用、注意事项 □ 知道复印病历程序
饮食	□ 遵医嘱饮食	□ 遵医嘱饮食
排泄	□ 正常排尿便	□ 正常排尿便
活动	□ 正常适度活动，避免疲劳	□ 正常适度活动，避免疲劳

附：原表单（2016年版）

肾动脉狭窄临床路径表单

适用对象：第一诊断为肾动脉狭窄（ICD-10：I70.1 伴 I15.0）
行肾动脉支架置入术（ICD-9-CM-3：39.9003/00.5501，伴 39.5002）

患者姓名：		性别：	年龄：	门诊号：	住院号：
住院日期：	年 月 日	出院日期：	年 月 日	标准住院日：7~10 天	

时间	住院第 1 天	住院第 2~5 天
主要诊疗工作	□ 询问病史、体格检查 □ 病历书写 □ 开具化验和检查单 □ 上级医师查房及术前评估 □ 初步确定手术日期	□ 上级医师查房 □ 完成术前准备及评估 □ 完成术前小结、上级医师查房记录等书写 □ 根据体检以及辅助检查结果讨论制订手术方案 □ 必要的相关科室会诊 □ 签署手术同意书、自费用品同意书、输血同意书等文件 □ 向患者及家属交代围术期注意事项
重点医嘱	长期医嘱： □ 外科疾病护理常规 □ 二级护理 □ 饮食 □ 糖尿病患者行血糖监测（必要时） 临时医嘱： □ 血常规、尿常规、大便常规 □ 肝肾功能、电解质、血糖、血脂、凝血功能、感染性疾病筛查、肾素-血管紧张素测定、血沉、C 反应蛋白 □ 胸片、心电图、肾动脉彩超、肾动脉 CTA、肾图 □ 必要时检查：腹部彩超、肺功能、心脏彩超、颈动脉彩超等 □ 双抗血小板药物 □ 降脂药物（必要时） □ 降压药物	长期医嘱： □ 患者既往基础用药 临时医嘱： □ 必要的会诊意见及处理 □ 明日准备于局部麻醉下行"肾动脉造影并支架置入术" □ 术前禁食、禁水 □ 备皮
主要护理工作	□ 介绍病房环境及设施 □ 告知医院规章制度 □ 入院护理评估 □ 测血压	□ 宣传教育及心理护理 □ 告知手术相关注意事项 □ 执行术前医嘱
病情变异记录	□ 无 □ 有，原因： 1. 2.	□ 无 □ 有，原因： 1. 2.
护士签名		
医师签名		

时间	住院第 3~4 天 （手术日）	住院第 4~5 天 （术后第 1 天）
主要 诊疗 工作	□ 手术 □ 完成手术记录书写 □ 术后病程记录书写 □ 上级医师查房 □ 向患者及家属交代术后注意事项	□ 上级医师查房 □ 术后病程记录书写 □ 查看穿刺侧肢体活动情况及伤口 □ 观察生命体征变化
重点医嘱	长期医嘱： □ 今日在局麻下行"肾动脉造影并支架置入术" □ 术后护理常规 □ 一级护理 □ 饮食 □ 观察血压 □ 观察穿刺点、穿刺侧肢体制动 12~24 小时 □ 低分子肝素抗凝治疗×（3~5）天 □ 降压药物应用 临时医嘱： □ 补液（视情况而定） □ 抗菌药物（视情况而定）	长期医嘱： □ 低盐低脂饮食 □ 一级护理 □ 心电监护 临时医嘱： □ 止呕、镇痛药物 □ 根据情况决定是否补液 □ 抗血小板治疗
主要 护理 工作	□ 观察血压变化 □ 穿刺侧肢体制动 12~24 小时，穿刺点渗出情况 □ 心理和生活护理	□ 指导患者术后功能锻炼 □ 观察血压变化 □ 穿刺点渗出情况，必要时换药 □ 心理和生活护理
病情 变异 记录	□ 无　□ 有，原因： 1. 2.	□ 无　□ 有，原因： 1. 2.
护士 签名		
医师 签名		

时间	住院第5~6天 （术后第2天）	住院第6~7天 （术后第3天）	住院第7~10天 （出院日）
主要 诊疗 工作	□ 上级医师查房 □ 术后病程记录书写 □ 观察生命体征变化	□ 上级医师查房 □ 术后病程记录书写 □ 观察生命体征变化	□ 上级医师查房，进行病情评估，决定是否可以出院 □ 完成出院记录、病案首页、出院证明等文件 □ 交代出院后注意事项如复查时间、出现手术相关意外情况时的处理等
重点医嘱	长期医嘱： □ 二级护理 □ 饮食 临时医嘱： □ 伤口换药	长期医嘱： □ 二级护理 □ 无特殊 临时医嘱： □ 复查肾动脉彩超	临时医嘱： □ 出院带药
主要 护理 工作	□ 指导患者术后功能锻炼 □ 指导药物应用 □ 伤口渗出情况 □ 心理和生活护理	□ 术后功能锻炼 □ 心理和生活护理 □ 出院宣教	□ 指导办理出院手续
病情 变异 记录	□ 无 □ 有，原因： 1. 2.	□ 无 □ 有，原因： 1. 2.	□ 无 □ 有，原因： 1. 2.
护士 签名			
医师 签名			

第二章
原发性肾病综合征临床路径释义

一、原发性肾病综合征编码
疾病名称及编码：肾病综合征（ICD-10：N04）

二、临床路径检索方法
N04

三、国家医疗保障疾病诊断相关分组（CHS-DRG）
MDCL　肾脏及泌尿系统疾病及功能障碍
LS1　肾炎及肾病

四、原发性肾病综合征临床路径标准住院流程

（一）适用对象
第一诊断为肾病综合征（Nephrotic Syndrome，缩写为 NS，ICD-10：N04）。

> **释义**
> ■ 适用对象编码参见第一部分。
> ■ 本路径适用对象为临床诊断为原发性肾病综合征的患者，如合并急性肾损伤、感染、血栓栓塞性疾病等并发症，需进入其他相应路径。

（二）诊断依据
根据《临床诊疗指南·肾脏病学分册》《临床技术操作规范·肾脏病学分册》和《原发性肾小球疾病的诊断及其分类标准》进行诊断。
1. 24 小时蛋白尿定量＞3.5g。
2. 低白蛋白血症＜30g/L。
3. 高脂血症。
4. 高度水肿。
5. 如仅有大量蛋白尿，但其他指标未达到诊断标准时称为肾病综合征范围的蛋白尿。

> **释义**
> ■ 本路径的制订主要参考国内权威参考书籍和诊疗指南。
> ■ 病史和临床症状是诊断原发性肾病综合征的初步依据，多数患者表现为进行性颜面、双下肢水肿、泡沫尿等。尿常规检查见蛋白尿，如 24 小时尿蛋白定量＞3.5g，血清白蛋白＜30g/L 支持原发性肾病综合征，亦可进入路径。

(三) 诊治方案

1. 筛查导致肾病综合征的继发原因，明确临床诊断。
2. 评估病情：肾功能、感染、血栓、蛋白质及脂质代谢紊乱、心功能以及伴发病等。
3. 评估肾活检的适应证和禁忌证后，行肾活检，获得病理诊断。
4. 肾病综合征的支持治疗。
5. 制订治疗方案。如病情需要，在获得病理诊断前，经评估病情后，使用糖皮质激素等。

释义

- 本路径的制订主要参考国内权威参考书籍和诊疗指南。
- 病史和临床症状是诊断原发性肾病综合征的初步依据，如实验室检查 24 小时尿蛋白定量>3.5g，血清白蛋白<30g/L，同时合并有水肿和血脂升高即可诊断为肾病综合征。肾病综合征分为原发性和继发性两大类，可由不同病理类型的肾小球疾病所引起，因此诊断原发性肾病综合征前，需排除继发性因素，如过敏性紫癜肾炎、乙型肝炎病毒相关性肾炎、系统性红斑狼疮肾炎、糖尿病肾病、肾淀粉样变性、骨髓瘤性肾病、淋巴瘤或实体肿瘤性肾病等。
- 肾病综合征患者的常见并发症包括感染、血栓栓塞并发症、急性肾损伤、蛋白质及脂肪代谢紊乱等并发症。需进行并发症的评估。

感染：常见的感染部位包括呼吸道、泌尿道及皮肤等。

血栓栓塞并发症：以肾静脉血栓最为常见，此外，肺血管血栓、栓塞，下肢静脉、下腔静脉、冠状血管血栓和脑血管血栓也不少见。

急性肾损伤：以微小病变型肾病者居多，发生多无明显诱因，表现为少尿甚或无尿，扩容利尿无效。

蛋白质及脂肪代谢紊乱：低蛋白血症、免疫球蛋白减少、金属结合蛋白丢失、内分泌激素结合蛋白不足、药物结合蛋白减少；高脂血症等。

- 原发性肾病综合征，需行肾活检检查，以明确病理诊断及进一步治疗。
- 肾病综合征的支持治疗包括一般治疗和对症治疗。

一般治疗：凡有严重水肿、低蛋白血症者需注意活动与卧床休息交替。给予优质蛋白饮食，保证足够的热量，一般不主张高蛋白饮食；水肿时应低盐饮食；为减轻高脂血症，应少进富含饱和脂肪酸的饮食，而多吃富含多聚不饱和脂肪酸及富含可溶性纤维的饮食。

对症治疗：利尿消肿、减少蛋白尿和降脂治疗等。

- 治疗方案，根据病情，选择抑制免疫与炎症反应治疗以及并发症的治疗。

(四) 标准住院日为 7~21 天

释义

- 怀疑原发性肾病综合征的患者入院后，肾活检前准备 1~2 天，第 2~3 天行肾活检检查，主要观察临床症状的变化情况（如血尿、血压、血红蛋白等），检查后待肾脏病理结果后开始药物治疗，主要观察临床症状的变化情况和有无药物副作用，总住院时间不超过 21 天符合本路径要求。

（五）进入路径标准

1. 第一诊断为肾病综合征（Nephrotic Syndrome，缩写为 NS，ICD-10：N04）。
2. 肾病综合征范围内的蛋白尿。
3. 当患者同时具有其他疾病诊断，但在住院期间不需要特殊处理也不影响第一诊断路径流程实施时，可以进入路径。

> **释义**
>
> ■ 进入本路径的患者为第一诊断为原发性肾病综合征，需除外感染、血栓栓塞并发症、急性肾损伤等病并发症。
>
> ■ 入院后常规检查发现有基础疾病，如高血压、冠状动脉粥样硬化性心脏病、糖尿病、肝功能不全等，经系统评估后对肾病综合征诊断治疗无特殊影响者，可进入路径。但可能增加医疗费用，延长住院时间。

（六）住院期间的检查项目

1. 必需的检查项目
(1) 血常规、尿常规、大便常规+隐血。
(2) 24 小时尿蛋白定量，尿白蛋白/尿肌酐比值。
(3) 肝肾功能、血电解质、血糖、HbA1c、血脂、血浆蛋白、ESR、CRP、BNP、凝血功能等。
(4) 免疫学指标：ANA、C3、C4、dsDNA、SSA、SSB、ENA 谱、ANCA、GBM 或免疫球蛋白。
(5) 感染筛查：乙型肝炎、丙型肝炎、梅毒、HIV、结核筛查。
(6) 副蛋白病筛查：血、尿免疫电泳，血尿免疫固定电泳，轻链。
(7) 肿瘤标志物。
(8) 肾脏 B 超；腹部 B 超；肺 CT；心电图。
2. 根据患者病情可选择的检查项目：B 超全身浅表淋巴结检查，肾静脉下肢深静脉 B 超检查，心功能评估等。

> **释义**
>
> ■ 血常规、尿常规、便常规+隐血是最基本的三大常规检查，进入路径的患者均需完成。
>
> ■ 肝肾功能、电解质、血糖、HbA1c、血脂、心电图、X 线胸片或 CT 可评估有无基础疾病。
>
> ■ 肾功能、24 小时尿蛋白、尿微量白蛋白/肌酐、肾脏 B 超可初步评估肾损伤的严重程度。
>
> ■ 血小板计数、凝血功能、感染指标筛查（HBV、HCV、HIV、RPR）为肾穿刺活检所需。
>
> ■ ESR、CRP、免疫球蛋白 ANA、C3、C4、dsDNA、SSA、SSB 或 ENA 谱、冷球蛋白、ANCA、抗 GBM 明确有无免疫性因素，必要时可完善补体系统的检查。
>
> ■ 结核筛查排除结核感染。血/尿免疫电泳、血/尿免疫固定电泳、轻链明确有无 γ 球蛋白增加，有无 M 蛋白存在。肿瘤指标明确有无肿瘤性因素。BNP、肺部 CT、心电图评估心脏、肺部基础疾病。

■ 怀疑遗传学因素可进行遗传学筛查。
■ 特异性指标：对于高度怀疑膜性肾病患者或无条件行肾穿刺患者，可行 PLA2R 抗体和 THSD7a 检测。
■ 可选择的项目中，肾病综合征患者发生血栓或栓塞风险较高，必要时可行肾静脉、下肢深静脉 B 超。全身浅表淋巴结 B 超检查明确有无血液系统疾病（白血病、淋巴瘤等）、感染等继发因素。

（七）评估肾活检适应证、禁忌证后进行肾活检（见肾活检路径）

释义

■ 对于肾病综合征，需行肾活检以明确病理类型，同时也有辅助鉴别诊断的作用。

（八）治疗方案与药物选择

1. 对症支持治疗
(1) 低盐饮食。
(2) 利尿：可选用袢利尿剂：呋塞米或托拉塞米；噻嗪类利尿剂。顽固性水肿者可给予静脉白蛋白联合袢利尿剂。
(3) 降压。
(4) ACEI 或 ARB 降压，降蛋白。需评估有效血容量。怀疑微小病变时，暂缓使用。
(5) 治疗感染。
(6) 评估血栓和出血风险，有高危因素的进行抗凝预防血栓。
(7) 降脂：他汀类。
2. 对且暂时不能获得病理学检查的，根据病情可开始糖皮质激素治疗。
(1) 泼尼松片 1mg/(kg·d)，最大剂量 60mg/d，尿蛋白转阴后再持续 2 周，8~12 周后逐渐减量。
(2) 保护胃黏膜，预防类固醇骨病。
3. 根据肾活检结果，针对相应疾病进行治疗（相应疾病路径）。

释义

■ 水肿时应适当限制钠盐摄入。重度水肿者每日盐入量 1.7~2.3g，轻、中度水肿者每日 2.3~2.8g。
■ 限钠、限水后不能消肿者可适度选用利尿剂。①噻嗪类利尿剂：主要作用于远曲小管，通过抑制氯和钠在髓袢升支粗段及远端小管前段的重吸收而发挥利尿作用。剂量一般为 50~100mg/d，分次口服，使用时需注意低钠和低钾发生；②袢利尿剂：主要作用于髓袢升支粗段，抑制钠、钾和氯的重吸收，利尿作用快速而强大。常用的有呋塞米，20~100mg/d，分次口服。其他袢利尿剂如托拉塞米，利尿作用较强而持久，尿钾、钙的排出作用较呋塞米弱。使用时注意低钠、低钾和低氯的发生；

③潴钾利尿剂：主要作用于远端小管后段，抑制钠和氯的重吸收，同时有潴钾作用。单独使用利尿效果欠佳，与噻嗪类利尿剂合用能增强利尿效果，并减少低钾血症的发生。常用螺内酯，20~40mg/d，每天2~3次口服。使用时注意监测，避免高血钾；④顽固性水肿合并低蛋白血症者需输注人体白蛋白提高血浆胶体渗透压，联合利尿治疗。

■ 肾病综合征患者需要控制血压，ACEI、ARB为首选降压药，建议单独使用。如上述药物仍不能控制至目标需要，可加用钙离子通道阻滞剂、β受体阻断剂、利尿剂等联合降压。同时适当限制钠盐摄入。

■ ACEI和ARB能有效控制血压、降低蛋白尿、延缓肾衰进展、降低心血管并发症。但是在肾病综合征严重水肿时，存在肾血流量相对不足，应避免使用，以免引起肾前性急性肾损伤。

■ 存在感染的患者需尽快明确病情，给予抗感染治疗。

■ 肾病综合征患者多存在低蛋白血症、高脂血症，引起血液浓缩、血液黏稠度增加，同时凝血、抗凝及纤溶系统功能异常，导致高凝状态。利尿剂、激素应用也可加重高凝倾向，导致血栓、栓塞发生率较高，特别是膜性肾病患者。建议在血浆白蛋白<20g/L的患者中常规使用个体化剂量的抗凝药、抗血小板黏附药等。对于明确有血栓形成患者，进行积极抗凝、抗栓等治疗。需监测凝血指标（APTT、PT、INR、抗Xa活性等），避免出血、血小板减少等并发症。

■ 根据血脂异常情况选择降脂药，如以胆固醇升高为主，选择HMG-CoA还原酶抑制剂（辛伐他汀、氟伐他汀、阿托伐他汀等）；如以三酰甘油升高为主，选择纤维酸类药物（非诺贝特、吉非贝齐）。使用过程中需注意监测肝功能和肌酶，避免肝功能损伤和横纹肌溶解等。

■ 原发性肾病综合征的最基本药物仍为糖皮质激素，激素使用的基本原则：①起始剂量要足。成人泼尼松1mg/（kg·d），最大剂量不超过60mg/（kg·d），视病理类型而定；②肾病综合征缓解后逐渐递减药物；③激素治疗的总疗程一般在6~12个月，对于常复发的肾病综合征患者，在激素减量至0.5mg/（kg·d）或接近复发剂量时，需维持足够长的时间，然后再逐渐减量；④常用的激素是泼尼松，在有肝功能损伤的患者选用泼尼松龙或甲泼尼龙口服；⑤糖皮质激素治疗时注意个体化，尽可能采用每天一次顿服；⑥长期糖皮质激素治疗时应注意药物副作用，如股骨头无菌性坏死、消化道溃疡等，联合使用胃黏膜保护剂、调节钙磷代谢药物（钙剂、骨化三醇），定期进行相关检查。

（九）出院标准

1. 明确诊断。
2. 症状改善或稳定：水肿减轻或消退、血压稳定。
3. 没有需要住院处理的并发症和/或合并症。

释义

- 患者出院前应完成所有必需检查项目，且开始药物治疗，观察临床症状是否减轻或消失，有无明显药物相关不良反应。
- 临床表现中尿量、水肿情况、血压、肾功能、血清蛋白、24 小时尿蛋白保持稳定或好转。
- 无感染、血栓或栓塞、急性肾衰竭、心力衰竭、肾穿刺并发症和/或合并症。

（十）变异及原因分析

1. 治疗过程中出现感染、电解质紊乱及其他合并症或并发症者，需进行相关的诊断和治疗，可适当延长住院时间。
2. 若肾脏病理活组织检查显示为继发性肾病综合征时，退出此路径，进入相关路径。

释义

- 按标准治疗方案如患者出现感染、血栓或栓塞、急性肾衰竭、心力衰竭、肾穿刺并发症和/或合并症，需进行积极治疗，延长住院时间，必要时中止本路径转入相应的临床路径。
- 认可的变异原因主要是指患者入选路径后，在检查及治疗过程中发现患者合并存在事前未预知的、对本路径治疗可能产生影响的情况，需要中止执行路径或延长治疗时间、增加治疗费用。医师需在表单中明确说明。
- 因患者方面的主观原因导致执行路径出现变异，需医师在表单中予以说明。

五、原发性肾病综合征给药方案

（一）用药选择

1. 原发病治疗：抑制免疫及抗炎症治疗。糖皮质激素和细胞毒药物是主要药物。根据肾活检病理诊断，确定病理类型后实施治疗方案。膜性肾病、重度 MsPGN 及 FSGS 多需激素及细胞毒药物联合治疗。

（1）糖皮质激素：①起始剂量要足，常用 1.0~1.5mg/(kg·d)；②疗程要足够长，连用 8 周，部分患者可根据具体情况延长至 12 周；③减量要慢，每 1~2 周左右减 10%；④小剂量维持治疗，常复发的肾病综合征患者在完成 8 周大剂量疗程后，逐渐减量，当减至 0.4~0.5mg/(kg·d) 时，将两日剂量的激素隔日晨顿服，维持 6~12 个月，然后逐渐减量。常用激素是泼尼松。肝功能损害选用泼尼松龙。

（2）免疫抑制剂：主要用于激素依赖型或激素抵抗型肾病综合征，协调激素治疗。①细胞毒烷化剂：通过杀伤免疫细胞，阻止其繁殖而抑制免疫反应。临床多使用环磷酰胺，静脉应用或口服，累积剂量 6~8g；②钙调磷酸酶抑制剂：通过选择性抑制 T 辅助细胞及细胞毒效应发挥作用。可用于激素抵抗和细胞毒药物治疗无效的肾病综合征患者。常用环孢素和他克莫司。环孢素起始量 3~5mg/(kg·d)，分两次服用，间隔 12 小时，一般疗程 6 个月。他克莫司（FK506）剂量为 0.05~0.075mg/(kg·d)，分两次服用，间隔 12 小时，一般疗程 6~12 个月。上述两种药物均需根据药物浓度调整服药剂量，并同时联合泼尼松 0.15mg/(kg·d)；③霉酚酸酯：抑制 T、B 淋巴细胞增殖。可用于激素抵抗和细胞毒药物治疗无效的肾病综合征患者。

推起始剂量为 1.5~2.0g/d，3~6 个月逐渐减量，需维持服药 1~1.5 年及以上。副作用包括腹泻、胃肠道反应等，偶有骨髓抑制。

（3）单抗：利妥昔单抗在对部分激素抵抗的肾病综合征患者有效果。利妥昔单抗诱导缓解的功效在 65%~100%，且减少复发次数和减少免疫抑制药物的使用。但是，利妥昔单抗的经验有限，在患者多种免疫抑制剂无效后可考虑利妥昔单抗。

2. 调脂药物：肾病综合征患者合并高血压、冠心病、高 LDL 及低 HDL 血症的患者需积极治疗。常用药物包括：①3-羟基-3-甲基戊二酰单酰辅酶 A（HMG-CoA）还原酶抑制剂，辛伐他汀、阿托伐他汀、瑞舒伐他汀等；②贝特类，非诺贝特、吉非贝齐等；③普罗布考，本品除了降脂作用外，还具有抗氧化作用，可防止低密度脂蛋白的氧化修饰，抑制粥样斑块形成，长期使用可预防肾小球硬化。如肾病综合征缓解后高脂血症自行缓解则不必使用调脂药。

3. 抗凝治疗：肾病综合征患者由于凝血因子改变及激素使用，常处于高凝状态，有较高的血栓并发症发生率，尤其在血浆白蛋白低于 20g/L 时常规使用抗凝剂，可使用肝素（1875~3750U/d，皮下注射）或低分子肝素（0.4ml/d，皮下注射），维持凝血酶原时间在正常的 2 倍。也可以使用口服抗凝药如双嘧达莫（50~100 毫克/次，3 次/天）、阿司匹林（50~200mg/d）。如果已发生血栓形成或血管栓塞的患者尽快溶栓治疗，可给予尿激酶或链激酶静脉应用，同时辅以抗凝治疗。治疗期间应密切观察患者的出凝血情况，避免药物过量导致出血并发症。

4. 利尿治疗：适度选用利尿剂。①噻嗪类利尿剂：通过作用于远曲小管，抑制氯和钠在髓袢升支粗段及远端小管前段的重吸收。剂量一般为 50~100mg/d，分次口服，使用时需注意低钠和低钾发生；②袢利尿剂：通过作用于髓袢升支粗段，抑制钠、钾和氯的重吸收，利尿效果快速、强大。常用呋塞米、托拉塞米，剂量一般为 20~100mg/d，分次口服。使用时注意低钠、低钾和低氯的发生；③潴钾利尿剂：通过抑制远端小管后段钠、氯的重吸收，同时有潴钾作用。单独使用利尿效果欠佳，与噻嗪类利尿剂合用能增强利尿效果，并减少低钾血症的发生。常用螺内酯，20~40mg/d，每天 2~3 次口服。

5. 降压治疗：ACEI、ARB 为首选降压药，能有效控制血压、降低蛋白尿、延缓肾衰竭进展、降低心血管并发症。建议单独使用。如上述药物仍不能控制至目标需要，可加用钙离子通道阻滞剂、β 受体阻断剂、利尿剂等联合降压。同时适当限制钠盐摄入，肾功能进行性进展患者慎用。

6. 中药的治疗：根据病情和患者具体情况，可联合黄葵胶囊、肾炎康复片等药物治疗。

（二）药学提示

1. 糖皮质激素：不良反应包括：①感染：激素应用过程中，条件致病菌感染发生率增加，病毒和真菌感染也同样增加。另外，激素可抑制发热等感染症状，可掩盖临床表现；②皮肤及软组织损害，痤疮、紫纹、皮肤变薄、伤口愈合延缓、脱发、多毛、鳞癌、日光性紫癜、Cushing 外貌；③眼：白内障、青光眼、突眼（罕见）、中心性浆液性脉络膜视网膜病变（罕见）；④水钠潴留：激素冲击治疗时，尤为明显；⑤心血管系统：激素应用可引起高脂血症、高血压，增加动脉粥样硬化的发生；⑥消化系统：消化道溃疡、上消化道出血等；⑦肌肉：四肢近端肌肉进行性乏力、萎缩，易出现在老年人及负氮平衡的患者；⑧骨质疏松；⑨血糖升高；⑩中枢神经系统：失眠、欣快感、焦躁，极少数患者可以出现抑郁甚至精神症状。少数患者可出现肝酶一过性升高、电解质紊乱（低钾血症、低镁血症等）、白细胞计数暂时性降低、儿童生长发育迟缓等。

2. 环磷酰胺：主要副作用包括骨髓抑制、肝损害、胃肠道反应、出血性膀胱炎、性腺抑制等，并存在致癌风险。

3. 钙调磷酸酶抑制剂：主要副作用包括肝肾毒性、高血压、高尿酸血症、牙龈增生及多毛症。停药后易复发，费用昂贵。

4. 霉酚酸酯：主要副作用包括腹泻、胃肠道反应等，罕见骨髓抑制、出血性胃炎和胰腺炎。

5. 调脂药物：HMG-CoA 还原酶抑制剂主要不良反应包括横纹肌溶解、肌痛、肝酶异常，极少数患者出现腹泻、恶心等消化道症状；贝特类发生横纹肌溶解少见，主要不良反应包括腹部不适、腹泻、便秘、皮疹，以及神经系统症状（乏力、头痛、阳痿、眩晕、失眠等）。

6. 肝素：不良反应包括出血、血小板减少、过敏反应等，对于肾功能不全患者，需注意监测凝血功能。

7. 利尿剂：①噻嗪类利尿剂和袢利尿剂的不良反应包括电解质紊乱，尤其是大剂量或长期应用时，包括低钾血症、低氯血症、低氯性碱中毒、低钠血症、低钙血症及肌肉酸痛、心律失常等。少数患者可出现过敏反应、视物模糊、头晕、头痛、胰腺炎、骨髓抑制等。噻嗪类利尿剂还可引起高血糖、高血脂、高尿酸等代谢异常；②潴钾利尿的主要不良反应为高钾血症及引起的心律失常，少数患者出现胃肠道反应、抗雄激素样作用所致的男性乳房发育、阳痿及女性乳房胀痛、声音变粗、毛发增多、月经失调等。

8. ACEI 和 ARB：通过扩张肾小球入、出球小动脉，且扩张出球小动脉作用强于扩张入球小动脉，因此可改善肾小球内"三高"（高压、高灌注、高滤过）状态，有效延缓肾损害进展。另外，研究表明，ACEI 和 ARB 还可以改善肾小球滤过膜选择通透性、保护足细胞、减少肾小球内细胞外基质蓄积，延缓肾小球硬化进展。不良反应包括咳嗽（多为持续性干咳）、高钾血症、肾功能异常，后两者主要见于肾功能不全患者。另外少数患者可出现血管神经性水肿、皮疹、消化道症状、头晕、疲倦、眩晕、情绪或睡眠紊乱等。

（三）注意事项

1. 在糖皮质激素应用过程中，应注意结合患者具体情况选择合适的药物种类和剂量，在同时使用其他药物时注意药物间的相互影响，严密监测其副作用。如激素治疗效果不佳，需考虑是否存在感染、重度水肿导致的胃肠道功能减退、肝功能异常、血栓及栓塞、是否使用降低糖皮质激素药物浓度的其他药物等。必要时需重复肾穿刺。

2. 当患者处于低充盈状态，尤其是顽固性水肿合并低蛋白血症的患者，需输注人体白蛋白提高血浆胶体渗透压，联合利尿治疗。

3. 在肾病综合征严重水肿时，存在肾血流量相对不足，应避免使用 ACEI 或 ARB 类药物，以免引起肾前性急性肾损伤。

4. ACEI 和 ARB 禁用于儿童、孕妇、哺乳期妇女，不推荐应用于肾动脉狭窄、高血钾患者，不推荐与保钾利尿剂、钾盐、锂盐、雌二醇氮芥合用。

六、原发性肾病综合征护理规范

1. 一般护理：

（1）卧床休息，保持适当的床上或床旁活动，疾病缓解后可增加活动。

（2）鼓励患者说出对患病的担忧，分析原因，帮助患者减轻思想负担。

2. 特殊护理：

（1）水肿的护理：①全身重度水肿应卧床休息至水肿消退，注意保暖和个人卫生，做好皮肤护理；②严格记录出入量，适当限制液体入量；③每日监测体重并记录。

（2）预防感染的护理：①加强皮肤、口腔护理；②病房定时进行空气消毒，减少探视人数；③做各种操作严格执行无菌操作原则；④病情好转后或激素用量减少时，适当锻炼以增强抵抗力。

（3）预防血栓的护理：①急性期卧床休息，给予双下肢按摩，恢复期活动与休息交替进行；

②观察是否有 DVT，下肢 DVT、肾静脉血栓、（如腰疼、肾脏肿大、肾功能恶化等）、肺栓塞（如咯血、喘憋）及心肌梗死、脑梗死等。

3. 病情观察：

（1）观察血压、水肿、尿量变化。

（2）注意有无精神萎靡、无力、腹胀、肠鸣音减弱等。

七、原发性肾病综合征营养治疗规范

1. 蛋白质：

（1）严重肾病综合征（血浆蛋白<20g/L，蛋白质>10g/4h），可适当增加饮食中蛋白质的含量，给予 1.2~1.5/（kg·d）。

（2）一般肾病患者推荐饮食蛋白质含量为 0.8~1.0g/（kg·d）；其中动物蛋白 2/3，植物蛋白 1/3。

（3）伴有肾功能不全的肾病综合征患者，可酌情给予低蛋白 0.6~0.8g/（kg·d）饮食或极低蛋白饮食 0.3g/（kg·d），并应供优质蛋白。

2. 脂类：应限制脂肪的摄入，脂肪的摄入量应占总能量的 30%以下，饱和脂肪酸，单、多不饱和脂肪酸的摄入分别应占总能量的 4.3%、10.9%和 12.8%。

3. 能量：为防止能量摄入不足，以致氨基酸氧化增加，应给予肾病综合征患者充分的能量供应，并应用足量的碳水化合物摄入，补充碳水化合物的摄入可防止氨基酸氧化，按 35kcal/（kg·d）给予，肥胖患者可适量减少。

4. 不同程度的水肿患者，应给予少盐或少钠膳食。对应用利尿剂的患者，应注意监测血钠、钾情况，以防止低钠血症、低钾血症和水肿的发生。

5. 严重水肿者应限制水分并严格记录出入液量。

6. 足量维生素和矿物质应选择富含铁及 B 族维生素和维生素 A、维生素 C 的食物。注意钙的补充。

八、原发性肾病综合征患者健康宣教

1. 疾病知识指导：肾病综合征患者病程长，心理负担大，我们可以给予患者讲解疾病的相关知识，帮助患者消除顾虑，勇敢面对现实、战胜疾病的信心。

2. 饮食指导（参见"七、原发性肾病综合征营养治疗规范"）。

3. 休息与活动：注意休息，日常生活中避免过度劳累和精神紧张，保证充足的睡眠。疾病恢复期，适当运动，劳逸结合，避免劳累。

4. 用药指导：

（1）激素应用过程中，严格遵照医嘱用药，勿自行减量或停用激素。观察激素的副作用。

（2）应用利尿剂期间应观察尿量，尿量过多时与医生联系，减量或停用，注意补充电解质，防止发生电解质紊乱。

（3）使用免疫抑制剂治疗时，注意观察白细胞数减少、脱发、胃肠道反应及出血性膀胱炎等副作用。用药期间要适量多饮水和定期查血象，减少药物副作用。

（4）应用抗凝剂过程中若出现口腔、皮肤黏膜、胃肠道等的出血倾向时，应及时遵医嘱减量并予以处理，必要时停药。

（5）可中西医结合治疗，根据病情适当应用玉米须、黄芪等药物治疗；应用玉屏风散等药物防治感染等。

5. 日常生活指导：

（1）皮肤的护理：水肿的患者应保持皮肤清洁、干燥，避免擦伤和受压，定期翻身，被褥应松软，臀部及四肢可垫上橡皮气垫或棉圈，有条件可使用气垫床。水肿的阴囊可用棉垫或吊

带托起,皮肤破裂处应盖上消毒敷料,以防感染。观察水肿变化,记 24 小时出入量,每天记录腹围、体重。

(2) 定期门诊复查,监测血、尿指标,根据医生的指导停药或减药。

(3) 预防感染:保持室内空气清新,不去人群拥挤场所。保持皮肤清洁,防止泌尿系统感染。

九、推荐表单

（一）医师表单

原发性肾病综合征临床路径医师表单

适用对象：第一诊断为原发性肾病综合征（ICD-10：N04）

患者姓名：		性别：	年龄：	门诊号：	住院号：
住院日期：	年 月 日	出院日期：	年 月 日		标准住院日：14~28 天

时间	住院第 1 天	住院第 2 天	住院第 3~7 天
主要诊疗工作	□ 询问病史及体格检查 □ 完成病历书写 □ 开化验单 □ 上级医师查房，初步确定诊断 □ 对症支持治疗 □ 向患者和家属告知病情，签署病情告知（必要时）	□ 上级医师查房 □ 根据初步的检查结果制订下一步诊疗计划 □ 根据情况调整基础用药 □ 申请必要的相关科室会诊 □ 向患者及家属交代病情 □ 签署必要的知情同意书、自费用品协议书	□ 完成肾病综合征及其合并症（高血压等）的诊断 □ 完成进行肾穿刺活检的术前评估 □ 签署肾活检的知情同意书
重点医嘱	长期医嘱： □ 肾病综合征护理常规 □ 一级或二级护理 □ 低盐饮食 □ 记录 24 小时尿量 □ 记录体重 □ 对症支持治疗：利尿，降压，降脂，抗凝（视病情） 临时医嘱： □ 血常规、尿常规、大便常规+隐血、尿微量蛋白系列、24 小时尿蛋白定量、尿白蛋白/尿肌酐 □ 肝肾功能、电解质、血糖、HbA1c、血浆蛋白、血脂、免疫球蛋白、甲状腺功能 □ 感染筛查：乙型肝炎、丙型肝炎、HIV、RPR、TPPA □ PPD 试验或 T-spot 检测 □ 胸片（建议高危感染人群或高龄患者行肺部 CT）、心电图、腹部 B 超 □ 自身免疫系统疾病筛查（有指征时） □ 肿瘤指标筛查 □ 免疫蛋白电泳等 □ 合并感染者积极控制感染	长期医嘱： □ 肾病综合征护理常规 □ 一级或二级护理 □ 低盐饮食 □ 利尿剂：按需供给 □ 抗感染治疗（必要时） □ 使用 ACEI/ARB 类药物（酌情） □ 患者既往基础用药 临时医嘱： □ 酌情使用降压、利尿药 □ 必要时检查：ANCA、抗 GBM 抗体、尿 NAG、超声心动图、双肾彩超、双肾血管超声等 □ 其他特殊医嘱	长期医嘱： □ 肾病综合征护理常规 □ 一级或二级护理 □ 低盐饮食 □ 患者既往基础用药 □ 抗感染治疗（必要时） □ 根据并发症的诊断给予相应的治疗 临时医嘱： □ 必要时复查血常规、凝血功能、电解质、肾功能、肝功能、尿蛋白定量 □ 开具肾穿刺医嘱（完善检查后） □ 肾穿刺前停用抗凝和抗血小板药 □ 其他特殊医嘱
病情变异记录	□ 无 □ 有，原因： 1. 2.	□ 无 □ 有，原因： 1. 2.	□ 无 □ 有，原因： 1. 2.
医师签名			

时间	住院第 8~13 天	住院第 14 天（出院日）
主要诊疗工作	□ 完成肾穿刺和病理诊断 □ 完成必要的其他专科检查 □ 评估一般情况、肾病综合征并发症或合并症、肾功能、治疗副作用等 □ 上级医师查房，结合病理诊断和临床表现，提出系统的治疗方案 □ 明确出院时间	□ 完成出院记录、出院证明书、出院病历等 □ 向患者及家属交代病情及出院后注意事项
重点医嘱	长期医嘱： □ 根据病情调整长期用药 临时医嘱： □ 复查入院时阳性的检查项目和血压、肾功能、24 小时尿蛋白定量等专科重要检查项目 □ 肾穿刺术后酌情使用止血药物、抗菌药物 □ 复查穿刺侧肾脏超声（此处复查超声非必须）	出院医嘱： □ 出院带药
病情变异记录	□ 无　□ 有，原因： 1. 2.	□ 无　□ 有，原因： 1. 2.
医师签名		

（二）护士表单

原发性肾病综合征临床路径护士表单

适用对象：第一诊断为原发性肾病综合征（ICD-10：N04）

患者姓名： 性别： 年龄： 门诊号： 住院号：

住院日期： 年 月 日 出院日期： 年 月 日 标准住院日：14~28 天

时间	住院第 1 天	住院第 2~7 天	住院第 8~10 天
健康宣教	□ 入院宣教 □ 介绍主管医师、护士 □ 介绍环境、设施 □ 介绍住院注意事项 □ 介绍探视和陪伴制度 □ 介绍贵重物品制度	□ 术前宣教 □ 宣教疾病知识、用药、饮食，安全宣教，术前准备，手术过程，如何配合手术 □ 告知准备用物，沐浴 □ 术前术后饮食活动及陪伴注意事项 □ 告知术后可能出现的情况及应对方式 □ 主管护士与患者沟通了解患者病情和心理	□ 术后当日宣教 □ 告知饮食、饮水、体位、时间要求 □ 告知可能出现的情况及应对方式 □ 告知平卧及可以翻身的时间和注意事项 □ 给予患者和家属心理支持 □ 告知患者术前排便及着装准备
护理处置	□ 核对患者，佩戴腕带 □ 建立入院护理病历 □ 卫生处置：沐浴、剪指（趾）甲 □ 更换病号服 □ 协助患者留取各种标本	□ 协助医师完成术前检查化验 □ 术前准备用物 □ 配血、监测血压、备饮用水 □ 教会患者床上排便及保持手术体位屏气	□ 核对患者，送手术 □ 带病历，若有需要带药
基础护理	□ 三级护理 □ 晨晚间护理 □ 排泄管理 □ 患者安全管理	□ 三级护理 □ 晨晚间护理 □ 排泄管理 □ 患者安全管理	□ 一级护理 □ 卧位护理 □ 排泄护理 □ 患者安全管理 □ 协助进食、饮水
专科护理	□ 护理查体，病情观察 □ 确定饮食种类 □ 评估水肿情况 □ 需要时，填写跌倒及压疮防范表 □ 需要时，请家属陪伴 □ 心理护理	□ 护理查体，病情观察 □ 遵医嘱完成相关检查 □ 预防感染、服用激素及免疫抑制剂宣教 □ 心理护理 □ 用药后观察药物副作用 □ 观察疾病及并发症 □ 记录出入量及监测体重的指导	□ 病情观察，填写肾活检护理记录单，记录返回、起床时间 □ 前 2 小时 30 分钟监测 1 次生命体征，观察有无出血体征，后 22 小时 qh 监测生命体征 □ 遵医嘱予止血治疗 □ 观察前 3 次尿液颜色并记录 □ 观察腹部、腰部体征 □ 心理支持

续　表

时间	住院第 1 天	住院第 2~7 天	住院第 8~10 天
重点 医嘱	□ 详见医嘱执行单	□ 详见医嘱执行单	□ 详见医嘱执行单
病情 变异 记录	□ 无　□ 有，原因： 1. 2.	□ 无　□ 有，原因： 1. 2.	□ 无　□ 有，原因： 1. 2.
护士 签名			

时间	住院第 11~15 天	住院第 16~21 天
健康宣教	□ 术后宣教 □ 下床前宣教 □ 活动注意事项 □ 穿刺处保护注意事项 □ 饮食及活动指导 □ 药物作用及频率 □ 复查患者对术前宣教的掌握程度	□ 出院宣教 □ 复查时间 □ 服药方法频率 □ 用药自我观察方法 □ 活动注意事项 □ 饮食指导 □ 指导办理出院手续
护理处置	□ 遵医嘱完成相关检查 □ 留置导尿的患者予拔出尿管 □ 协助下床活动	□ 完成出院记录，整理护理病历 □ 办理出院手续
基础护理	□ 二级或三级护理 □ 晨晚间护理 □ 排泄管理 □ 安全护理 □ 协助换单更衣	□ 三级护理 □ 晨晚间护理 □ 排泄管理 □ 患者安全管理
专科护理	□ 卧床满 24 小时后再继续监测生命体征 2 小时，并记录肾活检护理记录 □ 观察伤口情况 □ 观察患者有无术后并发症 □ 遵医嘱给予相关治疗用药 □ 心理护理	□ 病情观察 □ 心理护理
重点医嘱	□ 详见医嘱执行单	□ 详见医嘱执行单
病情变异记录	□ 无　□ 有，原因： 1. 2.	□ 无　□ 有，原因： 1. 2.
护士签名		

(三) 患者表单

原发性肾病综合征临床路径患者表单

适用对象：第一诊断为原发性肾病综合征（ICD-10：N04）

患者姓名：		性别： 年龄： 门诊号：	住院号：
住院日期： 年 月 日		出院日期： 年 月 日	标准住院日：14~28 天

时间	入院	手术前	手术当日
医患配合	□ 配合询问病史、收集资料，请务必详细告知既往史、用药史、过敏史 □ 如服用抗凝剂请明确告知 □ 配合进行体格检查 □ 有任何不适请告知医师	□ 配合完成术前相关检查、化验（抽血、留取尿便等标本，X 线胸片、心电图、B 超） □ 医师与患者、家属介绍病情及术前谈话，签同意书	□ 配合术后医师查体及询问 □ 配合医师进行穿刺活检术（呼气、吸气、屏气、体位） □ 穿刺时配合保持身体静止不动 □ 配合采血化验 □ 有任何不适及时告知医师
护患配合	□ 配合完成入院护理评估（简单询问病史、过敏史、用药史） □ 接受入院宣教（环境介绍、病室规定、订餐制度、贵重物品管理、查房、探视制度、陪伴制度） □ 配合检测生命体征、体重、身高 □ 配合护理简单查体 □ 配合清理护理 □ 有任何不适告知护士	□ 配合接受术前宣教 □ 准备必要的用物（吸水管、便盆、便壶） □ 配合穿着准备，排尿便 □ 准备饮用水 □ 自行沐浴，加强肾区清洁 □ 接受床单位准备	□ 清晨测量血压 1 次 □ 手术前完成核对，带病历患者衣服准备 □ 鼓励或协助患者排便 □ 遵医嘱带药或术前用药 □ 返回病室后，协助搬运患者至床 □ 采取正确体位 □ 配合观察穿刺处情况 □ 配合 30~60 分钟监测生命体征 □ 配合记录出入量 □ 配合观察尿液颜色性质 □ 遵医嘱饮水 □ 配合陪伴执行探视制度
饮食	□ 低盐、低脂饮食	□ 低盐、低脂饮食	□ 进食易消化的食物，根据病情选择奶类、豆浆等饮食，禁饮碳酸类及茶类饮料 □ 低脂、低盐饮食
排泄	□ 术前正常排尿便	□ 正常排尿便	□ 术前正常排尿便 □ 术后床上排便，需要协助 □ 若无法卧床自行排尿，需留置导尿管
活动	□ 正常活动	□ 正常活动	□ 卧床 24 小时 □ 术后前 12 小时平卧制动 □ 术后第 13~24 小时可适度床上翻身

时间	手术后	出院
医患配合	□ 配合检查体征 □ 需要时配合伤口换药 □ 配合拔出尿管 □ 配合采血 □ 根据病理结果用药 □ 配合B超检查肾周	□ 接受出院前指导 □ 知道复查程序 □ 获取出院诊断书
护患配合	□ 配合定期监测生命体征，询问活动情况，询问出入液量 □ 接受输液及治疗用药 □ 注意活动安全，防止跌倒或坠床 □ 接受活动注意事项的指导 □ 有任何不适即使告知护士 □ 如发生肾周血肿，配合卧床及其他治疗	□ 接受出院宣教 □ 办理出院手续 □ 获取出院带药 □ 知晓服药方法、作用及注意事项，用药后观察要点 □ 知道复印病历的方法
饮食	□ 根据医嘱饮食	□ 根据医嘱饮食
排泄	□ 避免便秘 □ 正常排便	□ 避免便秘 □ 正常排便
活动	□ 1个月内避免剧烈运动 □ 避免疲劳 □ 避免咳嗽等增大腹压活动	□ 1个月内避免剧烈运动 □ 避免疲劳 □ 避免咳嗽等增大腹压活动

附：原表单（2016年版）

原发性肾病综合征临床路径表单

适用对象：第一诊断为原发性肾病综合征（ICD-10：N04）

患者姓名：		性别：	年龄：	门诊号：	住院号：
住院日期：	年 月 日	出院日期：	年 月 日		标准住院日：14~28天

时间	住院第1天	住院第2~7天	住院第8~21天（出院日）
主要诊疗工作	□ 询问病史及体格检查 □ 完成病历书写 □ 开化验单 □ 上级医师查房，初步确定诊断 □ 对症支持治疗 □ 向患者和家属告知病情，签署病情告知（必要时）	□ 上级医师查房 □ 完成入院检查 □ 完成必要的相关科室会诊 □ 完成上级医师查房记录等病历书写 □ 向患者及家属交代病情，诊疗计划及其注意事项 □ 无出血禁忌证，行肾穿刺检查（如行肾活检）	□ 上级医师查房，同意其出院 □ 完成出院小结 □ 出院宣教：向家属交代出院注意事项，如何服药，如随访项目、间隔时间、观察项目等
重点医嘱	长期医嘱： □ 肾病护理常规 □ 一级或二级护理 □ 低盐饮食 □ 记录24小时出入流量 □ 记录体重 □ 对症支持治疗：利尿，降压，降脂，抗凝（视病情） 临时医嘱： □ 血常规、尿常规、大便常规+隐血、尿微量蛋白系列、24小时尿蛋白定量、尿白蛋白/尿肌酐 □ 肝肾功能、电解质、血糖、HbA1c、血浆蛋白、血脂、免疫球蛋白、 □ 感染筛查：乙型肝炎、丙型肝炎、HIV、RPR、TPPA □ PPD试验或T-spot检测 □ 胸片（建议高危感染人群或高龄患者行肺CT）、心电图、腹部B超 □ 自身免疫系统疾病筛查（有指征时） □ 肿瘤指标筛查 □ 免疫蛋白电泳等 □ 合并感染者积极控制感染	长期医嘱： □ 肾病综合征护理常规 □ 低盐饮食 □ 利尿剂：按需供给 □ 抗感染治疗（必要时） □ 根据肾穿刺结果决定是否行激素和/或免疫抑制剂治疗（如有肾脏病理结果）或根据病情，决定是否进行免疫抑制治疗 □ 患者既往基础用药 临时医嘱： □ 其他医嘱	出院医嘱： □ 出院带药 □ 门诊随诊 □ 密切随访尿常规
主要护理工作	□ 介绍病房环境、设施和设备 □ 入院护理评估 □ 宣教	□ 观察患者病情变化	□ 出院宣教

续 表

时间	住院第 1 天	住院第 2~7 天	住院第 8~21 天（出院日）
病情变异记录	□无 □有，原因： 1. 2.	□无 □有，原因： 1. 2.	□无 □有，原因： 1. 2.
护士签名			
医师签名			

第三章

急性肾损伤临床路径释义

一、急性肾损伤编码

疾病名称及编码：急性肾衰竭（急性肾损伤，衰竭期）（ICD-10：N17）

二、临床路径检索方法

N17

三、国家医疗保障疾病诊断相关分组（CHS-DRG）

MDCL　肾脏及泌尿系统疾病及功能障碍

LR1　肾功能不全

四、急性肾损伤临床路径标准住院流程

（一）适用对象

第一诊断为急性肾功能不全（急性肾损伤）（ICD-10：N17）、急性肾衰竭（急性肾损伤，衰竭期）（ICD-10：N17）。

> **释义**
>
> ■ 急性肾损伤（Acute kidney injury，AKI）是以各种原因引起的肾功能急剧下降为临床表现的综合征，可累及多器官和系统。AKI是旧定义急性肾衰竭（Acute renal failure，ARF）的广义扩展，很大程度上已经取代了前者。ARF是指"短期内肾功能急剧下降并持续一段时间"，但关于"短期是多久""肾功能下降多少"和"持续多长时间"并没有统一的标准。临床上急性肾小管坏死（Acute tubular necrosis，ATN）是AKI的常见原因之一，二者不应替换使用。越来越多的文献报道轻度的AKI也会带来不良预后，早期诊断和治疗AKI对保护肾脏、改善肾脏预后有积极作用。因此，迫切需要建立统一的标准。

（二）诊断依据

根据中华医学会肾脏病学分会编著的《临床诊疗指南·肾脏病学分册》和《临床技术操作规范·肾脏病学分册》进行诊断。

1. 符合下列条件之一者可诊断为急性肾损伤：血清肌酐在48小时内升高≥0.3mg/dl（26.4μmol/L），或7天内较基线值升高至少1.5倍，或尿量＜0.5ml/（kg·h），持续＞6小时。

2. 急性肾损伤1期：血清肌酐升高≥0.3mg/dl（26.4μmol/L）或为基线值的1.5~1.9倍；或者尿量＜0.5ml/（kg·h），持续6~12小时。

3. 急性肾损伤2期：血清肌酐升高至基线值的2~2.9倍；或者尿量＜0.5ml/（kg·h），持续≥12小时。

4. 急性肾损伤 3 期：血清肌酐升高至基线值的 3 倍，或超过 4mg/dl（354μmol/L），或开始肾脏替代治疗，或年龄＜18 岁者，eGFR 降至＜35ml/（min·1.73 m²）；或者尿量＜0.3ml/（kg·h）持续≥24 小时或无尿持续≥12 小时。

释义

- 2004 年，国际急性透析质量行动组织（The acute dialysis quality initiative, ADQI）提出了诊断 AKI 的 RIFLE 标准，即危险—损伤—衰竭—丧失—终末期肾衰竭标准。该标准按尿量和血肌酐水平将 AKI 分成危险（Risk）、损伤（Injury）和衰竭（Failure）三个层次，按肾功能预后分为丧失（Loss）和终末期肾病（End-stage kidney disease）。

- 为进一步改进 RIFLE 标准，2007 年提出了 AKIN 标准。AKIN 标准去掉了 RIFLE 标准的最后两个阶段，将接受肾脏替代治疗的患者纳入 AKI 3 期。同时弃去了 GFR 的标准，提高的 AKI 诊断敏感性。

- 由于 RIFLE 和 AKIN 标准虽基于血肌酐及尿量，但均存在一定缺陷。2012 年改善全球肾脏病预后组织（Kidney disease: improving global outcomes, KDIGO）提出了新的诊断标准。即：①48 小时内血清肌酐上升≥26.5μmol/l（≥0.3mg/dl），或②7 天内血清肌酐升至≥1.5 倍基线值，或③连续 6 小时尿量＜0.5ml/（kg·h）。

- 血肌酐影响因素众多，具有滞后性，敏感性较差，在分析结果时应注意。强调应连续、系列检测，密切注意其动态变化趋势。

- 单纯以尿量作为 AKI 的诊断和分期标准时，临床上需注意尿量的影响因素，如利尿剂使用、尿路梗阻、尿潴留等。在评估时需排除容量不足、药物影响及肾后梗阻等因素。

- 住院期间诊断急性肾损伤时，需进一步明确肾损伤的病因。根据病因和发病机制，AKI 可分为三大临床类型。

(1) 肾后性 AKI：多为尿路梗阻引起，起病急，如及时解除梗阻，肾功能多可完全恢复；患者表现为腰部疼痛或向腰部、会阴部放射的疼痛，泌尿系超声检查可助鉴别诊断。

(2) 肾前性 AKI：主要由肾脏灌流不足引起，在急性肾损伤早期，及时补足血容量，改善肾脏灌注后，急性肾损伤能很快得以改善，可逆性强。

(3) 肾性 AKI：为肾实质损伤的直接后果，包括肾小球、肾小管以及肾间质急性损伤所致的肾功能异常。相当部分肾小球及肾间质病变所致的 AKI 及时采用激素和/或免疫抑制剂治疗可获得满意治疗效果，强调应及时行肾穿刺活检明确病因。

（三）治疗方案的选择和依据

根据中华医学会肾脏病学分会编著的《临床诊疗指南·肾脏病学分册》和《临床技术操作规范·肾脏病学分册》进行治疗。

1. 积极寻找急性肾损伤的病因或加重因素，针对原发病因进行治疗。
2. 对症治疗：给予适当营养支持，监测生命体征和出入量，维持水、电解质及酸碱平衡。
3. 肾脏穿刺活组织检查：排除根据病史、临床症状和辅助检验、检查排除肾前性和肾后性因素的急性肾损伤 [包括急性肾小球肾炎、急进性肾炎综合征、急性间质性肾炎以及全身系统性病变（血管炎、狼疮、过敏性紫癜等）导致的急性肾损伤等]，其他经临床评估认为肾穿刺活组织检查有助于明确病因及指导下一步治疗方案的情况，并征得患者或其代理人的同意。

4. 肾脏替代治疗：内科保守治疗无效或经评估预计无效的严重水负荷、电解质、酸碱紊乱、氮质血症（具体替代治疗方案根据病情决定）。

> **释义**
>
> ■ 一般认为，当存在以下情况时应考虑进行肾脏替代治疗：无尿或少尿48小时以上；有明显心力衰竭、脑水肿及尿毒症症状，如恶心、呕吐、意识障碍等；严重高钾血症，血$K^+ \geq 6.5$mmol/L伴心电图异常；严重代谢性酸中毒，$CO_2CP \leq 13$mmol/L或pH＜7.15，药物治疗纠正无效。
>
> ■ 当决定是否开始RRT时，不应该只是考虑单一的血BUN、肌酐数值是否超过某一阈值，而是要从临床整体情况出发，或者实验室检查的变化趋势。早期开始肾脏替代治疗是否可以改善AKI患者的预后尚无统一结论。
>
> ■ 一般AKI患者，总热卡摄入应达到20~30 kcal/(kg·d)，对于脓毒症等高分解代谢患者宜适当增加热卡摄入（35~40kcal/kg·d以上）。无需透析治疗的非分解代谢的AKI患者蛋白质摄入为0.8~1.0g/(kg·d)，使用肾脏替代治疗的AKI患者补充1.0~1.5g/(kg·d)；对于使用CRRT或高分解代谢的患者应不超过1.7g/(kg·d)。营养支持治疗优先选择肠道路径。
>
> ■ 急性肾损伤时肾活检的指征包括：①临床怀疑重症肾小球疾病导致急性肾损伤；②临床表现符合急性肾小管坏死，但少尿期长于2周；③怀疑药物等导致的急性间质性肾炎；④其他原因不明的急性肾损伤，已排除肾前性和肾后性病因。

（四）标准住院日 7~21 天

> **释义**
>
> ■ 急性肾损伤病因多种多样，病情轻重差异较大，轻则没有任何临床症状，只是在实验室检查肾功能时发现，重则合并多脏器衰竭，危及生命。
>
> ■ 多数急性肾损伤病因去除后肾功能稳定或短期内恢复，可在标准住院期限出院。肾功能下降需要肾脏替代治疗者，如短期内脱离透析，无需等待肾功能完全恢复可出院门诊随诊，但对部分透析3周以上肾功能仍无明显恢复征象的患者，根据病因及病情进展情况判断肾脏的可能预后，拟定下一步的治疗计划，住院日需适当延长。

（五）进入路径标准

1. 第一诊断必须符合ICD-10：N17疾病编码。
2. 当患者同时具有其他疾病诊断，但在住院期间不需要特殊处理，也不影响第一诊断的临床路径流程实施时，可以进入路径。

> **释义**
>
> ■ 第一诊断符合ICD-10：N17疾病编码，导致急性肾损伤的病因明确，发生急性肾损伤后病因已去除，且未发生严重影响患者预后的合并症时，进入路径。
>
> ■ 以急性肾损伤为第一诊断，经过入院后常规检查、肾穿刺活检等检查后，导致急性肾损伤的病因需要相关的特殊治疗或处理，进入相关疾病的临床路径。
>
> ■ 存在急性肾损伤并发的其他脏器严重病变，影响急性肾损伤，甚至患者的预后，需行相应的特殊处置，进入相关脏器疾病的临床路径。

（六）住院后2~7天（工作日）

1. 必需的检查项目：
(1) 血常规（嗜酸性粒细胞+网织红细胞计数）、尿常规、大便常规。
(2) 肝肾功能、电解质（包括钾、钠、钙、磷、镁、HCO_3^-或CO_2CP）、血糖、血型、感染性疾病筛查（乙型肝炎、丙型肝炎、HIV、梅毒等）、凝血功能、血气分析。
(3) 24小时尿蛋白定量、尿电解质、尿肌酐、尿红细胞位相。
(4) 腹部超声（包括肝胆胰脾+腹腔、双肾+输尿管+膀胱）、肾脏血管（肾脏动脉和静脉）超声、X线胸片或肺部CT、心电图。

2. 根据患者病情必要时检查的项目：
(1) TIMP2/IGFBP7、NGAL、KIM-1、尿NAG酶、抗流行性出血热病毒抗体。
(2) NT-proBNP、血气分析、iPTH、血和尿游离轻链定量、血降钙素原、血培养、肿瘤标志物、凝血功能及纤溶指标、血和尿免疫固定电泳。免疫指标（ANA谱、ANCA、抗GBM抗体、免疫球蛋白、补体、CRP、ASO、RF、ESR）。
(3) 超声心动图、双肾动静脉彩超、同位素骨扫描、逆行性或下行性肾盂造影、肾血管造影、CT、MRI。
(4) 骨髓穿刺、肾脏穿刺活检等。

> **释义**
>
> ■ 住院后尚需完善肾脏、输尿管、膀胱的超声检查，肾脏大小、实质回声的改变有助于临床判断肾脏的基础情况以及是否存在肾后性梗阻等因素。
>
> ■ ANA、抗dsDNA抗体、ANCA、抗GBM抗体、免疫球蛋白、补体、ASO、RF等免疫相关的检查视病因而定，如急性肾损伤的病因明确为肾前性因素导致的肾脏灌注不足，去除病因后多数患者肾功能可短期内恢复，免疫相关检查为非必需检查项目；如急性肾损伤病因明确为肾后性因素，检查重点在于明确肾后性因素的性质和严重程度。对于病因不明者，应完善上述各项检查。
>
> ■ 尿渗透压或自由水清除率，视实验室检查条件以及病情而定。
>
> ■ AKI诊断新型生物学标志物不断出现，如TIMP-2和IGFBP-7、NGAL、KIM-1和IL-18等，有助于AKI的早期诊断、预后判断，但确切的临床价值有待于进一步研究。

（七）选择用药

1. 积极治疗原发病因、纠正可逆因素。

2. 根据病情，积极纠正水负荷、电解质、酸碱紊乱。
3. 如果需要肾穿刺，则通常入院7天之内完成评估。
4. 肾穿刺术前48小时停用一切抗凝药物（阿司匹林和氯吡格雷需要停用5~7天以上），术后酌情使用止血药。
5. 必要时肾脏替代治疗。
6. 必要时抗感染治疗。
7. 酌情使用抗凝药、溶栓药、肾上腺糖皮质激素、免疫抑制剂、抗氧化剂、碱剂及其他药物。

释义

■ 血液净化治疗：血液净化在AKI的救治中起到关键作用，肾脏替代方式包括连续性肾脏替代治疗（CRRT）、延长的间歇性肾脏替代治疗（PIRRT）、常规间歇性肾脏替代治疗（IRRT）和腹膜透析。

■ 具体肾脏替代方式的选择视病情危重程度、AKI病因、所在医疗机构的医疗条件以及患者的经济条件综合判断。没有证据表明CRRT在改善AKI患者预后方面优于间歇性肾脏替代治疗。对于血流动力学不稳定，或合并急性脑损伤，或其他原因引起的颅内压增高或广泛脑水肿的AKI患者，建议采用CRRT，而不是间歇性RRT。

■ AKI患者接受间歇性或延长RRT时，推荐每周Kt/V应达到3.9；如接受CRRT时，流出液量应达到20~25 ml/（kg·h），处方时一般需要设定更高的流出液量，以避免透析剂量不足。

■ 应避免使用肾毒性药物，对于肾脏排泄为主的药物，需要根据肾小球滤过率调整药物剂量或频率。

■ 酌情使用利尿剂。

（八）如果需要肾活检手术，则手术日为入院14天之内

1. 麻醉方式：局部麻醉。
2. 术前准备：肾穿刺术前48小时停用一切抗凝药物（包括具有活血化瘀作用的中药，阿司匹林和氯吡格雷需要停用5~7天以上），复查凝血功能正常，术后酌情使用止血药。
3. 术中用药：麻醉常规用药。
4. 输血：视术中情况而定。
5. 病理：组织切片行光镜检查、免疫荧光检查、电镜检查。

释义

■ 急性肾损伤病因不明拟作肾穿刺活检者，于肾穿刺前1周停用抗血小板药物和华法林，术前1~3天停用低分子肝素和普通肝素，并于肾穿刺当天检查凝血功能。对接受血液净化治疗的患者，肾活检穿刺前一日体外循环抗凝以无抗凝剂或局部枸橼酸抗凝为宜，穿刺后继续上述抗凝方案直至已明确无出血风险。

■ 术前配血，术后严密观察心率、血压、腹部症状等生命体征变化，必要时检测血常规、床旁肾脏超声等。酌情予以处理，包括补液和输血等，可选用混合糖电解质注射液补充水分、能量及电解质，胰岛素抵抗患者可选用果糖注射液，严重出血内科治疗无效者可采用选择性肾动脉栓塞治疗。

■ 肾活检的并发症及其处理：

（1）出血：几乎所有患者在肾活检后都有镜下血尿，偶可有肉眼血尿，多为一过性轻度或中度的出血，不需特殊处理，卧床休息，一般1~2天内会自行停止。

（2）疼痛：肾穿刺后的疼痛程度因人而异，通常在活检部位有轻微钝痛，一般3~5天内消失，如果疼痛的时间持续长，应予以关注并行穿刺侧肾脏B超患者，评估是否肾周围血肿在增大，或肾周血肿机化牵拉邻近组织所致。

（3）动静脉瘘：发生率可达15%~18%，通常无症状，偶然可以发生持续性血尿，确诊有赖于肾动脉造影。对于大的瘘或者为了控制出血，可能需要在动脉造影时，行动静脉瘤栓塞术，多数动静脉瘘可自行愈合。

（4）其他严重并发症：包括肾盏瘘及肾破裂，偶尔穿刺针可误入其他器官，如胰、肝、脾等，若肾定位不当，可误穿主动脉或肾动脉，引起严重后果，需要请相关科室协助处理。

（九）术后用药

根据临床情况可使用无肾毒性的抗菌药物，按照《抗菌药物临床应用指导原则》（卫医发〔2015〕43号）执行。

> **释义**
>
> ■ 根据临床情况可使用对症、支持治疗的相关药物。
> ■ 术后根据肾穿刺情况可酌情使用增强毛细血管对损伤的抵抗力的药物（卡络磺钠），降低毛细血管通透性，增强血小板的功能及黏合力的药物（酚磺乙胺等）。
> ■ 术后不建议常规给予抗生素治疗，如必须使用建议可根据临床情况使用无肾毒性的抗菌药物，按照《抗菌药物临床应用指导原则》（卫医发〔2015〕43号）执行。

（十）出院标准

1. 肾功能逐渐恢复（不必等待恢复到正常），或明确进入终末期肾脏病（ESRD），需要长期接受肾脏替代治疗。
2. 不需要住院处理的并发症和/或合并症。
3. 如行肾穿刺活检术，肾穿刺伤口愈合好。

> **释义**
>
> ■ 患者肾功能（主要指血肌酐指标）逐渐恢复，尿量逐渐恢复（不使用利尿剂的情况下＞1000ml/24小时）。可不必等血肌酐恢复到基线水平即可出院。但需定期随访。
> ■ AKI的并发症和/或合并症：电解质紊乱、酸碱代谢失衡、脑水肿、心力衰竭、肺水肿、感染等，住院期间需要进行积极处理和纠正。
> ■ 肾穿刺后的并发症：出血、疼痛、动静脉瘘等，一般48~72小时后就能恢复，可通过化验及超声检测评估。肾穿刺伤口无红、肿、痛等表现，可认为伤口愈合良好。

(十一) 变异及原因分析

1. 有严重肾外合并症或严重急性肾损伤并发症,需要在住院期间处理。
2. 新出现其他系统合并症,需要住院治疗。
3. 出现治疗相关的并发症,需要住院期间处理。

> **释义**
>
> ■ 多种因素影响 AKI 的预后和结局,住院期间要治疗或纠正影响 AKI 进展的病因及危险因素,包括纠正患者的脱水状态或容量不足、纠正患者的感染状态、贫血、危重疾病状态、创伤、烧伤、外科术后、避免接触肾毒性药物、动植物毒素等引起 AKI 的病因,这些需要住院期间处理。
>
> ■ 住院期间新出现其他系统性合并症,包括肺部感染、泌尿系感染、心肌损伤、心功能不全、肝损伤、出血性疾病、颅脑血管意外、凝血功能障碍等需要住院治疗。

五、急性肾损伤给药方案

(一) 用药选择

1. 积极控制病因、治疗引起 AKI 原发疾病:

急性肾损伤首先要明确病因,及时纠正可逆因素。对于各种严重外伤、心力衰竭、急性失血等都应进行相应的治疗,包括扩容,纠正血容量不足、休克和控制感染等。停用影响肾灌注或肾毒性药物。

不明原因的急性肾损伤,及早行肾穿刺活检术,根据病理结果选择针对病因的合适治疗方案,包括激素和/或免疫抑制剂,详见相关临床路径。

在败血症、大面积烧烫伤等情况下,早期给予静脉输液可以减少急性肾损伤的发生。对于输液种类,宜选用等张晶体及血清白蛋白,避免使用代用血浆。如有条件,建议严密监测血容量的情况下补液,如积极补液造成体液过剩,反而会导致患者病死率增加。

AKI 患者常因应激、胰岛素抵抗等原因合并高血糖。适当控制 AKI 患者的血糖可有助于 AKI 的恢复。然而,严格的血糖控制造成低血糖的风险同时上升。因此,目前推荐危重患者的平均血糖应控制在 6.11~8.27mmol/L (110~149mg/dl) 之间。

2. 维持机体的水、电解质和酸碱平衡:

(1) 维持体液平衡:在少尿期,患者容易出现水负荷过多,极易导致肺水肿,补液时遵循"量出为入"的原则。除非出现容量负荷过重,一般不建议使用袢利尿剂预防和治疗 AKI。

(2) 纠正高钾血症:当血钾超过 6.0mmol/L,应密切监测心率和心电图,并予紧急处理,10%葡萄糖酸钙缓慢静注;伴代谢性酸中毒者可给予 5%的碳酸氢钠静脉滴注;25%葡萄糖 200ml 加普通胰岛素静脉滴注;应用口服降钾树脂类药物或呋塞米、托拉塞米等排钾利尿剂促进尿钾排泄。如以上措施无效,尽早进行透析治疗。

(3) 纠正代谢性酸中毒:若 HCO_3^- 低于 15mmol/L,可根据情况选用 5%碳酸氢钠静脉点滴,对于严重酸中毒患者,应立即开始透析治疗。

(4) 至恢复期,多尿开始时由于肾小球滤过率尚未完全恢复,仍应注意维持水、电解质和酸碱平衡,治疗原发病和防止各种并发症。

(二) 药学提示

1. 经过肾脏途径代谢的药物,在肾功能下降时清除减慢,半衰期延长,应根据肾功能的变化及时调整用药剂量,以免药物在体内的蓄积。

2. 尽量避免肾毒性药物的使用。利尿剂、非甾体抗炎药、ACEI、ARB 及其他肾素-血管紧张素-醛固酮系统阻滞剂使用时应注意患者的有效血容量是否充足，尤其针对心力衰竭、肝衰竭及存在肾灌注不足的患者。虽然两性霉素 B 在治疗隐球菌等真菌感染中具有良好疗效，对于 AKI 风险的患者应避免使用两性霉素 B 脂质体，同样疗效下建议优先选择唑类或棘白菌素类。氨基糖苷类同样存在肾毒性、耳毒性等不良反应，AKI 高危和 AKI 患病人群应避免使用。肾功能稳定的患者应单日单次给药，局部用药优于静脉给药，并且 24~48 小时内应监测药物浓度。

（三）注意事项

1. 利尿剂使用过程中，应严密监测血电解质、酸碱平衡及肾功能，注意利尿剂不良反应，如低钾血症、低钠血症、代谢性碱中毒以及急性肾损伤等。
2. 大剂量利尿剂常用于少尿 AKI 患者以降低容量负荷。然而，暂无临床证据表明利尿剂可以改善 AKI 的病程、降低透析风险和死亡率。因此，目前不推荐使用利尿剂预防和治疗 AKI，除非为达到平衡容量的目的。
3. 不使用渗透性利尿剂、小剂量多巴胺、非诺多巴及心房利钠肽等预防和治疗 AKI。

六、急性肾损伤护理规范

1. 急性肾损伤诊断确立后，应绝对卧床，以减轻肾脏负担。
2. 严密观察生命体征，采用 24 小时连续动态监测，尤其注意血压变化，如出现高血压应及时采取措施。
3. 精准记录出入量。监测体重变化。注意观察尿量、色、质、少尿期应每小时测量尿量，严格记录；尿失禁、昏迷者可插尿管、接尿袋，以利标本观察、收集、化验。急性少尿期患者严格控制入水量。
4. 严密监测电解质变化。尤其是血钾，血钾高于正常值时，应禁食含钾高的食物，如橘子、香蕉、西瓜、西红柿、蘑菇、山楂、枣等，并密切注意患者心律、心率的变化。多尿期应防止出现电解质紊乱，注意营养物质的补充。
5. 需透析治疗的患者，按血液透析或腹膜透析的护理常规。
6. 营养支持：加强营养，补充蛋白质，以提高患者的免疫力。应给予患者高热量、高维生素、低盐、低蛋白、易消化饮食。
7. 保持环境安静、温度、湿度、适宜。做好病室的清洁。
8. 遵医嘱给予利尿剂、脱水剂。注意大剂量静脉注射利尿剂（如呋塞米）时可产生耳鸣、面红等副作用，应注意注射速度不宜过快；并注意观察用药效果。
9. 积极预防、控制感染。满足患者基本生活需要，做好晨间护理，积极预防皮肤、口腔黏膜感染。
10. 禁用库存血，需大量输血时应使用新鲜血。
11. 做好心理疏导，给患者以必要的心理支持，疾病相关知识指导，以减轻患者的不安情绪和恐惧感。

七、急性肾损伤营养治疗规范

1. AKI 患者总能量摄入为 20~30kcal/（kg·d）。
2. 不应该为了避免或推迟 RRT 而限制蛋白质摄入量。
3. 对于非高分解代谢、不需透析治疗 AKI 患者的蛋白质摄入量为 0.8~1.0g/（kg·d）；需要 RRT 的患者蛋白摄入量 1.0~1.5g/（kg·d），CRRT 患者和高分解代谢患者的蛋白摄入量可高达 1.7g/（kg·d）。
4. 尽可能通过肠内营养的方式为 AKI 患者提供营养支持治疗。

八、急性肾损伤患者健康宣教

1. 饮食方面：

（1）饮食宜低盐、低脂、优质蛋白饮食。

（2）少食动物内脏、肥肉、油炸食品、酱菜；多食新鲜蔬菜水果，补充维生素，增强抵抗力。

（3）在少尿期，患者容易出现水负荷过多，所以首先需要维持体液平衡。严格计算患者24小时液体出入量。遵循"量出为入"的原则。每日补液量=前1天的尿量+500ml。尽量利用胃肠道补充营养，可进食清淡、低盐、低脂、低磷、高钙、优质低蛋白饮食，如牛奶、鱼。少食动物内脏和易过敏的食物等；同时也要保证足够的碳水化合物，摄取总热量30~40kcal/（kg·d）。

（4）不需要肾脏替代治疗、非高分解代谢的患者，蛋白质摄入量为0.8~1.0g/（kg·d）；肾脏替代治疗患者，蛋白质摄入量为1.0~1.5g/（kg·d）；高分解、行连续性肾脏替代治疗治疗的患者，蛋白质摄入最大量可达1.5~2.0g/（kg·d）。

（5）多尿期可以给予高糖、高维生素、高热卡食物。为防止出现电解质紊乱，在尿量>3000ml/d时，可多食含钾及含钠食物，如橙子、香蕉、橘子、杏、葡萄干、绿叶菜等。

（6）恢复期要进行低盐健康饮食。

2. 日常生活活动：

（1）保证充足睡眠，避免熬夜。

（2）注意劳逸结合，适当的体育锻炼可以增强体质，提高机体抵抗力。但是在急性肾损伤的不同阶段需要选择不同的运动方式。少尿期及多尿期，患者尽量少运动，以卧床休息为主，少尿期可以适当做被动运动或者在室内走走，多尿期可以在家人的陪同下行户外散步。

（3）做好防护，预防感冒。

（4）戒烟戒酒。

3. 积极治疗原发病，寻找病因，避免肾损伤危险因素：

（1）首先找到导致出现肾损伤的原因，避免下次再出现同样的情况。

（2）慎用肾毒性大的药物：需使用抗生素、镇痛药、降压药、中草药等药物时需要遵从医嘱。

（3）避免行引起肾损伤的检查：增强CT、需使用造影剂的各种检查均可造成肾功能受损。

（4）避免引起肾损伤的生活习惯：化妆品内铅、汞超标，将会蓄积在肾脏，损伤肾功能；滥用非正规厂家的"补品""保健品"等可能损伤肾脏。

九、推荐表单

（一）医师表单

急性肾损伤临床路径医师表单

适用对象：第一诊断为急性肾损伤（ICD-10：N17）
住院完成急性肾损伤的诊断、病因诊断、确定治疗方案及初步治疗

患者姓名：		性别：	年龄：	门诊号：	住院号：	
住院日期：	年　月　日		出院日期：	年　月　日		标准住院日：7~21 天

时间	住院第 1 天	住院第 2 天
主要诊疗工作	□ 询问病史及体格检查 □ 完成病历书写 □ 上级医师查房 □ 及时处理各种临床危重情况（如严重水、电解质、酸碱失衡等） □ 初步确定是否需要肾脏替代，并制订诊疗方案 □ 向患方交代病情	□ 上级医师查房 □ 完成必要的相关科室会诊 □ 签署各种必要的知情同意书、自费用品协议书、输血同意书、临时中心静脉置管同意书、肾脏替代同意书等（根据情况） □ 观察病情变化，及时与患方沟通 □ 对症支持治疗
重点医嘱	**长期医嘱：** □ 肾脏病护理常规 □ 一级或二级护理 □ 优质蛋白饮食 □ 记出入液量 □ 患者既往基础用药 **临时医嘱：** □ 急查肾功能和电解质，必要时血气分析 □ 血常规（嗜酸性粒细胞和网织细胞计数）、尿常规、大便常规 □ 肝肾功能、电解质、血糖、血型、凝血功能、血气分析、免疫指标 □ 24 小时尿蛋白定量、尿电解质、尿肌酐、尿红细胞位相、尿白细胞分类、尿渗透压或自由水清除率 □ 超声、胸片、心电图 □ 双肾超声检查	**长期医嘱：** □ 肾脏病护理常规 □ 一级或二级护理 □ 患者既往基础用药 □ 记出入量 □ 药物治疗 **临时医嘱：** □ 开具肾脏替代医嘱（根据情况） □ 监测肾功能、电解质、酸碱 □ 其他特殊医嘱 □ 感染性疾病筛查（乙型和丙型肝炎病毒、HIV、梅毒等）、超声心动、双肾动静脉彩超、必要时查抗流行性出血热病毒抗体、NGAL、KIM-1、IL-18、血和尿免疫固定电泳、血和尿轻链定量、血培养等
病情变异记录	□ 无　□ 有，原因： 1. 2.	□ 无　□ 有，原因： 1. 2.
医师签名		

时间	住院第 3~6 天	住院第 7~21 天 （出院日）
主要诊疗工作	□ 继续对症支持治疗 □ 必要时肾脏穿刺 □ 必要时使用其他药物等 □ 必要时继续肾脏替代治疗，每次治疗前后评估是否可停止 □ 肾外并发症的治疗	□ 继续对症支持治疗 □ 必要时使用其他药物等 □ 必要时继续肾脏替代治疗，每次治疗前后评估是否可停止 □ 肾外并发症的治疗 □ 上级医师查房，评估一般情况、肾功能，明确是否出院 □ 病情稳定后可出院 □ 完成出院记录、病案首页、出院证明书等 □ 向患者交代出院后的注意事项
重点医嘱	长期医嘱： □ 肾脏病护理常规 □ 一级或二级护理 □ 患者既往基础用药 □ 记出入液量 □ 药物治疗 临时医嘱： □ 监测电解质、肾功能 □ 确定是否需要肾活检 □ 其他特殊医嘱	出院医嘱： □ 出院带药 □ 门诊随诊
主要护理工作	□ 观察患者病情变化 □ 心理与生活护理	□ 指导患者办理出院手续
病情变异记录	□ 无　□ 有，原因： 1. 2.	□ 无　□ 有，原因： 1. 2.
医师签名		

（二）护士表单

急性肾损伤临床路径护士表单

适用对象：第一诊断为急性肾损伤（ICD-10：N17）
住院完成急性肾损伤的诊断、病因诊断、确定治疗方案及初步治疗

患者姓名：		性别：	年龄：	门诊号：	住院号：
住院日期：	年 月 日	出院日期：	年 月 日		标准住院日：7~21 天

时间	住院第 1 天	住院第 2 天
健康宣教	□ 入院宣教 □ 介绍主管医师、护士 □ 介绍环境、设施 □ 介绍住院注意事项	□ 需要肾脏替代治疗者或肾穿刺者 □ 术前宣教 □ 宣教疾病知识，用药，饮食，安全宣教，术前准备，手术过程，如何配合手术 □ 告知准备用物，沐浴 □ 术前术后饮食活动及陪伴注意事项 □ 告知时候可能出现的情况和注意事项 □ 主管护士与患者沟通了解患者病情和心理
护理处置	□ 核对患者，佩戴腕带 □ 建立入院护理病历 □ 卫生处置：沐浴、剪指（趾）甲、更换病号服	□ 协助医师完成术前检查及实验室检查 □ 术前准备用物 □ 配血、监测血压、备饮用水 □ 教会患者床上排便及保持手术体位屏气
基础护理	□ 三级护理 □ 早晚间护理 □ 患者安全管理	□ 三级护理 □ 早晚间护理 □ 患者安全管理
专科护理	□ 护理查体 □ 意识、神经系统体征、定向力、计算力、精神状态 □ 评估患者皮肤 □ 需要时，填写跌倒和压疮防范表 □ 需要时，留家属陪伴 □ 心理护理	□ 监测患者血压，意识情况 □ 遵医嘱完成相关检查 □ 预防感染、服用激素及免疫抑制剂宣教 □ 心理护理 □ 用药后观察药物副作用 □ 观察疾病并发症 □ 记录出入量及监测体重的指导
重点医嘱	□ 详见医嘱执行单	□ 详见医嘱执行单
病情变异记录	□无 □有，原因： 1. 2.	□无 □有，原因： 1. 2.
护士签名		

时间	住院第 3~6 天	住院第 6~11 天	住院第 7~21 天（出院日）
健康教育	□ 术后当日宣教 □ 肾脏替代治疗者行深静脉置管术予患者备皮，教会患者配合体位，行心理护理，解除紧张 □ 行肾穿刺术术前宣教 □ 告知饮食、饮水、体位、时间要求 □ 告知可能出现的情况的应对方式 □ 告知平卧及可以翻身的时间和注意事项 □ 给予患者和家属心理支持 □ 告知患者术前排便及着装准备	□ 术后宣教 □ 肾脏替代治疗者行深静脉置管术者 □ 告知患者减少置管部位活动，防止渗血、回血及脱管，告知患者置管敷料保持干净 □ 行肾穿刺者 □ 下床前宣教 □ 活动注意事项 □ 穿刺处保护注意事项 □ 饮食及活动指导 □ 药物作用及频率 □ 复查患者对术前宣教的掌握程度	□ 出院宣教 □ 复查时间 □ 服药方法频率 □ 用药自我观察方法 □ 活动注意事项 □ 饮食指导 □ 指导办理出院手续
护理处置	□ 核对患者，送手术，带病历，若有需要，带药	□ 遵医嘱完成相关检查 □ 协助下床活动	□ 完成出院记录，整理护理病历 □ 办理出院手续
基础护理	□ 一级护理 □ 卧位护理 □ 排泄护理 □ 患者安全管理 □ 协助进食，饮水	□ 二级或三级护理 □ 晨晚间护理 □ 排泄护理 □ 安全护理 □ 协助更换单衣 □ 患者的安全管理	□ 三级护理 □ 晨晚间护理 □ 患者安全管理
专科护理	□ 置管者：观察置管处有无红肿、渗血，固定是否良好 □ 肾穿刺者：病情观察，填写肾活检护理记录单，记录返回、起床时间 □ 前 2 小时 30 分钟监测一次生命体征，观察有无出血体征，后 22 小时每 1 小时监测生命体征及体征 □ 遵医嘱予止血治疗，利尿治疗 □ 观察前 3 次尿液颜色并记录 □ 观察腹部、腰部体征 □ 心理支持	□ 置管者：观察置管处有无红肿、渗血，固定是否良好 □ 肾穿刺者：卧床满 24 小时后再继续监测生命体征 2 小时，并记录肾活检护理记录 □ 观察创口情况 □ 遵医嘱给予相关治疗用药 □ 心理护理	□ 病情观察 □ 心理护理
重点医嘱	□ 详见医嘱执行单	□ 详见医嘱执行单	□ 详见医嘱执行单
病情变异记录	□ 无 □ 有，原因： 1. 2.	□ 无 □ 有，原因： 1. 2.	□ 无 □ 有，原因： 1. 2.
护士签名			

(三) 患者表单

急性肾损伤临床路径患者表单

适用对象：第一诊断为急性肾损伤（ICD-10：N17）
住院完成急性肾损伤的诊断、病因诊断、确定治疗方案及初步治疗

患者姓名：		性别： 年龄： 门诊号：	住院号：
住院日期： 年 月 日		出院日期： 年 月 日	标准住院日：7~21 天

时间	入院	手术前
医患配合	□ 配合询问病史、收集资料，请务必详细告知既往史、用药史、过敏史 □ 如服用抗血小板药物、抗凝剂请明确告知 □ 配合进行体格检查 □ 有任何不适请告知医师	□ 配合完成术前相关检查，实验室检查（如抽血、留取尿便等标本、胸片、心电图、B超） □ 医师向患者及家属介绍病情及术前谈话、签同意书
护患配合	□ 配合完成入院护理评估（简单询问病史、过敏史、用药史） □ 接受入院宣教（环境介绍、病室规定、订餐制度、贵重物品保管、查房、探视制度、陪伴制度） □ 配合测量生命体征、体重、身高 □ 配合护理简单查体 □ 配合清洁护理 □ 有任何不适告知护士	□ 配合接受术前宣教 □ 准备必要的用物
饮食	□ 低盐、低脂饮食	□ 低盐、低脂饮食
排泄	□ 正常排尿便	□ 正常排尿便
活动	□ 正常活动	□ 正常活动

时间	手术当日	手术后	出院
医患配合	□ 配合术后医师查体 □ 配合医师 □ 有任何不适及时告知医师	□ 配合检查体征 □ 需要时配合创口更换敷料 □ 根据病理结果用药 □ 配合B超检查	□ 接受出院前指导 □ 知道复查程序 □ 获取出院诊断书
护患配合	□ 手术前完成核对 □ 遵医嘱带药或术前用药 □ 静脉置管者配合减少活动，交接班观察 □ 肾穿刺者配合完成术后护理 □ 患者配合遵循探视陪伴制度	□ 配合定时监测生命体征，询问出入量 □ 接受输液及治疗用药 □ 注意活动安全，防止跌倒或坠床 □ 接受活动注意事项的指导 □ 有任何不适及时告知护士	□ 接受出院宣教 □ 办理出院手续 □ 获取出院带药 □ 知晓服药方法、作用、注意事项、用药后观察要点 □ 知道复印病历的方法
饮食	□ 遵医嘱限量 □ 肾穿刺者：进食易消化的食物，根据情况选择奶类、豆浆等饮食，禁饮碳酸类及茶类饮料，低盐、低脂饮食	□ 根据医嘱饮食	□ 根据医嘱饮食
排泄	□ 肾穿刺者 □ 术前正常排尿便 □ 术后床上排便，需要协助	□ 避免便秘 □ 正常排便	□ 避免便秘 □ 正常排便
活动	□ 静脉置管者减少活动 □ 肾穿刺者卧床24小时 □ 术后前12小时平卧制动 □ 术后第13~24小时可床上翻身	□ 静脉置管者减少活动 □ 肾穿刺者1个月内避免剧烈活动	□ 肾穿刺者：1个月内避免剧烈运动，避免疲劳，避免咳嗽等增大负压的活动

附：原表单（2019年版）

急性肾损伤临床路径表单

适用对象：第一诊断为急性肾损伤（ICD-10：N17）
住院完成急性肾损伤的诊断、病因诊断、确定治疗方案及初步治疗

患者姓名：		性别： 年龄： 门诊号：	住院号：
住院日期： 年 月 日		出院日期： 年 月 日	标准住院日：7~21天

时间	住院第1天	住院第2天
主要诊疗工作	□ 询问病史及体格检查 □ 完成病历书写 □ 上级医师查房 □ 及时处理各种临床危重情况（如严重水、电解质、酸碱失衡等） □ 初步确定是否需要肾脏替代，并制订诊疗方案 □ 向患方交代病情 □ 签署各种必要的知情同意书、自费用品协议书、输血同意书、临时中心静脉置管同意书、肾脏替代同意书等（根据情况）	□ 上级医师查房 □ 完成必要的相关科室会诊 □ 确定是否需要肾活检 □ 观察病情变化，及时与患方沟通 □ 对症支持治疗
重点医嘱	长期医嘱： □ 肾脏病护理常规 □ 一级护理/二级护理 □ 优质蛋白饮食 □ 记出入液量 □ 患者既往基础用药 临时医嘱： □ 急查肾功能和电解质，必要时血气分析 □ 血常规（嗜酸性粒细胞和网织红细胞计数）、尿常规、大便常规 □ 肝肾功能、电解质、血糖、血型、凝血功能、血气分析、免疫指标（血、尿） □ 24小时尿蛋白定量、尿电解质、尿肌酐、尿红细胞位相 □ 感染性疾病筛查（乙型和丙型肝炎病毒、HIV、梅毒等） □ X线胸片或肺部CT、心电图 □ 腹部超声检查（包括肝胆胰脾+腹腔、双肾+输尿管+膀胱）、肾脏血管（肾脏动脉和静脉）超声检查	长期医嘱： □ 肾脏病护理常规 □ 一级护理/二级护理 □ 患者既往基础用药 □ 记出入量 □ 药物治疗 临时医嘱： □ 开具肾穿刺医嘱（根据情况） □ 开具肾脏替代医嘱（根据情况） □ 监测肾功能、电解质、酸碱平衡 □ 其他特殊医嘱 □ 超声心动、双肾动静脉彩超、必要时查TIMP2/IGFBP7、NGAL、KIM-1、尿NAG酶、抗流行性出血热病毒抗体、NT-proBNP、血和尿免疫固定电泳、血培养等
主要护理工作	□ 入院宣教 □ 介绍病房环境、设施和设备 □ 入院护理评估	□ 宣教
病情变异记录	□无 □有，原因： 1. 2.	□无 □有，原因： 1. 2.
医师签名		
护士签名		

时间	住院第 3~6 天	住院第 7~21 天 （出院日）
主要诊疗工作	□ 继续对症支持治疗 □ 必要时肾脏穿刺 □ 必要时使用其他药物等 □ 必要时继续肾脏替代治疗，每次治疗前后评估是否可停止 □ 肾外并发症的治疗	□ 继续对症支持治疗 □ 必要时肾脏穿刺 □ 必要时使用其他药物等 □ 必要时继续肾脏替代治疗，每次治疗前后评估是否可停止 □ 肾外并发症的治疗 □ 上级医师查房，评估一般情况、肾功能，明确是否出院 □ 病情稳定后可出院 □ 完成出院记录、病案首页、出院证明书等 □ 向患者交代出院后的注意事项
重点医嘱	长期医嘱： □ 肾脏病护理常规 □ 一级护理/二级护理 □ 患者既往基础用药 □ 记出入液量 □ 药物治疗 临时医嘱： □ 监测电解质、肾功能 □ 其他特殊医嘱	长期医嘱： □ 肾脏病护理常规 □ 一级护理/二级护理 □ 患者既往基础用药 □ 记出入液量 □ 药物治疗 临时医嘱： □ 监测电解质、肾功能 □ 其他特殊医嘱 出院医嘱： □ 出院带药 □ 门诊随诊
主要护理工作	□ 观察患者病情变化 □ 心理与生活护理	□ 观察患者病情变化 □ 心理与生活护理 □ 指导患者办理出院手续
病情变异记录	□无 □有，原因： 1. 2.	□无，□有，原因： 1. 2.
护士签名		
医师签名		

第四章
急性肾炎综合征行肾穿刺活检临床路径释义

一、急性肾炎综合征行肾穿刺活检编码

1. 原编码

   疾病名称及编码：急性肾炎综合征、急进性肾炎综合征和慢性肾炎综合征（ICD-10：N00.904+N02.801+N03.902）

2. 修改编码

   疾病名称及编码：急性肾炎综合征（ICD-10：N00）

   急进性肾炎综合征（ICD-10：N01）

   慢性肾炎综合征（ICD-10：N03）

   手术操作名称及编码：肾穿刺活组织检查（ICD-9-CM-3：55.23）

二、临床路径检索方法

（N00/N01/N03）伴 55.23

三、国家医疗保障疾病诊断相关分组（CHS-DRG）

MDCL　肾脏及泌尿系统疾病及功能障碍

LS1　肾炎及肾病

四、急性肾炎综合征行肾穿刺活检临床路径标准住院流程

（一）适用对象

临床诊断为肾炎综合征，包括急性肾炎综合征、急进性肾炎综合征和慢性肾炎综合征（ICD-10：N00.904、N02.801、N03.902）。

> **释义**
>
> ■本路径适用对象为临床诊断为急性肾炎综合征，如表现为隐匿性肾小球疾病、无症状血尿和/或蛋白尿、肾病综合征，需进入其他相应路径。

（二）诊断依据

根据中华医学会肾脏病学分会编著或修订的《临床诊疗指南·肾脏病学分册》《临床技术操作规范·肾脏病学分册》和《继发性肾小球疾病的诊断及其分类标准》进行诊断。

> **释义**
>
> ■ 本路径的制订主要参考国内权威参考书籍和诊疗指南。
> ■ 病史和临床症状是诊断急性肾炎综合征的初步依据，急性起病，表现为血尿、蛋白尿、管型尿，可有水肿、高血压、肾功能减退、贫血及电解质紊乱等，严重时可出现充血性心力衰竭、肺水肿和脑水肿。

(三) 治疗方案的选择和依据

1. 病因治疗。
2. 对症支持治疗
(1) 一般治疗：休息及饮食。
(2) 抗感染治疗：积极治疗和去除可能的皮肤黏膜感染。
(3) 利尿消肿。
(4) 降压治疗（降压的靶目标应低于 130/80mmHg）。

> **释义**
>
> ■ 本病确诊后即应开始治疗，首先强调病因治疗，根据病因及临床表现制订治疗方案，包括激素及免疫抑制剂治疗，必要时选用血浆置换等疗法。还需根据肾功能水平和临床表现决定是否给予肾脏替代治疗。
> ■ 内科一般治疗包括休息及饮食治疗。根据肾功能情况调整蛋白摄入量，水肿明显及高血压者应限制水和钠的摄入。
> ■ 抗感染治疗应选用无肾毒性抗菌药物。
> ■ 降压治疗首选 ACEI/ARB 类药物，合并肾功能不全患者应注意肾功能及血钾变化。其他降压药物如 CCB 类、β 受体阻断剂、α 受体阻断剂及利尿剂等均可应用。

(四) 标准住院日为 7~14 天

> **释义**
>
> ■ 患者入院后，完善相关辅助检查，及时处理各种临床症状，完成肾穿刺活检，制订治疗方案，必要时复查相关指标，总住院时间不超过 14 天符合本路径要求。

(五) 进入路径标准

1. 第一诊断符合肾炎综合征，需行肾穿刺活检术。
2. 当患者同时具有其他疾病诊断，但在住院期间不需要特殊处理也不影响第一诊断的临床路径流程实施时，可以进入本路径。

> **释义**
>
> ■ 进入本路径的患者为第一诊断为急性肾炎综合征，并行肾穿刺活检术。
> ■ 入院后常规检查发现有基础疾病，经系统评估后对肾炎综合征诊断治疗无特殊影响者，可进入路径。但可能增加医疗费用、延长住院时间。

（六）住院后1~5天完善检查

1. 必需的检查项目
(1) 血常规+网织红细胞计数、尿常规、尿红细胞形态分析、24小时尿蛋白定量、大便常规+隐血。
(2) 肝肾功能、电解质、血糖、血脂分析、凝血功能、感染性疾病筛查（乙型肝炎、丙型肝炎、HIV、梅毒等）。
(3) 血清免疫血检查（ANA、dsDNA、ENA谱、ANCA谱、抗GBM、PLA2R）。
(4) 腹部、心脏及泌尿系彩超、肺部CT、心电图。
2. 根据患者病情，必要时的检查项目
(1) 血淋巴细胞亚群、巨细胞病毒、尿本周电泳、血免疫电泳、甲状腺功能、血型、血和尿轻链定量、肿瘤标志物检测等。
(2) 双肾血管彩超、骨髓穿刺、骨盆平片、眼底检查等。
3. 如患者无禁忌，应行肾活检病理检查，明确病理类型，以指导治疗，估计预后。

> **释义**
>
> ■ 血常规、尿常规、便常规+隐血是最基本的三大常规检查，进入路径的患者均需完成。肝肾功能、电解质、泌尿系彩超评估肾功能水平及并发症，腹部、心脏彩超、肺部CT、血糖、心电图可评估有无基础疾病，是否影响住院时间、住院费用及其治疗预后；凝血功能、感染性疾病、血清免疫检查用于病因检查和穿刺前准备。
> ■ 本病需与其他可引起肾炎表现的疾病相鉴别，如风湿免疫病、多发性骨髓瘤、高血压肾病、糖尿病肾病、肿瘤相关肾损害等，应完善相关检查。

（七）肾穿刺术前用药和处理原则

1. 根据病情，积极控制血压、纠正水、电解质、酸碱紊乱（可使用利尿剂、碱剂或扩容治疗），必要时可应用糖皮质激素、钙剂及他汀类降脂药。
2. 术前准备：术前5~7天停用一切抗凝药物（包括具有活血化瘀作用的中药）后，复查凝血功能正常。
3. 血红蛋白80g/L以上，血小板$80×10^3$/L；血压控制在140/90mmHg以下。术前如血红蛋白持续不达标，根据病情可给予输血治疗。
4. 必要时给予肾脏替代治疗或抗感染治疗，保证患者安全。

> **释义**
>
> ■ 应严格控制高血压，建议至少要求控制在160/90mmHg之下，最好控制在140/90mmHg以下。

> ■ 穿刺前停用抗凝药物及其他影响凝血功能的药物，必要时复查凝血功能；根据肾功能水平和临床表现决定是否给予肾脏替代治疗，对于已经透析的患者，至少要在行穿刺前24小时停止透析，鱼精蛋白中和透析过程所用肝素，复查凝血指标。如有条件，建议行无肝素血液透析。对于血小板减少患者，应首先纠正，必要时可于术前输注血小板或新鲜全血。

（八）肾穿刺病理检查

如果患者入院前已完成穿刺前的检查和准备，住院后即可进行肾活检。如果患者住院后开始安排肾活检前的检查和准备，则在完成评估后行肾活检。

1. 麻醉方式：局部麻醉。
2. 术中用药：麻醉常规用药。
3. 取材方式：经皮肾活检。
4. 病理：行免疫荧光、光镜及电镜检查。

释义

> ■ 肾穿刺术后注意卧床休息，一般要求绝对卧床6~8小时，24小时内以卧床休息为主，病情允许情况下多饮水，观察尿液颜色及变化。

（九）肾穿刺术后用药

1. 肾穿刺术后根据情况选择性使用止血药。
2. 根据临床情况可选择性使用无肾毒性抗菌药物，按《抗菌药物临床应用指导原则（2015年版）》（国卫办医发〔2015〕43号）执行。
3. 根据肾活检病理诊断，确定病理类型后实施治疗方案：
（1）根据病情，可给予糖皮质激素，必要时可联合免疫抑制剂的使用，如环磷酰胺、吗替麦考酚酯、他克莫司、环孢素等治疗；如伴免疫功能缺陷可以考虑大剂量丙种球蛋白冲击治疗；急进性肾炎综合征必要时可给予血浆置换。
（2）病情相对稳定者，可考虑ARB或ACEI等治疗。
（3）在肾穿刺7天后，无活动性出血，可酌情给予抗凝药、抗血小板药治疗。
（4）保护肾功能、对症支持治疗。

释义

> ■ 预防性抗感染非必需治疗，可根据患者病情及并发症情况选择。
> ■ 根据病理结果，及时制订治疗方案。

（十）出院标准

1. 没有需要住院处理的并发症和/或合并症。
2. 肾穿刺伤口愈合好。

3. 临床症状（蛋白尿、血尿、血压和肾功能）稳定或者好转。

释义

■ 患者出院前应完成所有必需检查项目，且开始药物治疗，观察有无并发症及合并症，有无明显药物相关不良反应。

（十一）变异及原因分析

1. 出现肾功能急剧恶化、恶性高血压、心力衰竭等严重并发症，需要住院期间处理。
2. 新出现其他系统合并症，如血液系统、神经系统症状需要住院治疗。
3. 出现治疗相关的并发症如感染、血糖升高或肾穿刺并发症，需要住院期间处理。

释义

■ 变异是指入选临床路径的患者未能按路径流程完成医疗行为或未达到预期的医疗质量控制目标。包含以下情况：①按路径流程完成治疗，但超出了路径规定的时限或限定的费用。②不能按路径流程完成治疗，患者需要中途退出路径。

■ 因患者方面的主观原因导致执行路径出现变异，需医师在表单中予以说明。

五、急性肾炎综合征行肾穿刺活检给药方案

（一）用药选择

应根据患者病理类型和临床特点，权衡治疗的风险与获益，制订个体化的治疗方案。常用的药物有血管紧张素转换酶抑制剂（ACEI）和血管紧张素Ⅱ受体阻断剂（ARB），糖皮质激素和免疫抑制剂等。

血管紧张素转换酶抑制剂（ACEI）和血管紧张素Ⅱ受体拮断剂（ARB）：ACE/ARBI作为慢性肾炎患者控制高血压的首选药物，因为ACE/ARBI除具有降压作用外，还有减少蛋白尿和延缓肾功能恶化的肾保护作用。后两种作用主要是通过两方面机制发挥作用，其一是对肾小球血流动力学的特殊调节作用，同时扩张出入球小动脉，但对出球小动脉的扩张作用强于入球小动脉，从而降低肾小球内高压力、高灌注和高滤过；其二是通过非血流动力学作用，抑制细胞因子、减少尿蛋白和细胞外基质的蓄积，起到减缓肾小球硬化的发展和肾保护作用。糖皮质激素和免疫抑制剂治疗过程中切忌随意性，各个疾病的用药剂量和疗多是随机、对照研究，或者病例数较多的前瞻性队列研究的结果，治疗过程中既要遵循比较成熟的规范变化方案和指南，也要结合患者病情，个体化治疗。

（二）药学提示

少数患者应用ACEI有持续性干咳的不良反应，妊娠及双侧肾动脉狭窄患者禁用ACEI/ARB。肾功能不全患者应用ACEI/ARB要防止高血钾。

对于糖皮质激素和免疫抑制剂，均应清楚地了解其适应证和不良反应，权衡利弊，小心决策。糖皮质激素和免疫抑制剂均需长时间用药，药物不良反应较多且较严重，用药之前需判断患者能否耐受用药，用药时机是否合适。

（三）注意事项

ACEI/ARB血肌酐高于265μmol/L的非透析患者应谨慎使用，注意监测血肌酐水平。初次应

用 ACEI/ARB 患者应注意复查肾功能，血肌酐在用药后短期时间内较基线水平升高 30%以上的患者，若排除其他原因导致的肾功能恶化，应谨慎使用，必要时停用 ACEI/ARB。

六、急性肾炎综合征行肾穿刺活检护理规范

1. 肾穿刺术前对患者进行宣教，消除患者疑虑和恐惧心理，协助患者进行俯卧位下呼吸屏气的训练和术后床上排尿的训练。
2. 术前测量血压，观察患者有无咳嗽、发热等症状。
3. 术后协助转运患者至病房，嘱患者卧床。
4. 术后监测血压、生命体征，观察患者尿色。
5. 饮食指导。

七、急性肾炎综合征行肾穿刺活检营养治疗规范

1. 给予低盐、低脂、优质蛋白饮食，建议食用富含纤维素、维生素及多种微量元素的食物，避免油腻及过高蛋白摄入，严重水肿或高血压患者应严格限制钠盐和水的摄入。
2. 肾穿刺手术当日建议以易消化饮食为主，保证饮食清洁，避免腹泻，避免食用油腻或易导致腹胀的食物。

八、急性肾炎综合征行肾穿刺活检患者健康宣教

1. 注意休息，预防感染。
2. 肾穿刺术前向患者讲明肾穿刺活检的必要性、安全性及可能的并发症，解释肾穿刺操作基本过程，解除患者畏惧心理，告知术后卧床时间，避免剧烈活动，术后注意尿色。
3. 戒烟、限制饮酒、保持健康的心理。
4. 按时服药，遵医嘱复诊。
5. 饮食指导。

九、推荐表单

（一）医师表单

急性肾炎综合征行肾穿刺活检临床路径医师表单

适用对象：第一诊断为急性肾炎综合征（ICD-10：N00）

患者姓名：		性别：	年龄：	门诊号：	住院号：
住院日期：	年 月 日	出院日期：	年 月 日		标准住院日：7~14 天

时间	住院第 1 天	住院第 2~5 天
主要诊疗工作	□ 询问病史及体格检查 □ 完成病历书写 □ 开化验单 □ 及时处理各种临床危重情况（如严重水、电解质、酸碱失衡，高血压等）	□ 上级医师查房，根据初步的检查结果制订下一步诊疗方案 □ 观察病情变化，及时与患方沟通 □ 根据情况调整基础用药 □ 完成进行肾穿刺活检的术前评估 □ 签署各种必要的知情同意书、自费用品协议书
重点医嘱	**长期医嘱：** □ 肾内科护理常规 □ 二级护理 □ 低盐、低脂饮食 □ 记 24 小时出入水量 □ 监测血压 □ 既往基础用药 **临时医嘱：** □ 血常规+网织红细胞计数、尿常规、大便常规 □ 肝肾功能、电解质、肌酶、血糖、血脂、凝血功能、感染性疾病筛查（乙型肝炎、丙型肝炎、HIV、梅毒等） □ 抗核抗体、抗 dsDNA 抗体、ENA 多肽抗体谱，补体 C3，C4，C 反应蛋白、红细胞沉降率 □ 24 小时尿蛋白定量、尿沉渣检查 □ 彩超、胸部 CT、心电图、超声心动图	**长期医嘱：** □ 患者既往基础用药 □ 酌情使用抗菌药物 □ 对症支持治疗（维持内环境稳定、控制血压、保护肾功能、改善贫血、降低血脂等） **临时医嘱：** □ 肾穿刺前 1 周停用抗凝和抗血小板药 □ 监测肾功能、电解质 □ 必要时查外周血 $CD4^+$、$CD8^+$ 细胞、ANCA、抗 GBM 抗体、血清蛋白电泳、血免疫电泳、尿本周蛋白电泳、甲状腺功能、双肾血管彩超、头颅 MRI、骨髓穿刺、骨盆平片、肌电图、脑电图、眼底检查等 □ 其他特殊医嘱
主要护理工作	□ 入院宣教 □ 介绍病房环境、设施和设备 □ 入院护理评估	□ 肾穿刺宣教 □ 急性肾炎综合征相关健康知识宣教
病情变异记录	□ 无 □ 有，原因： 1. 2.	□ 无 □ 有，原因： 1. 2.
医师签名		

时间	住院第 3~11 天	住院第 4~13 天	住院第 7~14 天（出院日）
主要诊疗工作	□ 完成急性肾炎综合征及其合并症（糖尿病、病毒性肝炎等）的诊断 □ 完成肾穿刺和病理诊断 □ 肾外合并症、并发症的治疗 □ 观察病情变化，及时与患者沟通	□ 上级医师查房，结合病理诊断和临床表现，提出具体的治疗方案 □ 完成必要的其他专科会诊 □ 评估一般情况、肾功能，并发症或合并症、治疗副作用等 □ 明确出院时间	□ 完成出院记录、出院证明书、出院病历等 □ 向患者交代出院后的注意事项
重点医嘱	长期医嘱： □ 根据并发症的诊断给予相应的治疗 □ 继续对症支持治疗 □ 处理肾活检相应并发症 临时医嘱： □ 开具肾穿刺医嘱（完善检查后） □ 必要时复查血常规、凝血功能、电解质、肾功能、肝功能、血糖 □ 其他特殊医嘱	长期医嘱： □ 根据病情给予相应的药物治疗 □ 继续对症支持治疗 临时医嘱： □ 复查入院时结果明显异常的检查项目 □ 24 小时尿蛋白定量及尿沉渣检查 □ 重要的专科检查项目	出院医嘱： □ 预约门诊 □ 出院医嘱 □ 出院带药 □ 随访化验单
主要护理工作	□ 观察患者病情变化 □ 肾穿刺手术后护理 □ 心理与生活护理	□ 特殊治疗宣教 □ 避免感染	□ 指导患者办理出院手续
病情变异记录	□ 无　□ 有，原因： 1. 2.	□ 无　□ 有，原因： 1. 2.	□ 无　□ 有，原因： 1. 2.
医师签名			

（二）护士表单

急性肾炎综合征行肾穿刺活检临床路径护士表单

适用对象：第一诊断为急性肾炎综合征（ICD-10：N00）

患者姓名：		性别： 年龄： 门诊号：	住院号：
住院日期： 年 月 日		出院日期： 年 月 日	标准住院日：10~14 天

时间	住院第 1 天	住院第 2~5 天	住院第 3~11 天
健康宣教	□ 入院宣教 □ 介绍主管医师、护士 □ 介绍环境、设施 □ 介绍住院注意事项 □ 介绍探视和陪伴制度 □ 介绍贵重物品制度	□ 药物宣教 □ 肾穿刺检查前宣教 □ 肾穿刺前准备及穿刺后注意事项 □ 告知患者在检查中配合医师 □ 主管护士与患者沟通，消除患者紧张情绪 □ 告知检查后可能出现的情况及应对方式	□ 肾穿刺当日宣教 □ 告知饮食、体位要求 □ 告知肾穿刺后需严格卧床 6~8 小时，24 小时内以卧床休息为主 □ 给予患者及家属心理支持
护理处置	□ 核对患者，佩戴腕带 □ 建立入院护理病历 □ 协助患者留取各种标本 □ 测量体重	□ 协助医师完成肾穿刺前的相关化验 □ 肾穿刺前准备	□ 完成肾穿刺相关医嘱
基础护理	□ 三级护理 □ 晨晚间护理 □ 患者安全管理	□ 三级护理 □ 晨晚间护理 □ 患者安全管理	□ 二级或一级护理 □ 晨晚间护理 □ 患者安全管理
专科护理	□ 护理查体 □ 病情观察 □ 出入量管理 □ 需要时，填写跌倒及压疮防范表 □ 需要时，请家属陪伴 □ 肾病饮食管理 □ 心理护理	□ 病情观察 □ 出入量管理 □ 遵医嘱完成相关检查 □ 心理护理 □ 协助患者完成 24 小时尿蛋白定量标本留取	□ 遵医嘱处置 □ 病情观察 □ 出入量管理 □ 心理护理
重点医嘱	□ 详见医嘱执行单	□ 详见医嘱执行单	□ 详见医嘱执行单
病情变异记录	□ 无 □ 有，原因： 1. 2.	□ 无 □ 有，原因： 1. 2.	□ 无 □ 有，原因： 1. 2.
护士签名			

时间	住院第 4~13 天	住院第 7~14 天
健康宣教	□ 肾穿刺后宣教 □ 饮食指导	□ 出院宣教 □ 复查时间 □ 服药方法 □ 活动休息 □ 指导饮食 □ 指导办理出院手续
护理处置	□ 遵医嘱完成相关检查	□ 办理出院手续
基础护理	□ 二级护理 □ 晨晚间护理 □ 患者安全管理	□ 三级护理 □ 晨晚间护理 □ 协助或指导进食、水 □ 协助或指导活动 □ 患者安全管理
专科护理	□ 病情观察 □ 监测生命体征 □ 出入量管理 □ 心理护理	□ 病情观察 □ 监测生命体征 □ 出院指导 □ 心理护理
重点医嘱	□ 详见医嘱执行单	□ 详见医嘱执行单
病情变异记录	□无 □有，原因： 1. 2.	□无 □有，原因： 1. 2.
护士签名		

（三）患者表单

急性肾炎综合征行肾穿刺活检临床路径患者表单

适用对象：第一诊断为急性肾炎综合征（ICD-10：N00）

患者姓名：		性别： 年龄： 门诊号：	住院号：
住院日期： 年 月 日		出院日期： 年 月 日	标准住院日：7~14 天

时间	入院	肾穿刺术前	肾穿刺当天
医患配合	□ 配合询问病史、收集资料，请务必详细告知既往史、用药史、过敏史 □ 配合进行体格检查 □ 有任何不适请告知医师	□ 配合完善肾穿刺前相关检查、化验，如采血、留尿、心电图等 □ 医师与患者及家属介绍病情及肾穿刺术前谈话、签字	□ 配合完善相关检查、化验，如采血、留尿 □ 配合医师摆好检查体位
护患配合	□ 配合测量体温、脉搏、呼吸、血压、体重 □ 配合完成入院护理评估（简单 □ 询问病史、过敏史、用药史） □ 接受入院宣教（环境介绍、病室规定、订餐制度、贵重物品保管等） □ 配合执行探视和陪伴制度 □ 有任何不适请告知护士	□ 配合测量体温、脉搏、呼吸 □ 接受肾穿刺前宣教 □ 接受饮食宣教 □ 接受药物宣教	□ 配合测量血压、脉搏、肾穿刺完成后，配合接受生命体征的测量 □ 接受肾穿刺后宣教 □ 接受药物宣教 □ 有任何不适请告知护士
饮食	□ 遵医嘱饮食，记录液体摄入量	□ 遵医嘱饮食	□ 遵医嘱饮食
排泄	□ 按医嘱记录尿量	□ 按医嘱记录尿量	□ 按医嘱记录尿量 □ 肾穿刺后留取尿液送交医护人员观察
活动	□ 正常活动	□ 正常活动	□ 术后严格卧床 6~8 小时，24 小时内卧床休息为主

时间	肾穿刺后	出院
医患配合	□ 配合完善术后检查，如采血、留尿等	□ 接受出院前指导 □ 知道复查程序 □ 获取出院诊断书
护患配合	□ 配合定时测量生命体征 □ 接受输液、服药等治疗 □ 配合记录尿量 □ 配合执行探视及陪伴	□ 接受出院宣教 □ 办理出院手续 □ 获取出院带药 □ 知道服药方法、作用、注意事项 □ 知道复印病历程序
饮食	□ 遵医嘱饮食	□ 遵医嘱饮食
排泄	□ 按医嘱记录尿量	□ 按医嘱记录尿量
活动	□ 避免剧烈活动	□ 避免剧烈活动

附：原表单（2016年版）

肾炎综合征行肾穿刺活检临床路径表单

适用对象：第一诊断为肾炎综合征，包括急性肾炎综合征、急进性肾炎综合征和慢性肾炎综合征（ICD-10：N00.904+N02.801+N03.902）

患者姓名：　　　　　　性别：　　年龄：　　门诊号：　　　　住院号：

住院日期：　年　月　日　　出院日期：　年　月　日　　标准住院日：7~14 天

时间	住院第 1 天	住院第 2~5 天
主要诊疗工作	□ 询问病史及体格检查 □ 完成病历书写 □ 开化验单 □ 及时处理各种临床危重情况（如严重水、电解质、酸碱失衡，高血压等）	□ 上级医师查房，根据初步的检查结果制订下一步诊疗方案 □ 观察病情变化，及时与患方沟通 □ 根据情况调整基础用药 □ 完成进行肾穿刺活检的术前评估 □ 签署各种必要的知情同意书、自费用品协议书
重点医嘱	长期医嘱： □ 肾内科护理常规 □ 二级护理 □ 低盐低脂饮食 □ 记 24 小时出入水量 □ 监测血压 □ 既往基础用药 临时医嘱： □ 血常规+网织红细胞计数、尿常规、大便常规 □ 肝肾功能、电解质、肌酶、血糖、血脂、凝血功能、感染性疾病筛查（乙型肝炎、丙型肝炎、HIV、梅毒等） □ 抗核抗体、抗 dsDNA 抗体、ENA 多肽抗体谱、补体 C3、C4、C 反应蛋白、红细胞沉降率 □ 24 小时尿蛋白定量、尿沉渣检查 □ 彩超、胸部 CT、心电图、超声心动图	长期医嘱： □ 患者既往基础用药 □ 酌情使用抗菌药物 □ 对症支持治疗（维持内环境稳定、控制血压、保护肾功能、改善贫血、降低血脂等） 临时医嘱： □ 肾穿刺前 1 周停用抗凝和抗血小板药 □ 监测肾功能、电解质 □ 必要时查外周血 $CD4^+$、$CD8^+$ 细胞、ANCA、抗 GBM 抗体、血清蛋白电泳、血免疫电泳、尿本周蛋白电泳、甲状腺功能、双肾血管彩超、头颅 MRI、骨髓穿刺、骨盆平片、肌电图、脑电图、眼底检查等 □ 其他特殊医嘱
主要护理工作	□ 入院宣教 □ 介绍病房环境、设施和设备 □ 入院护理评估	□ 肾穿刺宣教 □ 肾炎综合征相关健康知识宣教
病情变异记录	□ 无　□ 有，原因： 1. 2.	□ 无　□ 有，原因： 1. 2.
护士签名		
医师签名		

时间	住院第 3~11 天	住院第 4~13 天	住院第 7~14 天（出院日）
主要诊疗工作	□ 完成肾炎综合征及其合并症（糖尿病、病毒性肝炎等）的诊断 □ 完成肾穿刺和病理诊断 □ 肾外合并症、并发症的治疗 □ 观察病情变化，及时与患方沟通	□ 上级医师查房，结合病理诊断和临床表现，提出具体的治疗方案 □ 完成必要的其他专科会诊 □ 评估一般情况、肾功能，并发症或合并症、治疗副作用等 □ 明确出院时间	□ 完成出院记录、出院证明书、出院病历等 □ 向患者交代出院后的注意事项
重点医嘱	长期医嘱： □ 根据并发症的诊断给予相应的治疗 □ 继续对症支持治疗 □ 处理肾活检相应并发症 临时医嘱： □ 开具肾穿刺医嘱（完善检查后） □ 必要时复查血常规、凝血功能、电解质、肾功能、肝功能、血糖 □ 其他特殊医嘱	长期医嘱： □ 根据病情给予相应的药物治疗 □ 继续对症支持治疗 临时医嘱： □ 复查入院时结果明显异常的检查项目 □ 24 小时尿蛋白定量及尿沉渣检查 □ 重要的专科检查项目	出院医嘱： □ 预约门诊 □ 出院医嘱 □ 出院带药 □ 随访化验单
主要护理工作	□ 观察患者病情变化 □ 肾穿刺手术后护理 □ 心理与生活护理	□ 特殊治疗宣教 □ 避免感染	□ 指导患者办理出院手续
病情变异记录	□ 无 □ 有，原因： 1. 2.	□ 无 □ 有，原因： 1. 2.	□ 无 □ 有，原因： 1. 2.
护士签名			
医师签名			

第五章

慢性肾炎综合征（疑似 IgA 肾病）行肾穿刺活检临床路径释义

一、慢性肾炎综合征（疑似 IgA 肾病）行肾穿刺活检编码
疾病名称及编码：IgA 肾病（ICD-10：N02.801）

二、临床路径检索方法
N02.801

三、国家医疗保障疾病诊断相关分组（CHS-DRG）
MDCL　肾脏及泌尿系统疾病及功能障碍
LS1　肾炎及肾病

四、慢性肾炎综合征（疑似 IgA 肾病）行肾穿刺活检临床路径标准住院流程

（一）适用对象
第一诊断为慢性肾炎综合征、复发性或持续性血尿与蛋白尿，诊断疑似 IgA 肾病（ICD-10：N02.801）。
拟行肾穿刺活组织检查（ICD-9-CM-3：55.23）。

> **释义**
>
> ■ 适用对象编码参见第一部分。
>
> ■ 该路径适用对象为临床诊断为慢性肾炎综合征、复发性或持续性血尿，最终病理诊断为 IgA 肾病的患者。故进入该路径患者均应接受肾穿刺活检。
>
> ■ 患者入院后如符合慢性肾炎综合征、肾病综合征、复发性或持续性血尿，临床判断无肾穿刺禁忌证、能接受肾穿刺活检后即应进入本临床路径，如患者临床诊断符合慢性肾小球肾炎，但病理诊断不符合 IgA 肾病，或虽符合 IgA 肾病病理表现但存在其他可导致该病理表现的继发性因素，如过敏性紫癜、系统性红斑狼疮、乙型肝炎病毒相关性肾炎、HIV、银屑病等，或合并急性肾损伤、IgA 沉积伴微小病变（MCD）、IgA 肾病伴急进性肾小球肾炎、慢性肾衰竭、其他系统性疾病者，需进入其他相应路径。

（二）诊断依据
根据中华医学会肾脏病学分会编著或修订的《临床诊疗指南·肾脏病学分册》《临床技术操作规范·肾脏病学分册》和《原发性肾小球疾病的诊断及其分类标准》进行诊断。
1. 起病缓慢，病程迁延，患病时间超过 3 个月，部分患者急性起病，病程较短。
2. 血尿，以畸形红细胞尿为主，常有不同程度的蛋白尿，尤其是与上呼吸道感染有关的血尿，可伴有高血压和/或肾功能减退。

3. 排除继发性因素。

> **释义**
> - 该路径的制订主要参考国内权威参考书籍和肾脏疾病临床诊疗指南。
> - 病史和临床症状是诊断慢性肾小球肾炎的初步依据,但部分患者起病较为隐匿,难以确定实际患病时间。
> - 不同程度的蛋白尿、镜下或眼观血尿,以畸形红细胞尿为主,部分患者上呼吸道感染与血尿关系密切,可伴有高血压和/或肾功能减退。
> - IgA 肾病是 IgA 在需通过肾脏活检来诊断。肾脏病理为 IgA 为主的免疫球蛋白在系膜区沉积。
> - 使用修订后的牛津 MEST-C 分类法对肾脏损害严重程度进行评分。
> - 评估所有 IgAN 患者的继发因素。IgA 肾病分为原发性及继发性。某些系统性疾病:过敏性紫癜、乙型肝炎、艾滋病等病毒感染,炎症性肠病,自身免疫性疾病,肝硬化、感染相关性 IgA 肾小球肾炎以及肿瘤等,称之为继发性 IgA 肾病。因此在诊断原发性 IgA 肾病前,需先除外上述继发性因素或系统性疾病。

(三) 标准住院日为 10~14 天

> **释义**
> - 疑似 IgA 肾病的患者入院后,第 1~7 天行肾穿刺活检术前准备、评估,第 8~13 天完成肾穿刺并取得病理诊断、制订系统治疗方案,开始药物治疗,观察有无药物副作用,本次住院时间不超过 14 天符合本路径要求。

(四) 进入路径标准

1. 第一诊断必须符合慢性肾炎综合征、复发性或持续性血尿与蛋白尿,诊断疑似 IgA 肾病 (ICD-10:N02.801) 疾病编码。
2. 当患者同时具有其他疾病诊断,但在住院期间不需要特殊处理也不影响第一诊断的临床路径流程实施时,可以进入本路径。

> **释义**
> - 进入该路径患者的第一诊断为 IgA 肾病。
> - 患者入院后如符合慢性肾炎综合征、肾病综合征、复发性或持续性血尿,临床判断无肾穿刺禁忌证,能接受肾穿刺活检后即应进入本临床途径。如患者经检查不能肾穿刺活检,或肾穿刺病理结果存在其他肾病,应填写表单。
> - 入院后常规检查发现以往没有发现的疾病或既往有基础病(如高血压、冠状动脉粥样硬化性心脏病、糖尿病、肝功能异常等),经系统评估后对 IgA 肾病诊断治疗无特殊影响,仅需要药物维持治疗者,可进入路径。但可能会增加医疗费用,延长住院时间。

■ 以下情况转入相应诊断的临床路径：①伴有急性肾损伤以及临床表现为肾病综合征的 IgA 肾病、进展期 IgA 肾病 [eGFR＜30ml/（min·1.73m²）] 以及慢性肾衰竭（终末期肾病）等患者。如入院诊断符合慢性肾炎综合征，但病理诊断非 IgA 肾病则转入相应诊断的临床路径。

（五）住院后 3~7 天（指工作日）需完成的检查项目

1. 住院后必需的检查项目：
（1）血常规、尿常规、大便常规。
（2）肝肾功能、电解质、血糖、血脂、凝血功能、CRP、ESR、免疫指标（ANA 谱、ENA 全套、dsDNA 定量、IgG、IgA、IgM、C3、C4、RF、ASO）、感染性疾病筛查（乙型肝炎、丙型肝炎、梅毒、HIV 等）。血型测定。
（3）24 小时尿蛋白定量、尿红细胞位相。
（4）超声（双肾形态大小、输尿管和膀胱）、胸部 CT 或 X 线胸片、心电图。

2. 如无禁忌，必须行肾活检病理检查，明确诊断及病理类型，以指导治疗，估计预后。肾活检前必需的检查项目：
（1）血常规、尿常规。
（2）肝肾功能、凝血功能、感染性疾病筛查（乙型肝炎、丙型肝炎、梅毒、HIV 等）。
（3）24 小时尿蛋白定量。
（4）超声（双肾形态大小、输尿管和膀胱）。

3. 根据患者病情及初步检查结果，必要时检查：血浆蛋白电泳、ANCA、抗 GBM 抗体、HLA-27、超声心动图、腹部（肝、胆、脾、胰）超声、肾静脉超声、肾动脉超声、甲状腺功能、尿 β₂ 微球蛋白、尿 N-乙酰-β 氨基葡萄糖苷酶（NAG）、血和尿免疫固定电泳、血和尿轻链定量、肿瘤标志物、电测听、检眼镜和裂隙灯检查等。

释义

■ 必查项目血常规、尿常规、便常规+隐血是最基本的三大常规检查，每个进入路径的患者均需完成。尿红细胞位相可确定是否为肾小球源性血尿。肝肾功能、电解质、血糖、血脂、心电图、X 线胸片主要是评估有无基础病，可能会影响到住院时间、费用以及治疗用药选择和预后。

■ 肾活检前必查项目是确保肾穿刺活检安全、有效开展的基础，在术前必须完成。通过血常规及凝血功能检查、B 超明确患者是否存在肾活检禁忌证。血型、感染性疾病筛查主要是用于肾穿刺活检术前和输血前准备；对于无禁忌证的患者均应行肾穿刺活检，并完成病理检查。

■ 由于本病的临床表现主要为血尿、蛋白尿，需要与其他引起慢性肾炎综合征的疾病相鉴别，如怀疑免疫相关疾病继发的肾小球肾炎，应完成免疫指标、ANCA、HLB-27、类风湿因子；如怀疑感染性疾病导致的肾小球肾炎，则应完成病毒指标筛查；如怀疑实体肿瘤和血液肿瘤相关的肾小球肾炎则应完成肿瘤标志物、血和尿轻链定量。如患者肾功能恶化较快或同时存在咯血症状，应行查 GBM 抗体、ANCA、

> ANA。如患者存在类似疾病家族史，应完善电测听、检眼镜和裂隙灯以除外奥尔波特综合征。慢性肾小球肾炎是继发性高血压最常见原因，对于血压明显升高者，可完善双肾血管彩超明确是否存在肾动脉狭窄，超声心动图及眼底检查可明确高血压靶器官损害程度。由于中重度 IgA 肾病患者可存在明显的肾小管间质损害，可行尿 β2 微球蛋白、NAG 等评价肾小管功能受损情况。

（六）选择用药

1. 控制血压、减少尿蛋白、保护肾功能药：血管紧张素转换酶抑制剂（ACEI）、血管紧张素受体阻断剂（ARB）（必要时）。
2. 如果肾穿刺前使用了抗凝药或抗血小板药，应提前 7 天停用抗血小板药（包括具有活血化瘀作用的中药）、提前 3 天停用抗凝药，并注意术前复查凝血功能检查。

> **释义**
>
> ■ 以 ACEI 或 ARB 为基础的支持治疗：ACEI、ARB 为降压药物，除降压作用外，还具有降低尿蛋白、保护肾功能的作用，可单剂量或双倍剂量使用。如患者血压正常，可采取起始 1/2 剂量，如耐受再尝试滴定式增加剂量。但应监测血压，防止低血压事件。计划妊娠的 IgA 肾病育龄期女性患者，如具有生育愿望和计划，都应该在适当的情况下接受受孕前咨询。孕前停止使用 RAS 阻断剂，并在受孕前使用替代降压药来优化血压控制。
>
> ■ 持续蛋白尿（中等量以上）是 IgA 肾病进展的高危因素，给予最大限度的支持治疗后，尿蛋白持续＞1g/d，可考虑接受为期 6 个月的糖皮质激素治疗。
>
> （1）需与患者详细讨论每种药物的风险和益处，并认识到 eGFR30~50ml/（min·1.73m^2）的患者更有可能出现不良治疗效果。
>
> （2）避免使用糖皮质激素的情况：eGFR＜30ml/(min·1.73m^2)，糖尿病，BMI＞30kg/m^2，病毒性肝炎或结核等潜伏感染，肝硬化等继发性疾病，活动性消化性溃疡，未控制的精神疾病等。
>
> （3）其他类型免疫抑制剂吗替麦考酚酯（治疗亚裔 IgA 肾病的疗效具有循证医学研究结果）、硫唑嘌呤、环磷酰胺、钙调磷酸酶抑制剂、利妥昔单抗等尚无高级别研究证据支持其治疗 IgA 肾病改善肾脏预后有效性和安全性。
>
> ■ 其他形式的 IgA 肾病：IgA 沉积伴微小病变（MCD）、IgAN 伴急性肾损伤（AKI）和 IgA 肾病伴急进性肾小球肾炎可能需要特殊的立即治疗。
>
> （1）微小病变合并 IgA 系膜沉积：推荐按照微小病变治疗。
>
> （2）镜下血尿合并 AKI：对于 IgAN 患者出现于镜下血尿相关的 AKI 且肾功能 5 天之内无好转，则应当考虑进行重复肾活检。若血尿期间的活检结果提示 ATN 及肾小管内红细胞管型则仅给予 AKI 的支持治疗。
>
> （3）新月体性的 IgAN：治疗与 ANCA 相关血管炎治疗相似，对急性进展的新月体 IgAN 可考虑激素联合环磷酰胺或血浆置换。

■ 高血压是 IgA 肾病常见临床表现，是引起肾功能损害进展和心血管并发症的主要危险因素。控制血压达标是改善 IgA 肾病总体预后的重要措施。首选 ACEI、ARB（但不建议两者联用），如上述药物仍不能控制血压至靶目标，可加用钙离子拮抗剂、β 受体阻断剂等联合降压。降压药物同时，指导改变生活方式，包括适当限制钠盐摄入、戒烟及控制体重等。

■ 治疗 IgA 肾病的植物药及中成药：黄葵胶囊、肾炎康复片及雷公藤等。

■ 为确保肾穿刺活检安全，术前应停用所有影响凝血药物包括抗血小板药物及抗凝或促纤溶药物。肾活检为有创检查，存在穿刺后出血的风险。抗血小板药应提前 7 天停用，抗凝药至少提前 3 天停用并应在肾活检术前复查凝血指标。肾穿刺术后可能出现血尿、动静脉瘘、肾周围血肿等并发症，可酌情选择止血药物。

（七）肾穿刺病理检查

如果患者入院前已完成穿刺前的检查和准备，住院后即可进行肾活检。如果患者住院后开始安排肾活检前的检查和准备，则在完成评估后行肾活检。

1. 麻醉方式：局部麻醉。
2. 术中用药：麻醉常规用药。
3. 取材方式：超声引导下经皮肾活检。
4. 组织病理：石蜡切片行光镜检查，冷冻切片行免疫荧光检查，同时留取组织行电镜检查。

释义

■ 该路径规定的肾穿刺活检术是在局部麻醉下实施，在超声引导下经皮完成。

■ 完整的肾脏病理结果应包含光镜检查、免疫荧光检查及电镜检查。免疫荧光中见到肾小球系膜区 IgA 沉积是 IgA 肾病诊断的基础。而光镜检查则可进一步根据肾小球内皮细胞（E0-E1）系膜细胞病变（M0-M1）、肾小球硬化情况（S0-S1）、肾小管与间质病变（T0-T2）以及新月体（C0-C2）形成情况，采用 IgA 肾病牛津 MEST-C 评分标准确定病情轻重。行电镜检查，证实系膜区存在免疫复合物沉积，支持系膜增生性肾小球肾炎诊断，明确是否合并 MCD 及其他肾小球疾病，排除奥尔波特综合征等病因。

（八）穿刺后用药

1. 肾穿刺术后根据情况选择性使用止血药。
2. 根据肾活检病理诊断（分级或分型）结合临床表现，确定治疗方案，必要时合理使用 ACEI 或 ARB、肾上腺皮质激素和/或免疫抑制剂、降脂药等，如病情需要使用抗凝药、抗血小板药等，需注意交代肾穿后开始用药的具体时间。

释义

■ 术后可根据患者穿刺术中情况酌情使用止血药物，原则上不预防性应用抗生素。

> ■ IgA 肾病临床、病理表现多样，预后异质性强，因此目前缺乏统一的治疗方案。IgA 肾病的治疗方案应根据肾活检病理特征、尿蛋白及肾功能情况，参考本病药物选择部分的内容综合制订。需注意告知肾穿后具体的治疗药物、服用方法、注意事项以及疗程等。

（九）出院标准

1. 诊断明确。
2. 临床表现（血压、尿蛋白、血尿、肾功能）稳定或者好转。
3. 无需要住院处理的并发症和/或合并症。

> **释义**
> ■ 患者出院前应完成所有必需做的检查项目，诊断明确且制订了治疗方案，观察临床症状稳定，无明显药物相关副反应。如果术后出现较严重的肾周血肿、动静脉瘘等并发症需要继续留院观察治疗的情况，超出了路径所规定的时间，应先处理并发症并符合出院条件后再准许患者出院。

（十）变异及原因分析

1. 出现肾功能急剧恶化、恶性高血压等严重并发症，需要在住院期间处理。
2. 新出现其他系统合并症，需要住院治疗。
3. 出现治疗相关的并发症，或肾穿刺并发症，需要住院期间处理。

> **释义**
> ■ IgA 肾病临床表现多样，可表现为慢性肾炎综合征、肾病综合征、慢性肾衰竭，但也可表现为急性肾损伤、急进性肾小球肾炎、肾性高血压导致恶性高血压、慢性肾衰竭需肾脏替代治疗等，出现上述表现者，应中止该路径而转入相应的临床路径。
> ■ 检查过程中发现其他严重的系统性疾病或合并疾病，急需继续其他基础疾病治疗者，应中止本路径。
> ■ 肾穿刺活检出现严重并发症需相应处理、延长住院观察者，或出现严重药物不良反应、需调整治疗方案者，亦需要退出该路径。
> ■ 医师认可的变异原因主要是指患者入选路径后，医师在检查及治疗过程中发现患者合并存在一些事前未预知的对本路径治疗可能产生影响的情况，需要中止执行路径或者是延长治疗时间、增加治疗费用。医师需在表单中明确说明。
> ■ 因患者方面的主观原因导致执行路径出现变异，也需要医师在表单中予以说明。

五、慢性肾炎综合征（疑似 IgA 肾病）行肾穿刺肾穿刺活检给药方案

（一）用药选择

1. 减少尿蛋白、保护肾功能药物：尿蛋白＞0.5g/d 的患者，无论是否存在高血压，常规给予可以耐受的血管紧张素转换酶抑制剂（ACEI）、血管紧张素受体阻断剂（ARB）作为基础治疗，初始治疗至少 3 个月。

2. 免疫抑制药物：经至少 3 个月最大耐受剂量 ACEI 或 ARB 治疗后，尿蛋白持续＞1g/d 的患者，可考虑选择糖皮质激素等免疫抑制治疗（对 CKD 进展期 IgA 肾病患者，需要充分评估疗效获益与治疗风险后决定）。

3. 植物药及中成药：对不能耐受 ACEI 或 ARB 治疗的患者，可选择黄葵胶囊、肾炎康复片等药物治疗；也可与 ACEI 或 ARB 联合应用。

4. 控制高血压：首选 ACEI 或 ARB，如血压控制不达标，可联用钙离子拮抗剂、利尿剂以及肾上腺素能受体阻断剂等。

5. 如果肾穿刺前使用了抗凝药或抗血小板药，应提前 7 天停用抗血小板药（包括具有活血化瘀作用的中药）、提前 3 天停用抗凝药，并注意术前复查凝血功能检查。

（二）药学提示

1. ACEI/ARB 治疗前应当注意患者是否存在双侧肾动脉狭窄、SCr 已经大于 3mg/dl、高钾血症等禁忌证。开始治疗后应当检查肌酐及血钾变化。若出现 SCr 上升大于 30% 或不能纠正的高钾血症则当减量或停药。

2. 使用糖皮质激素时应及时防治副作用，包括严重感染、严重的骨质疏松、股骨头坏死、消化道出血、严重糖尿病、严重高血压、精神病、青光眼、白内障等。

3. 使用细胞毒药物时，应定期监测血常规和肝功能，并据此调整用药疗程，必要时减量或停药。

4. 经 RCT 研究证明，植物药黄葵和中成药肾炎康复片治疗以慢性肾炎综合征为临床表现的 IgA 肾病非劣效于 ARB，尤其适用于不能耐受 RASI 的 IgA 肾病患者。临床观察性研究显示，雷公藤多甙可以有效减少 IgA 肾病尿蛋白排泄。

5. 环磷酰胺及雷公藤多苷的选择应结合患者的生育要求，注意其对于性腺抑制的副作用。

六、慢性肾炎综合征（疑似 IgA 肾病）行肾穿刺活检护理规范

1. 病情评估：
（1）健康状况、既往病史和合并疾病。
（2）生命体征。
（3）血压升高的程度、水肿部位及程度。
（4）对疾病的认知情况。
（5）自理能力。

2. 护理措施：
（1）准确记录血压、尿量等。
（2）能量、蛋白质、钠盐、钾盐及饮水等管理和指导。
（3）执行各项实验室检查医嘱，正确采集标本包括血、尿标本等。
（4）教会患者准确记录出入量。对水肿明显的患者，应用利尿剂后，除注意尿量及水肿消退情况外，还应注意血钾的变化情况，以防出现高血钾或低血钾。
（5）肾活检检查的护理。
（6）指导患者严格遵医嘱服用降压药，准确记录血压变化。
（7）应用肾上腺皮质激素的患者注意监测激素的副作用，如心悸、兴奋、失眠、注意预防

感染。

（8）应用免疫抑制剂的患者，注意有无恶心、呕吐等消化道症状、出血性膀胱炎等副作用。

七、慢性肾炎综合征（疑似 IgA 肾病）行肾穿刺活检营养治疗规范

1. 低蛋白饮食有助于控制蛋白尿、保护肾功能，尤其对进展期 eGFR ＜ 60ml/（min·1.73m^2）的患者。建议临床表现为慢性肾炎综合征的 CKD1~2 期 IgA 肾病患者蛋白质摄入 0.8g/（kg·d）；CKD 3~5 期，建议蛋白摄入 0.6 g/（kg·d），可联合酮酸治疗。
2. 能量摄入：建议保证足够能量，以维持稳定的健康体重。
3. 高血压及明显水肿患者，限制钠盐摄入，建议 2.3g/d 钠或 6g/d 食盐。
4. 如无明显水肿，无需过度限制饮水。
5. 伴有高尿酸血症，低嘌呤饮食。

八、慢性肾炎综合征（疑似 IgA 肾病）行肾穿刺活检患者健康宣教

1. 预防感染，避免劳累，有感染时（尤其是反复的呼吸道感染）应及时医治，防止加重病情。
2. 遵医嘱坚持长期用药，应避免使用对肾脏有损害的药物，也不能擅自用药，以免加重肾功的恶化。
3. 告知规律访视的重要性。初始治疗阶段 1~3 个月访视 1 次；病情稳定后至少 3~6 个月应访视 1 次。
4. 告知患者病情变化应及时就医，如出现水肿或水肿加重、尿液泡沫增多、血压增高时。
5. 指导健康的生活习惯和方式：戒烟、控制体重（保持 BMI 接近 18.5~24.9kg/m^2）、规律作息、适度体能锻炼。
6. 患者自我饮食管理：服用肾素-血管紧张素系统抑制药降压药物的患者，尤其是 CKD3 期以上的 IgA 肾病患者，适度控制富含钾盐食物摄入；服用袢利尿剂的患者，可适当增加钾盐摄入，以避免低钾血症。
7. 病情稳定患者，可从事正常工作，但应避免高强度体力活动和运动。

九、推荐表单

（一）医师表单

慢性肾炎综合征（疑似 IgA 肾病）行肾穿刺活检临床路径医师表单

适用对象：第一诊断为慢性肾炎综合征、复发性或持续性血尿与蛋白尿，病理诊断为 IgA 肾病（ICD-10：N02.801）

行肾穿刺活组织检查（ICD-9-CM-3：55.23）

患者姓名：	性别： 年龄： 门诊号：	住院号：
住院日期： 年 月 日	出院日期： 年 月 日	标准住院日：10~14 天

时间	住院第 1 天	住院第 2 天	住院第 3~7 天
主要诊疗工作	□ 询问病史及体格检查 □ 完成病历书写 □ 开实验室检查单	□ 上级医师查房 □ 根据初步的检查结果制订下一步诊疗计划 □ 根据情况调整基础用药 □ 申请必要的相关科室会诊 □ 向患者及家属交代病情 □ 签署各种必要的知情同意书、自费用品协议书	□ 完成慢性肾炎综合征及其合并症（高血压等）的诊断 □ 完成进行肾穿刺活检的术前评估 □ 签署肾活检的知情同意书
重点医嘱	长期医嘱： □ 肾脏病护理常规 □ 一级护理/二级护理 □ 低盐饮食 临时医嘱： □ 血常规、尿常规、大便常规 □ 肝肾功能、电解质、血糖、血脂、凝血功能、CRP、ESR、免疫指标、感染性疾病筛查 □ 24 小时尿蛋白定量、尿红细胞位相 □ 肾脏超声、心电图、X 线胸片 □ 拟肾穿刺停用抗凝和抗血小板药	长期医嘱： □ 肾脏病护理常规 □ 一级护理/二级护理 □ 低盐饮食 □ 使用 ACEI/ARB 类药物（酌情） □ 使用抗菌药物（酌情） 临时医嘱： □ 酌情使用降压、利尿药 □ 必要时检查：蛋白电泳、ANCA、HLA-27、抗 GBM 抗体、尿 NAG、超声心动图、肾静脉超声、肾动脉超声、腹部（肝、胆、脾、胰）超声、甲状腺功能、血和尿免疫固定电泳、血和尿轻链定量、肿瘤标志物等 □ 其他特殊医嘱	长期医嘱： □ 肾脏病护理常规 □ 一级护理/二级护理 □ 低盐饮食 □ 患者既往基础用药 □ 根据并发症的诊断给予相应的治疗 临时医嘱： □ 必要时复查血常规、凝血四项、电解质、肾功能、肝功能、尿蛋白定量 □ 开具肾穿刺医嘱（完善检查后） □ 其他特殊医嘱
病情变异记录	□ 无 □ 有，原因： 1. 2.	□ 无 □ 有，原因： 1. 2.	□ 无 □ 有，原因： 1. 2.
医师签名			

时间	住院第 8~13 天	住院第 14 天 （出院日）
主要诊疗工作	□ 完成肾穿刺和病理诊断 □ 完成必要的其他专科会诊 □ 评估一般情况、慢性肾炎综合征并发症或合并症、肾功能、治疗不良反应等 □ 上级医师查房，结合病理诊断和临床表现，提出系统的治疗方案 □ 明确出院时间	□ 完成出院记录、出院证明书、出院病历等 □ 向患者交代出院后的注意事项
重点医嘱	长期医嘱： □ 根据病情调整长期用药 临时医嘱： □ 复查入院时阳性检查项目和血压、肾功能、24 小时尿蛋白定量等专科重要检查项目	出院医嘱： □ 出院带药
病情变异记录	□ 无　□ 有，原因： 1. 2.	□ 无　□ 有，原因： 1. 2.
医师签名		

（二）护士表单

慢性肾炎综合征（疑似 IgA 肾病）行肾穿刺活检临床路径护士表单

适用对象：第一诊断为慢性肾炎综合征、复发性或持续性血尿与蛋白尿，病理诊断为 IgA 肾病（ICD-10：N02.801）

行肾穿刺活组织检查（ICD-9-CM-3：55.23）

患者姓名：　　　　　　性别：　　年龄：　　门诊号：　　住院号：

住院日期：　年　月　日　　出院日期：　年　月　日　　标准住院日：10~14 天

时间	住院第 1 天	住院第 2 天
健康宣教	□ 入院宣教 □ 介绍主管医师、护士 □ 介绍环境、设施 □ 介绍住院注意事项	□ 需要肾穿刺者 □ 术前宣教 □ 宣教疾病知识，用药，饮食，安全宣教，术前准备，手术过程，如何配合手术 □ 告知准备用物，沐浴 □ 术前术后饮食活动及陪伴注意事项 □ 告知术后可能出现的情况及应对方式 □ 主管护士与患者沟通了解患者病情和心理
护理处理	□ 核对患者，佩戴腕带 □ 建立入院护理病历 □ 卫生处置：沐浴、剪指（趾）甲、更换病号服	□ 协助医师完成术前检查及实验室检查 □ 术前准备用物 □ 配血、监测血压、备饮用水 □ 教会患者床上排便及保持手术体位屏气
基础护理	□ 三级护理 □ 早晚间护理 □ 患者安全管理	□ 三级护理 □ 早晚间护理 □ 患者安全管理
专科护理	□ 护理查体 □ 意识、神经系统体征、定向力、计算力、精神状态 □ 评估患者皮肤 □ 需要时，填写跌倒和压疮防范表 □ 需要时，留家属陪伴 □ 心理护理	□ 监测患者血压、意识情况 □ 遵医嘱完成相关检查 □ 预防感染、服用激素及免疫抑制剂宣教 □ 心理护理 □ 用药后观察药物不良反应 □ 观察疾病并发症 □ 记录尿量及监测体重的指导
重点医嘱	□ 详见医嘱执行单	□ 详见医嘱执行单
病情变异记录	□ 无　□ 有，原因： 1. 2.	□ 无　□ 有，原因： 1. 2.
护士签名		

时间	住院第 3~7 天	住院第 8~13 天	住院第 14 天（出院日）
健康教育	□ 行肾穿刺者术前宣教，教会患者配合体位，行心理护理，解除紧张 □ 告知饮食、饮水、体位、时间要求 □ 告知可能出现的情况及应对方式 □ 告知平卧可以翻身的时间和注意事项 □ 给予患者和家属心理支持 □ 再次确认探视须知 □ 告知患者术前排便及着装准备	□ 术后宣教 □ 行肾穿刺者 □ 下床前宣教 □ 活动注意事项 □ 穿刺处保护注意事项 □ 饮食及活动指导 □ 药物作用及频率 □ 复查患者对术前宣教的掌握程度	□ 出院宣教 □ 复查时间 □ 服药方法频率 □ 用药自我观察方法 □ 活动注意事项 □ 饮食指导 □ 指导办理出院手续
护理处置	□ 核对患者，送手术 □ 带病历，如有需要，带药 □ 心理与生活护理	□ 肾穿刺术后护理 □ 遵医嘱完成相关检查 □ 协助下床活动	□ 完成出院记录，整理护理病历 □ 指导患者办理出院手续
基础护理	□ 一级护理 □ 卧位护理 □ 排泄护理 □ 患者安全管理 □ 协助进食，饮水	□ 二级~三级护理 □ 晨晚间护理 □ 排泄护理 □ 安全护理 □ 协助换单更衣 □ 患者安全管理	□ 三级护理 □ 晨晚间护理 □ 患者安全管理
专科护理	□ 肾穿刺者 □ 病情观察，填写肾活检护理记录单，记录返回、起床时间 □ 前 2 小时每 30 分钟监测 1 次生命体征，观察有无出血体征，后 22 小时每 1 小时监测生命体征及体征 □ 遵医嘱给予止血治疗，利尿治疗，观察前 3 次尿液颜色并记录 □ 观察腹部、腰部体征 □ 心理支持	□ 肾穿刺者：卧床满 24 小时后再继续监测生命体征 2 小时，并记录肾活检护理记录 □ 观察创口情况 □ 遵医嘱给予相关治疗用药 □ 心理护理	□ 病情观察 □ 心理护理
重点医嘱	□ 详见医嘱执行单	□ 详见医嘱执行单	□ 详见医嘱执行单
病情变异记录	□无 □有，原因： 1. 2.	□无，□有，原因： 1. 2.	□无，□有，原因： 1. 2.
护士签名			

(三) 患者表单

慢性肾炎综合征（疑似 IgA 肾病）行肾穿刺活检临床路径患者表单

适用对象：第一诊断为慢性肾炎综合征、复发性或持续性血尿与蛋白尿，病理诊断为 IgA 肾病（ICD-10：N02.801）

行肾穿刺活组织检查（ICD-9-CM-3：55.23）

患者姓名：		性别：	年龄：	门诊号：	住院号：
住院日期：	年 月 日	出院日期：	年 月 日	标准住院日：10~14 天	

时间	入院	手术前
医患配合	□ 配合询问病史、收集资料，务必详细告知既往史、用药史、过敏史 □ 如服用抗血小板、活血化瘀作用的中药或抗凝药物明确告知 □ 配合进行体格检查 □ 有任何不适告知医师	□ 配合完成术前相关检查、实验室检查（如：抽血，留取尿便标本、X 线胸片、心电图、超声） □ 医师向家属介绍病情及术前谈话，签同意书
护患配合	□ 配合完成入院护理评估（简单询问病史、过敏史、用药史） □ 接受入院宣教（环境介绍，病室规定、订餐制度、贵重物品保管、查房、探视制度、陪伴制度） □ 配合测量生命体征、体重、身高 □ 配合护理简单查体 □ 配合清洁护理 □ 有任何不适告知护士	□ 配合接受术前宣教 □ 准备必要的用物
饮食	□ 低盐、低脂饮食	□ 低盐、低脂饮食
排泄	□ 正常排尿便	□ 正常排尿便
活动	□ 正常活动	□ 正常活动

时间	手术当日	手术后	出院
医患配合	□ 配合术后医师查体及询问 □ 配合医师 □ 有任何不适即使告知医师	□ 配合检查体征 □ 需要时配合窗口更换辅料 □ 根据病理结果用药 □ 配合超声检查	□ 接受出院前指导 □ 知道复查程序 □ 获取出院诊断书
护患配合	□ 手术前完成核对 □ 遵医嘱带药或术前用药 □ 肾穿刺者配合完成术后护理，交接班观察 □ 患者配合遵循探视陪伴制度	□ 配合定时监测生命体征，询问出入量 □ 接受输液及治疗用药 □ 减少活动，注意活动安全，防止跌倒或坠床 □ 接受活动注意事项的指导 □ 有任何不适及时告知护士	□ 接受出院宣教 □ 办理出院手续 □ 获取出院带药 □ 知晓服药方法、作用、注意事项、用药后观察要点 □ 知道复印病历的方法
饮食	□ 遵医嘱限量 □ 肾穿刺者 □ 进食易消化的食物，根据情况选择奶类、豆浆等饮食，禁饮碳酸类及茶类饮料，低脂低盐饮食	□ 根据医嘱饮食	□ 根据医嘱饮食
排泄	□ 肾穿刺者 □ 术前正常排尿便 □ 术后床上排便，需要协助	□ 避免便秘 □ 正常排便	□ 避免便秘 □ 正常排便
活动	□ 肾穿刺者卧床 24 小时 □ 术后前 12 小时平卧制动 □ 术后 12~24 小时可床上翻身	□ 静脉置管者减少活动 □ 肾穿刺者 1 个月内避免剧烈运动	□ 肾穿刺者 □ 1 个月内避免剧烈运动 □ 避免疲劳 □ 避免咳嗽等增大腹压的活动

附：原表单（2019年版）

慢性肾炎综合征（疑似 IgA 肾病）行肾穿刺活检临床路径表单

适用对象：第一诊断为慢性肾炎综合征、复发性或持续性血尿与蛋白尿，诊断疑似 IgA 肾病（ICD-10：N02.801）
行肾穿刺活组织检查（ICD-9-CM-3：55.23）

患者姓名：	性别： 年龄： 门诊号：	住院号：
住院日期： 年 月 日	出院日期： 年 月 日	标准住院日：10~14 天

时间	住院第 1 天	住院第 2 天	住院第 3~7 天
主要诊疗工作	□ 询问病史及体格检查 □ 完成病历书写 □ 开实验室检查单	□ 上级医师查房 □ 根据初步的检查结果完善进一步排除继发性病因的检查，制订下一步诊疗计划 □ 根据情况调整基础用药 □ 申请必要的相关科室会诊 □ 向患者及家属交代病情 □ 签署各种必要的知情同意书、自费用品协议书	□ 完成慢性肾炎综合征及其合并症（高血压等）的诊断 □ 完成慢性（隐匿性）肾炎综合征及其合并症（高血压等）的诊断 □ 签署肾活检的知情同意书
重点医嘱	**长期医嘱：** □ 肾脏病护理常规 □ 一级护理/二级护理 □ 低盐饮食 **临时医嘱：** □ 血常规、尿常规、大便常规 □ 肝肾功能、电解质、血糖、血脂、凝血功能、CRP、ESR、免疫指标、感染性疾病筛查 □ 血型测定 □ 24 小时尿蛋白定量、尿红细胞位相 □ 肾脏超声、心电图、胸部 CT 或 X 线胸片 □ 拟肾穿刺停用抗凝和抗血小板药	**长期医嘱：** □ 肾脏病护理常规 □ 一级护理/二级护理 □ 低盐饮食 □ 使用 ACEI/ARB 类药物（酌情） **临时医嘱：** □ 酌情使用降压、利尿药 □ 必要时检查：蛋白电泳、ANCA、HLA-27、抗 GBM 抗体、尿 NAG、超声心动图、肾静脉超声、肾动脉超声、腹部（肝、胆、脾、胰）超声、甲状腺功能、血和尿免疫固定电泳、血和尿轻链定量、肿瘤标志物等 □ 其他特殊医嘱	**长期医嘱：** □ 肾脏病护理常规 □ 一级护理/二级护理 □ 低盐饮食 □ 患者既往基础用药 □ 根据并发症的诊断给予相应的治疗 **临时医嘱：** □ 必要时复查血常规、凝血四项、电解质、肾功能、肝功能、尿蛋白定量 □ 开具肾穿刺医嘱（完善检查后） □ 其他特殊医嘱
主要护理工作	□ 介绍病房环境、设施和设备 □ 入院护理评估	□ 宣教	□ 观察患者病情变化 □ 肾穿刺术前宣教 □ 心理与生活护理
病情变异记录	□无 □有，原因： 1. 2.	□无 □有，原因： 1. 2.	□无 □有，原因： 1. 2.
护士签名			
医师签名			

时间	住院第 8~13 天	住院第 14 天（出院日）
主要诊疗工作	□ 完成肾穿刺和病理诊断 □ 完成必要的其他专科会诊 □ 评估一般情况、并发症或合并症、肾功能、治疗不良反应等 □ 上级医师查房，结合病理诊断和临床表现，提出系统的治疗方案 □ 明确出院时间	□ 完成出院记录、出院证明书、出院病历等 □ 向患者交代出院后的注意事项
重点医嘱	长期医嘱： □ 根据病情调整长期用药 □ 使用止血药物（酌情） 临时医嘱： □ 复查入院时阳性检查项目和血压、肾功能、24 小时尿蛋白定量等专科重要检查项目	出院医嘱： □ 出院带药
主要护理工作	□ 肾穿后宣教	□ 出院前宣教
病情变异记录	□ 无 □ 有，原因： 1. 2.	□ 无 □ 有，原因： 1. 2.
护士签名		
医师签名		

注：依据患者情况，肾穿刺活检术前评估可以适当加快完成，可以在入院第 2 天完成肾穿刺活检。

第六章

狼疮性肾炎行肾穿刺活检临床路径释义

一、狼疮性肾炎疾病编码

1. 原编码

疾病名称及编码：狼疮性肾炎（ICD-10：M32.1+N08.5*）

2. 修改编码

疾病名称及编码：狼疮性肾炎（ICD-10：M32.101†N08.5*）

狼疮性肾小管间质肾炎（ICD-10：M32.101†N16.4*）

手术操作名称及编码：肾穿刺活组织检查（ICD-9-CM-3：55.23）

二、临床路径检索方法

（M32.101†N08.5*/M32.101†N16.4*）伴 55.23

三、国家医疗保障疾病诊断相关分组（CHS-DRG）

MDCL　肾脏及泌尿系统疾病及功能障碍

LS1　肾炎及肾病

LC1　肾、输尿管、膀胱其他手术

四、狼疮性肾炎行肾穿刺活检临床路径标准流程

（一）适用对象

第一诊断为系统性红斑狼疮伴肾病综合征、慢性肾炎综合征或急进性肾炎综合征。病理诊断为狼疮性肾炎（ICD-10：M32.1+N08.5*）。

> **释义**
>
> ■ 适用对象编码参见第一部分。
>
> ■ 本路径适用对象是第一诊断为系统性红斑狼疮伴肾病综合征、慢性肾炎综合征或急性肾炎综合征的患者，同时病理诊断符合狼疮性肾炎的患者。
>
> ■ 对于未进入终末期肾脏病、病理诊断为狼疮性肾炎的患者可以进入本路径。
>
> ■ 本临床路径适用对象中不包括已行肾脏替代治疗、伴严重感染、急性左心衰竭、精神神经症状、血栓栓塞或恶性高血压（口服药物难于控制）、严重肝功能异常（谷草转氨酶、谷丙转氨酶或胆红素高于正常水平上限2.5倍）、出凝血时间明显异常或骨髓抑制等情况患者。

（二）诊断依据

根据中华医学会肾脏病学分会编著或修订的《临床诊疗指南·肾脏病学分册》《临床技术操作规范·肾脏病学分册》和《继发性肾小球疾病的诊断及其分类标准》进行诊断。

1. 临床表现为多系统损害，符合1997年美国风湿病学会制订的SLE诊断标准。

2. 不同程度的蛋白尿或镜下血尿，蛋白尿可达肾病综合征程度，亦可见肉眼血尿或白细胞尿和管型尿，可伴有高血压和不同程度肾功能减退。
3. 肾活检病理诊断为狼疮性肾炎。

> **释义**
>
> ■ 系统性红斑狼疮肾损害可表现为不同程度蛋白尿、血尿或白细胞和管型尿，可伴高血压和不同程度的肾功能衰退。肾病综合征、慢性肾炎综合征或急性肾炎综合征的诊断依据为《临床诊疗指南·肾脏病学分册》。
> ■ 狼疮性肾炎的分类标准依据ISN/RPS2003年狼疮肾炎分类标准。

（三）标准住院日为12~16天

1. 根据系统性红斑狼疮及狼疮性肾炎的活动情况，给予糖皮质激素等免疫抑制剂，纠正水、电解质、酸碱平衡紊乱，控制血压，纠正贫血，降脂以及一般性支持对症治疗。
2. 完善检查，如患者无禁忌，行肾穿刺活检。
3. 确定狼疮性肾炎的病理类型。
4. 根据患者的临床表现、狼疮性肾炎的病理类型及并发症和合并症，确定狼疮性肾炎的治疗方案，评估治疗并发症。

评估患者的临床表现，符合出院标准即可出院。

> **释义**
>
> ■ 进入本临床路径的患者总住院天数为12~16天，根据症状和肾活检病理表现及治疗后的变化情况决定治疗护理方案实施。如在住院天数有所偏差，并不影响纳入本路径。
> ■ 住院1~7天，完善检查，如无禁忌，行肾穿刺活检。根据系统性红斑狼疮及狼疮肾炎的活动情况，给予糖皮质激素等免疫抑制治疗，纠正水、电解质、酸碱平衡紊乱，纠正贫血，降脂以及支持对症治疗。肾穿刺根据情况给予止血药物和抗菌治疗。
> ■ 住院8~10天，确定狼疮性肾炎的病理类型。明确是否存在合并症如糖尿病、股骨头坏死等的诊断，并给予相应治疗。
> ■ 住院11~15天，根据患者的临床表现、狼疮肾炎的病理类型及合并症，确定狼疮性肾炎的治疗方案，评估治疗并发症。
> ■ 住院12~16天，评估患者的临床表现，符合出院标准即可出院。

（四）进入路径标准

1. 第一诊断必须符合系统性红斑狼疮伴肾病综合征、慢性肾炎综合征或急进性肾炎综合征，病理诊断为狼疮性肾炎（ICD-10：M32.1+N08.5*）。
2. 当患者同时具有其他疾病诊断，但在住院期间不需要特殊处理也不影响第一诊断的临床路径流程实施时，可以进入本路径。

> **释义**
>
> ■ 进入本临床路径的患者需符合系统性红斑狼疮伴伴肾病综合征、慢性肾炎综合征或急性肾炎综合征。由于肾穿刺活检需要在入院后1~7日进行，患者入院后如符合系统性红斑狼疮伴伴肾病综合征、慢性肾炎综合征或急性肾炎综合征诊断，在临床判断无肾穿刺禁忌证，能接受肾穿刺活检后即应进入本临床路径。如肾穿刺病理结果不符合狼疮肾炎，应退出临床路径，并在病程中记录。
>
> ■ 当患者同时具有其他疾病诊断，如糖尿病、结核病、慢性乙型肝炎等，但如果这些其他疾病病情稳定，在住院期间不需要特殊处理也不影响第一诊断的临床路径流程实施时，则可以进入路径。
>
> ■ 由于系统性红斑狼疮为系统性疾病，常并存其他系统如血液、神经、消化、呼吸、心血管等多系统病变，或狼疮肾炎患者入院前已经接受不同程度的糖皮质激素等免疫抑制治疗，入院时常存在如血管栓塞并发症、严重感染、消化道出血、血糖升高、股骨头坏死、精神疾病、骨髓抑制、严重肝功能损害等并发症，需要进行持续且有针对性的特殊处理，并影响第一诊断的临床路径实施时，不应进入路径。

（五）住院后1~7天（工作日）完善检查

1. 必需的检查项目
（1）血常规+网织红细胞计数、尿常规、大便常规、外周血涂片。
（2）肝肾功能、电解质、肌酶、血糖、血脂、凝血功能、感染性疾病筛查（乙型肝炎、丙型肝炎、HIV、梅毒等）。
（3）抗核抗体、抗dsDNA抗体、抗心肌磷脂抗体、抗Sm抗体、ENA多肽抗体谱，补体C3、C4、免疫球蛋白（包括IgG、IgA、IgM）、RF、CRP、ESR、直接和间接抗人球蛋白试验。
（4）24小时尿蛋白定量、尿沉渣检查。
（5）B超（双肾、肝胆脾胰）、X线胸片、心电图、超声心动图。
2. 根据患者病情，必要时检查的项目
（1）外周血 $CD4^+$ 和 $CD8^+$ 细胞、ANCA、抗GBM抗体、血清蛋白电泳、甲状腺功能。
（2）双肾血管彩超、头颅MRI、骨髓穿刺、骨盆平片、肌电图、脑电图、眼底检查等。
3. 对系统性红斑狼疮疾病活动性指数（SLE-DAI）进行评分。
4. 如患者无禁忌，应行肾活检病理检查，明确病理类型，以指导治疗，估计预后。

> **释义**
>
> ■ 必要项目检查是为了保证根据患者具体病情做相应治疗选择，其中三大常规可以了解血、尿、便的基本情况。系统性红斑狼疮可伴溶血性贫血，应用免疫抑制剂可引起骨髓抑制，检查血网织红细胞和外周血涂片有助于了解骨髓造血情况，有无破碎红细胞。肝功能、血糖、血脂、电解质可以判断有无基础疾病。肾功能、24小时尿蛋白、尿沉渣检查、双肾超声（包括双肾长径、肾皮质厚度）可评价肾损害的严重程度。凝血功能、感染性疾病筛查（乙型肝炎、丙型肝炎、HIV、梅毒等）、血型为行肾穿刺活检准备所需。抗核抗体、抗dsDNA抗体、抗磷脂抗体、抗Sm抗体、ENA多肽抗体谱，补体C3、C4、免疫球蛋白（包括IgG、IgA、IgM）、RF、CRP、ESR、ASO，直接和间接抗人球蛋白试验有助于诊断系统性红斑狼疮以及活动程度。

抗磷脂抗体（包括心磷脂抗体、狼疮抗凝物、抗 $β_2$GPI 抗体）还有助于有无抗磷脂综合征可能。肌酶有助于了解有无合并肌病。肝胆胰脾超声、心电图、X 线胸片、超声心动图等为了评价心脏、肺部基础疾病。相关人员应认真分析检查结果，以便及时发现异常情况并采取对应处置。

■ 可选择的项目中，有些系统性红斑狼疮患者外周血 $CD4^+$ 明显下降，容易发生机会感染如肺孢子菌肺炎，外周血 $CD4^+$ 和 $CD8^+$ 细胞检测有助于评估感染危险。急进性肾炎患者，可行 ANCA、抗 GBM 抗体以进一步除外 Ⅰ 型和 Ⅲ 型。血清免疫球蛋白电泳可了解有无 γ 球蛋白升高，有无 M 蛋白存在。肾病综合征患者甲状腺功能常下降，检查有助于了解甲状腺功能。系统性红斑狼疮、狼疮肾炎特别是 Ⅴ 型狼疮性肾炎、肾病综合征患者可引起肾血管血栓形成，可行肾血管和双下肢深静脉彩超。系统性红斑狼疮可合并股骨头坏死，应用糖皮质激素可导致骨质疏松，可行骨盆平片了解。系统性红斑狼疮如出现肌肉、外周神经病变症状，可行肌电图。对血白细胞、血小板减少，贫血的患者，可行骨髓穿刺了解骨髓增生情况。怀疑狼疮脑病的患者可行腰穿和头颅 MRI 检查。眼底检查可了解有无高血压视网膜动脉硬化，有无视网膜血管血栓形成。

■ 所有患者都行 SLE-DAI 评分。

■ 进入本路径的患者，如无禁忌证，应行肾穿刺活检。如不能肾穿刺，应分析原因并记录在病情记录中。

（六）肾穿前用药

1. 控制系统性红斑狼疮活动，可使用糖皮质激素等免疫抑制剂。
2. 根据病情，积极纠正水、电解质、酸碱紊乱（可使用利尿剂、碱剂或扩容治疗）。
3. 控制血压，保护肾功能。
4. 加强对症支持治疗：必要时酌情使用促红细胞生成素、粒细胞落刺激因子或他汀类降脂药。
5. 肾穿刺术前停用抗凝药物。
6. 必要时予以抗感染和/或肾替代治疗。

释义

■ 根据系统性红斑狼疮及狼疮肾炎的活动情况，给予糖皮质激素等免疫抑制剂，纠正水、电解质、酸碱平衡紊乱，控制血压，纠正贫血，降脂以及一般性支持对症治疗。

■ 如有轻度感染，可给予抗感染治疗；如有高钾血症、急性左心衰等紧急透析指征，可立即行肾替代治疗，不应纳入临床路径管理或应中途退出临床路径。若是已经进行肾脏替代治疗的患者，要行肾活检明确病理诊断，必须术前无肝素透析，监测出凝血时间。

■ 肾穿刺术前，应停用抗凝药物 1 周左右，包括抗血小板药物，以及可能影响凝血功能的中草药等，以减少术后出血。

（七）肾穿刺病理检查

如果患者入院前已完成穿刺前的检查和准备，住院后即可进行肾活检。如果患者住院后开始安排肾活检前的检查和准备，则在完成评估后行肾活检。

1. 麻醉方式：局部麻醉。
2. 术前准备：停用一切抗凝药物后，复查凝血功能正常；血色素 8g/dl 以上，血小板 8×10^9/L 以上；血压控制在 140/90mmHg 以下。
3. 术中用药：麻醉常规用药。
4. 取材方式：经皮肾活检。
5. 输血：视术中术后情况而定。
6. 组织病理：冷冻切片行免疫荧光检查、石蜡切片光镜检查及电镜检查，并对肾组织活动性指数（AI）、慢性指数（DI）进行评分。

> **释义**
>
> ■ 进入本路径的患者，在相关检查后，采取局麻下经皮肾穿刺活检。开放性肾活检患者不进入此路径。
>
> ■ 为避免或减轻出血，术前应确保患者出凝血功能正常，血小板 80×10^9/L 以上。血压控制在 140/90mmHg 以下。若术后出现腹痛或新出现的肉眼血尿或原肉眼血尿加重，应考虑存在肾周血肿，密切监测生命体征，立即复查双肾超声，了解血肿情况；若出血量大，必要时应予输血和介入止血治疗，止血药物可选注射用尖吻蝮蛇血凝酶等药物。
>
> ■ 肾组织标本应行免疫荧光、光镜和电镜检查，并按《继发性肾小球疾病的诊断及其分类标准》对肾组织活动性指数（AI）、慢性指数（CI）进行评分。

（八）穿刺后用药

1. 肾穿刺术后根据情况选择性使用止血药。
2. 根据临床情况可选择性使用无肾毒性抗菌药物，按《抗菌药物临床应用指导原则》（卫医发〔2004〕285号）执行。
3. 根据肾活检病理诊断，确定病理类型后实施治疗方案。
4. 保护肾功能，对症支持治疗。

> **释义**
>
> ■ 肾穿刺后根据情况给予止血药物和抗感染药物治疗。肾穿刺前后不常规应用抗生素。如术后发生穿刺部位感染并发症，或合并其他部位感染，可选择应用抗感染药物。在按《抗菌药物临床应用指导原则》选择敏感抗感染药物的前提下，应尽量选择无肾毒性的药物。
>
> ■ 应根据临床表现和狼疮肾炎的病理类型决定狼疮肾炎的治疗方案。所有患者应给予对症支持治疗。Ⅲ型、Ⅳ型活动性狼疮性肾炎及Ⅴ型狼疮性肾炎的诱导期给予糖皮质激素及免疫抑制剂。可选择大剂量糖皮质激素口服、静脉应用，或激素冲击治疗。重型狼疮性肾炎，如无禁忌证，可考虑大剂量糖皮质激素冲击治疗。免疫抑制剂首选环磷酰胺，根据病情也可选择吗替麦考酚酯、环孢素A或他克莫司。环磷

酰胺可静脉注射，也可选择口服，用药剂量和间隔可根据病情决定。大剂量丙种球蛋白冲击治疗或血浆置换可酌情用于重型狼疮性肾炎治疗。Ⅰ型和Ⅱ型狼疮性肾炎，如病情相对稳定，可考虑糖皮质激素，加用血管紧张素转化酶抑制剂或血管紧张素受体阻滞剂治疗。硫唑嘌呤、吗替麦考酚酯、雷公藤多苷可用于活动性狼疮肾炎的维持期治疗。

■ 狼疮性肾炎伴肾炎综合征，特别是血白蛋白小于20g/L、Ⅴ型狼疮性肾炎或合并抗磷脂综合征患者，易发生血栓形成，应在肾穿刺7天后，如无活动性出血根据病情给予抗凝或抗血小板治疗。

（九）出院标准

1. 没有需要住院处理的并发症和/或合并症。
2. 肾穿刺伤口愈合好。
3. 临床症状（血压、蛋白尿、血尿和肾功能）稳定或者好转。

释义

■ 出院标准以患者临床症状、体征和实验室检查为评判标准。患者应无需要住院处理的相关并发症和/或合并症，肾穿刺伤口愈合良好。

■ 临床表现中尿量、血压、肾功能、血白蛋白、24小时尿蛋白保持稳定或好转。尿中血尿变化无关出院标准。

（十）变异及原因分析

1. 出现肾功能急剧恶化、恶性高血压等严重并发症，需要在住院期间处理。
2. 新出现其他系统合并症，如血液系统、神经系统症状需要住院治疗。
3. 出现治疗相关的并发症如感染、血糖升高或肾穿刺并发症，需要住院期间处理。

释义

■ 变异是指入选临床路径的患者未能按路径流程完成医疗行为或未达到预期的医疗质量控制目标。这包括有以下情况：①出现绝对或相对禁忌证，或肾皮质过薄，不能行肾穿刺活检；②按路径流程完成治疗，但超出了路径规定的时限或限定的费用。如患者血白蛋白持续低水平，需要大剂量静脉利尿剂才能维持一定尿量，或抗凝药物调整INR长时间不能稳定在目标值等，导致住院时间延迟；③不能按路径流程完成诊断治疗，患者需要中途退出路径。如治疗过程中出现病情恶化者，出现肾功能急剧恶化、恶性高血压等严重并发症；新出现其他系统合并症，如血液系统、神经系统、消化系统、呼吸系统、心血管系统病变等；出现治疗相关的并发症如感染、消化道出血、血糖升高、股骨头坏死、精神疾病、骨髓抑制、严重肝肾功能损害或肾穿刺并发症，需要住院期间处理，应退出路径。

> ■ 医师认可的变异原因主要指患者入选路径后，医师在检查及治疗过程中发现患者合并存在一些事前未预知的对本路径治疗可能产生影响的情况，需要中止执行路径或者延迟治疗时间、增加治疗费用。医师需要在病情记录中明确说明。
> ■ 因患者方面的主观原因导致执行路径出现变异，也需要医师在表单中予以说明。

五、狼疮性肾炎行肾穿刺活检给药方案

1. **止血药**：肾穿前常规静脉使用止血药 1 次［如血凝酶（注射用尖吻蝮蛇血凝酶）1kU，静脉注射］，术后视穿刺后是否并发出血等情况选择是否使用止血药。若术后出现肾周血肿等并发症应延长止血药物的使用时间或联合使用 2 种及以上的止血药物。

2. **抗生素**：术后若出现穿刺部位感染或其他部位感染，根据症状、体征等先经验使用抗生素，待药敏结果回报后调整抗生素使用。

3. **激素及免疫抑制**（表6-1）。

表 6-1 激素及免疫抑制治疗方案

LN 病理分型	治疗方案
Ⅰ	根据狼疮的肾外表现决定治疗方案
Ⅱ	如尿蛋白＜1g/d，根据狼疮的肾外表现决定治疗方案
	如尿蛋白＞1g/d，给予低-中等剂量糖皮质激素 0.25~0.5mg/（kg·d）或联合硫唑嘌呤 1~2mg/（kg·d）
Ⅲ、Ⅳ 诱导期治疗	足量糖皮质激素 0.5~1.0mg/（kg·d）联合环磷酰胺或吗替麦考酚酯
	环磷酰胺应用方案：
	大剂量方案，静脉输注 0.5~1.0g/m² 体表面积，每月 1 次，共 6 个月
	小剂量方案，0.5g/m² 体表面积，每 2 周 1 次，共 6 个月
	口服：1~1.5mg/（kg·d）（最高 150ng/d），共 2~4 个月
	吗替麦考酚酯应用方案：2~3g/d，共 6 个月
维持期治疗	小剂量糖皮质激素＜10mg/d 联合硫唑嘌呤 2mg/（kg·d）或吗替麦考酚酯 1~2g/d
Ⅴ	如尿蛋白＜1g/d，根据狼疮的肾外表现决定治疗方案
	如尿蛋白＞1g/d，给予糖皮质激素 0.5mg/（kg·d）联合吗替麦考酚酯 3g/d 或大剂量环磷酰胺或 CIN
Ⅵ	仅给予免疫抑制剂治疗以控制狼疮的肾外表现

（一）用药选择

1. 应根据临床表现和狼疮性肾炎的病理类型决定狼疮肾炎的治疗方案。
2. 对于Ⅰ型、Ⅵ型狼疮性肾炎患者，除非有肾外狼疮活动，一般不需要应用免疫抑制剂；Ⅲ型、Ⅳ型活动性狼疮性肾炎及应用 RAS 阻断剂后尿蛋白仍大于 1g/24h 的单纯Ⅴ型狼疮性肾炎患者的治疗应给予糖皮质激素和免疫抑制剂治疗。
3. 重症狼疮性肾炎，应考虑大剂量糖皮质激素冲击治疗。
4. 免疫抑制剂可选择环磷酰胺、吗替麦考酚酯、环孢素 A 或他克莫司，根据病情用药。
5. 如无禁忌证，尿蛋白大于 0.5g/24h 的患者均应使用血管紧张素转换酶抑制剂或血管紧张素受体阻断剂。

(二) 药学提示

1. 使用糖皮质激素时应及时防治副作用，包括严重感染、严重的骨质疏松、股骨头坏死、消化道症状、严重高血压、精神病、青光眼、白内障等。
2. 使用免疫抑制剂（包括环磷酰胺、吗替麦考酚酯、硫唑嘌呤、雷公藤）时，应定期监测血常规，尤其在开始使用后 10~14 天，检测 2 次血常规。应根据白细胞和淋巴细胞水平，决定用药疗程，必要时减量或停药。

(三) 注意事项

1. 狼疮性肾炎治疗方案的选择应高度个体化，充分评估肾损害以及肾外表现，权衡利弊。
2. 出现感染等严重并发症时，可能危及生命，应尽早发现，积极有效地给予治疗。

六、狼疮性肾炎行肾穿刺活检护理规范

1. 狼疮性肾炎急性活动期应卧床休息 2~3 周，若活动后尿蛋白增加，应酌情减少活动，缓解期可适当参加工作，注意劳逸结合，生活规律。
2. 准确记录体重变化和 24 小时出入量，观察有无水肿等症状发生。
3. 服用糖皮质激素治疗的患者，需向患者强调严格按照医嘱服药的重要性。用药期间，密切关注患者情绪和精神变化，观察有无感染、药物性糖尿病、消化性溃疡、电解质紊乱、骨质疏松等副作用发生，并及时针对性处理。
4. 对于使用环磷酰胺（CTX）治疗的患者，如需外周静脉输注治疗，输液前应确保针尖斜面完全在血管内，预防药物外渗引起局部组织坏死。输注治疗过程中应密切观察患者有无恶心、呕吐等消化道症状及膀胱刺激症状；观察患者尿色变化，病情允许的情况下鼓励患者适量多饮水，以降低出血性膀胱炎的发生风险。
5. 对于需行经皮肾穿刺活检术的患者，应做好术前健康宣教，使其掌握术中配合要点及术后注意事项，如遵医嘱进行腰部制动、预防出血及感染等。术前术后加强围手术期血压、出入量管理。
6. 因疾病导致的自我形象改变使患者常存在焦虑、抑郁、恐惧、自卑等不良情绪，医护应在鼓励患者积极治疗疾病的同时，了解患者心理变化情况，按个体化原则加强护理教育，及时进行心理干预。

七、狼疮性肾炎行肾穿刺活检营养治疗规范

1. 根据肾功能水平，决定是否需要限制蛋白质摄入量。如 eGFR < 60ml/（min·1.73m^2），可考虑还是 LDP 饮食；如有营养不良风险者，可适当配合 α-酮酸治疗。
2. 应用糖皮质激素患者，应考虑低盐、低脂、低糖饮食，并监测血压、血糖及血脂水平。
3. 营养均衡，液体保持出入量平衡。

八、狼疮性肾炎行肾穿刺活检患者健康宣教

1. 肾穿刺术后 1 个月内，避免剧烈运动、过度负重。肾活检术后 3 个月，可逐渐增加户外体育锻炼，提高抗病能力。
2. 使用免疫抑制治疗的患者，应当注意个人卫生；避免与患有呼吸道传染或接触性传染的患者接触。前往公共场所或就医过程中需戴口罩。
3. 避免紫外线照射；避免使用刺激性物质，如碱性肥皂、化妆品、染发剂等；避免服用引起或加重病情的药物，如青霉素类、避孕药等；避免食用可加重狼疮性肾炎的食物，如芹菜、无花果、香菇等
4. 饮食注意营养均衡及卫生。
5. 定期门诊复诊，调整免疫抑制治疗。

6. 青年女性在医生指导下有计划地进行妊娠生育，但应减少妊娠次数，妊娠患者应加强随访，加强围生期母亲和胎儿的观察。
7. 正确看待疾病过程及药物治疗期间的各种变化，包括容貌外形改变、实验室指标变化，注意心理疏导。

九、推荐表单

（一）医师表单

狼疮性肾炎行肾穿刺活检临床路径医师表单

适用对象：第一诊断为系统性红斑狼疮伴肾病综合征、慢性肾炎综合征或急进性肾炎综合征
病理诊断为狼疮性肾炎（ICD-10：M32.1+N08.5*）

患者姓名：		性别：	年龄：	门诊号：	住院号：
住院日期：	年 月 日	出院日期：	年 月 日		标准住院日：12~16 天

时间	住院第 1 天	住院第 2~7 天
主要诊疗工作	□ 询问病史及体格检查 □ 完成病历书写 □ 开化验单 □ 及时处理各种临床危重情况（如严重水、电解质、酸碱失衡，高血压，脑病等）	□ 上级医师查房，根据初步的检查结果制订下一步诊疗方案 □ 观察病情变化，及时与患方沟通 □ 进行 SLE-DAI 进行评分 □ 根据情况调整基础用药 □ 完成进行肾穿刺活检的术前评估 □ 签署各种必要的知情同意书、自费用品协议书
重点医嘱	长期医嘱： □ 肾脏病护理常规 □ 一级护理 □ 低盐饮食 □ 记出入量 □ 监测血压 □ 既往基础用药 临时医嘱： □ 血常规+网织红细胞计数、尿常规、便常规、外周血涂片 □ 肝肾功能、电解质、血糖、血脂、凝血功能、感染性疾病筛查、抗核抗体、抗 dsDNA 抗体、抗心肌磷脂抗体、抗 Sm 抗体、ENA 抗体谱、补体 C3、C4、免疫球蛋白 CRP、ESR □ 24 小时尿蛋白定量、尿沉渣检查 □ B 超、X 线胸片、心电图、超声心动图	长期医嘱： □ 患者既往基础用药 □ 酌情使用降压、利尿药 □ 酌情使用抗菌药物 □ 对症支持治疗（维持内环境稳定、控制血压、保护肾功能、改善贫血、降低血脂等） 临时医嘱： □ 肾穿刺前停用抗凝和抗血小板药 □ 监测血常规+网织红细胞计数、24 小时尿蛋白定量、肾功能、电解质 □ 血 $CD4^+$ 和 $CD8^+$ 细胞、ANCA、蛋白电泳、甲状腺功能、双肾血管彩超、头颅 MRI、骨髓穿刺、骨盆平片、眼底检查等（必要时） □ 其他特殊医嘱
病情变异记录	□ 无 □ 有，原因： 1. 2.	□ 无 □ 有，原因： 1. 2.
医师签名		

时间	住院第 8~10 天	住院第 11~15 天	住院第 12~16 天（出院日）
主要诊疗工作	□ 完成狼疮性肾炎及其合并症（糖尿病、股骨头坏死等）的诊断 □ 完成肾穿刺和病理诊断 □ 肾外合并症、并发症的治疗 □ 观察病情变化，及时与患方沟通	□ 上级医师查房，结合病理诊断和临床表现，提出具体的治疗方案 □ 完成必要的其他专科会诊 □ 评估一般情况、肾功能，并发症或合并症、治疗副作用等 □ 明确出院时间	□ 完成出院记录、出院证明书、出院病历等 □ 向患者交代出院后的注意事项
重点医嘱	长期医嘱： □ 根据并发症的诊断给予相应的治疗 □ 继续对症支持治疗 □ 处理肾活检相应并发症 临时医嘱： □ 开具肾穿刺医嘱（完善检查后） □ 必要时复查血常规、凝血功能、电解质、肾功能，肝功能 □ 尿蛋白定量，尿沉渣镜检 □ 其他特殊医嘱	长期医嘱： □ 根据病情给予相应的免疫抑制治疗 □ 继续对症支持治疗 临时医嘱： □ 复查入院时结果明显异常的检查项目和血压、肾功能 □ 24 小时尿蛋白定量及尿沉渣检查 □ 重要的专科检查项目	出院医嘱： □ 预约门诊 □ 出院医嘱 □ 出院带药 □ 随访化验单
病情变异记录	□无 □有，原因： 1. 2.	□无 □有，原因： 1. 2.	□无 □有，原因： 1. 2.
医师签名			

(二) 护士表单

狼疮性肾炎行肾穿刺活检临床路径护士表单

适用对象：第一诊断为系统性红斑狼疮伴肾病综合征、慢性肾炎综合征或急进性肾炎综合征；病理诊断为狼疮性肾炎（ICD-10：M32.1+N08.5*）

患者姓名：　　　　　　性别：　　年龄：　　门诊号：　　住院号：

住院日期：　年　月　日　　出院日期：　年　月　日　　标准住院日：12~16天

时间	住院第1天	住院第2~7天
健康宣教	□ 入院宣教 □ 介绍主管医师、护士 □ 介绍环境、设施 □ 介绍住院注意事项 □ 介绍探视和陪伴制度 □ 介绍贵重物品制度	□ 术前宣教 □ 宣教疾病知识，用药，饮食，安全宣教，术前准备、手术过程，如何配合手术 □ 告知准备物品，沐浴 □ 术前术后饮食活动及陪伴注意事项 □ 告知术后可能出现的情况及应对方式 □ 主管护士与患者沟通了解患者病情和心理
护理处置	□ 核对患者，佩戴腕带 □ 建立入院护理病历 □ 卫生处置：沐浴、剪指（趾）甲 □ 协助患者留取各种标本 □ 更换病号服	□ 协助医师完成术前检查、检验 □ 准备手术物品 □ 备饮用水 □ 监测生命体征 □ 教会患者床上排便及保持手术体位屏气
基础护理	□ 二级护理 □ 患者安全管理	□ 二级护理 □ 患者安全管理
专科护理	□ 护理查体 □ 意识、神经系统体征、定向力、计算力、精神状态 □ 评估水肿情况，皮肤、皮疹、皮损情况 □ 需要时，填写防跌倒和压疮防范表 □ 需要时，留家属陪伴 □ 心理护理	□ 监测患者生命体征，意识情况 □ 遵医嘱完成相关检查 □ 预防感染、服用激素及免疫抑制剂宣教 □ 用药后观察药物副作用 □ 观察疾病并发症 □ 记录出入量及监测体重的指导 □ 心理护理
重点医嘱	□ 详见医嘱执行单	□ 详见医嘱执行单
病情变异记录	□ 无　□ 有，原因： 1. 2.	□ 无　□ 有，原因： 1. 2.
护士签名		

时间	住院第 8~10 天	住院第 11~15 天	住院第 12~16 天（出院日）
健康宣教	□ 术后当日宣教 □ 告知饮食、饮水、体位、时间要求 □ 告知术中术后可能出现的情况及应对方式 □ 告知平卧及可以翻身的时间及注意事项 □ 再次明确探视须知 □ 告知患者术前排便及着装准备 □ 给予换和家属心理支持	□ 术后宣教 □ 术后活动前注意事项 □ 饮食和活动指导 □ 药物作用及频率	□ 出院宣教 □ 复查时间 □ 服药方法及频率 □ 活动注意事项 □ 指导饮食 □ 指导办理出院手续
护理处置	□ 核对患者，按手术预定日期送手术 □ 带病历 □ 术前留置输液针	□ 遵医嘱完成相关检查 □ 协助术后下床活动	□ 指导办理出院手续 □ 整理护理病历
基础护理	□ 一级护理 □ 手术当天卧床护理 □ 手术当天排泄护理 □ 手术当天协助进食、饮水 □ 患者安全护理	□ 二级护理 □ 患者的安全管理	□ 二级护理 □ 晨晚间护理 □ 患者的安全管理
专科护理	□ 病情观察，填写肾活检护理记录单，记录返回、起床时间 □ 肾活检术后当天前 3 小时每小时监测一次生命体征，观察腹部、腰部症状 □ 遵医嘱予相关药物治疗 □ 术后观察前 3 次尿液颜色并记录 □ 心理护理	□ 记录肾活检护理记录 □ 观察伤口情况 □ 观察患者有无狼疮及肾活检术后并发症 □ 遵医嘱给予相关治疗用药 □ 心理护理	□ 病情观察 □ 心理支持
重点医嘱	□ 详见医嘱执行单	□ 详见医嘱执行单	□ 详见医嘱执行单
病情变异记录	□ 无 □ 有，原因： 1. 2.	□ 无 □ 有，原因： 1. 2.	□ 无 □ 有，原因： 1. 2.
护士签名			

（三）患者表单

狼疮性肾炎行肾穿刺活检临床路径患者表单

适用对象：第一诊断为系统性红斑狼疮伴肾病综合征、慢性肾炎综合征或急进性肾炎综合征；病理诊断为狼疮性肾炎（ICD-10：M32.1+N08.5*）

患者姓名：		性别：	年龄：	门诊号：	住院号：
住院日期：	年 月 日	出院日期：	年 月 日		标准住院日：12~16天

时间	入院	手术前
医患配合	□ 配合询问病史、收集资料，请务必详细告知既往史、用药史、过敏史 □ 配合进行体格检查 □ 有任何不适请告知医师	□ 配合完成术前相关检查、检验，如抽血、留取尿标本、心电图、X线胸片、肾脏B超等 □ 医师与患者及家属介绍病情及术前谈话，签署肾穿刺活检术知情同意书
护患配合	□ 配合完成入院护理评估（简单询问病史、过敏史、用药史） □ 接受入院宣教（环境介绍、病室规定、订餐制度、贵重物品保管、查房、探视制度、陪伴制度等） □ 配合测量生命体征、体重、身高 □ 配合清洁护理 □ 有任何不适告知护士	□ 接受术前宣教 □ 准备必要的用物，如吸水管、便盆、便壶等 □ 配合穿着准备，排大小便 □ 准备饮用水 □ 自行沐浴 □ 接受床单准备 □ 配合进行床上排便训练及呼气、吸气、屏气训练）
饮食	□ 低盐、低脂饮食	□ 低盐、低脂饮食
排泄	□ 正常排尿便	□ 正常排尿便
活动	□ 正常活动	□ 正常活动

时间	手术当日	手术后	出院
医患配合	□ 配合医师查体及询问 □ 配合医师进行肾穿刺活检术（呼气、吸气、屏气、体位） □ 配合采血 □ 有任何不适及时告知医师	□ 配合医师查体及询问 □ 需要时配合创口换药 □ 配合药物治疗方案 □ 必要时配合抽血及肾脏B超等检查	□ 接受出院前知道 □ 了解出院后用药及复查安排 □ 配合药物治疗方案 □ 获取出院诊断书
护患配合	□ 清晨测量血压1次 □ 手术前完成核对，带病历、患者衣物等 □ 返回病房后，配合搬运至病床 □ 采取正确体位 □ 配合监测生命体征 □ 配合留取3杯尿液观察 □ 配合陪伴及探视制度	□ 配合定时检测生命体征，询问活动情况，询问出入量 □ 接受治疗用药 □ 注意活动安全，防止跌倒或坠床 □ 接受活动注意事项的指导 □ 有任何不适及时告知护士 □ 如发生肾周血肿等手术相关并发症，配合治疗	□ 接受出院宣教 □ 办理出院手续 □ 获取出院带药 □ 知晓服药方法及药物作用 □ 注意事项，用药后观察要点
饮食	□ 根据医嘱饮食，避免不洁饮食	□ 根据医嘱饮食	□ 根据医嘱饮食
排泄	□ 正常排尿便 □ 术后床上排便， □ 若无法自行排尿，可请医护帮助	□ 避免便秘 □ 正常小便	□ 避免便秘 □ 正常小便
活动	□ 卧床24小时 □ 术后前6小时平卧制动	□ 3个月内避免剧烈活动 □ 避免劳累	□ 3个月内避免剧烈活动 □ 避免劳累

附：**原表单（2016 年版）**

狼疮性肾炎行肾穿刺活检临床路径表单

适用对象：第一诊断为系统性红斑狼疮伴肾病综合征、慢性肾炎综合征或急进性肾炎综合征；病理诊断为狼疮性肾炎（ICD-10：M32.1+N08.5*）

患者姓名：		性别：	年龄：	门诊号：	住院号：
住院日期：	年 月 日	出院日期：	年 月 日	标准住院日：12~16 天	

时间	住院第 1 天	住院第 2~7 天
主要诊疗工作	□ 询问病史及体格检查 □ 完成病历书写 □ 开化验单 □ 及时处理各种临床危重情况（如严重水、电解质、酸碱失衡，高血压，脑病等）	□ 上级医师查房，根据初步的检查结果制订下一步诊疗方案 □ 观察病情变化，及时与患方沟通 □ 进行 SLE-DAI 进行评分 □ 根据情况调整基础用药 □ 完成进行肾穿刺活检的术前评估 □ 签署各种必要的知情同意书、自费用品协议书
重点医嘱	长期医嘱： □ 肾脏病护理常规 □ 一级护理 □ 低盐饮食 □ 记 24 小时出入量 □ 监测血压 □ 既往基础用药 临时医嘱： □ 血常规+网织红细胞计数、尿常规、便常规、外周血涂片 □ 肝肾功能、电解质、血糖、血脂、凝血功能、感染性疾病筛查、抗核抗体、抗 dsDNA 抗体、抗心肌磷脂抗体、抗 Sm 抗体、ENA 抗体谱、补体 C3、C4、免疫球蛋白 CRP、ESR □ 24 小时尿蛋白定量、尿沉渣检查 □ B 超、X 线胸片、心电图、超声心动图	长期医嘱： □ 患者既往基础用药 □ 酌情使用降压、利尿药 □ 酌情使用抗菌药物 □ 对症支持治疗（维持内环境稳定、控制血压、保护肾功能、改善贫血、降低血脂等） 临时医嘱： □ 肾穿刺前停用抗凝和抗血小板药 □ 监测血常规+网织红细胞计数、24 小时尿蛋白定量、肾功能、电解质 □ 血 $CD4^+$ 和 $CD8^+$ 细胞、ANCA、蛋白电泳、甲状腺功能，双肾血管彩超、头颅 MRI、骨髓穿刺、骨盆平片、眼底检查等（必要时） □ 其他特殊医嘱
主要护理工作	□ 入院宣教 □ 介绍病房环境、设施和设备 □ 入院护理评估	□ 肾穿刺宣教 □ 狼疮性肾炎健康知识宣教
病情变异记录	□无 □有，原因： 1. 2.	□无 □有，原因： 1. 2.
医师签名		

时间	住院第 8~10 天	住院第 11~15 天	住院第 12~16 天（出院日）
主要诊疗工作	□ 完成狼疮性肾炎及其合并症（糖尿病、股骨头坏死等）的诊断 □ 完成肾穿刺和病理诊断 □ 肾外合并症、并发症的治疗 □ 观察病情变化，及时与患方沟通	□ 上级医师查房，结合病理诊断和临床表现，提出具体的治疗方案 □ 完成必要的其他专科会诊 □ 评估一般情况、肾功能，并发症或合并症、治疗副作用等 □ 明确出院时间	□ 完成出院记录、出院证明书、出院病历等 □ 向患者交代出院后的注意事项
重点医嘱	长期医嘱： □ 根据并发症的诊断给予相应的治疗 □ 继续对症支持治疗 □ 处理肾活检相应并发症 临时医嘱： □ 开具肾穿刺医嘱（完善检查后） □ 必要时复查血常规、凝血功能、电解质、肾功能，肝功能 □ 尿蛋白定量，尿沉渣镜检 □ 其他特殊医嘱	长期医嘱： □ 根据病情给予相应的免疫抑制治疗 □ 继续对症支持治疗 临时医嘱： □ 复查入院时结果明显异常的检查项目和血压、肾功能 □ 24 小时尿蛋白定量及尿沉渣检查 □ 重要的专科检查项目	出院医嘱： □ 预约门诊 □ 出院医嘱 □ 出院带药 □ 随访化验单
病情变异记录	□ 无　□ 有，原因： 1. 2.	□ 无　□ 有，原因： 1. 2.	□ 无　□ 有，原因： 1. 2.
医师签名			

第七章
蛋白尿、血尿待查行肾穿刺活检临床路径释义

一、蛋白尿、血尿待查行肾穿刺活检编码

1. 原编码

疾病名称及编码：蛋白尿（ICD-10：R80）和/或血尿（ICD-10：R31），肾功能不全（ICD-10：N18），恶性高血压（ICD-10：），肾病综合征（ICD-10：N04），慢性肾小球肾炎（ICD-10：N03），隐匿性肾小球肾炎（ICD-10：N03），急性肾小球肾炎（ICD-10：N00），IgA肾病（ICD-10：N02）；狼疮性肾炎（ICD-10：N08/M32），乙肝病毒相关性肾小球肾炎（ICD-10：NB18），过敏性紫癜性肾炎（ICD-10：D69），糖尿病肾病（ICD-10：N08/E1），骨髓瘤肾病（ICD-10：N08/C90），肾淀粉样变性（ICD-10：N08/E85），肥胖相关性肾小球肾炎（ICD-10：N05），妊娠相关性肾病（ICD-10：O12）；薄基底膜肾病，Alport综合征（ICD-10：Q87.8）；慢性间质性肾炎（ICD-10：N12），急性药物过敏性间质肾炎（ICD-10：N12），恶性高血压，高血压肾损害（ICD-10：I12），微小病变病（ICD-10：N05），系膜增生性肾小球肾炎（ICD-10：N05.301），系膜毛细血管性肾小球肾炎（ICD-10：N05.501），膜增生性肾小球肾炎（ICD-10：N05.501），膜性肾病（ICD-10：N04.2），局灶节段性肾小球硬化（ICD-10：N05）

2. 修改编码

疾病名称及编码：孤立性蛋白尿（ICD-10：N06.9）

持续性蛋白尿（ICD-10：N39.1）

直立性蛋白尿（ICD-10：N39.2）

蛋白尿（ICD-10：R80）

复发性和持续性血尿（ICD-10：N02.9）

血尿（ICD-10：R31）

二、临床路径检索方法

N06.9/N39.1/N39.2/R80/N02.9/R31

三、国家医疗保障疾病诊断相关分组（CHS-DRG）

MDCL　肾脏及泌尿系统疾病及功能障碍

LS1　肾炎及肾病

四、蛋白尿、血尿待查行肾穿刺活检临床路径标准住院流程

（一）适用对象

入院第一诊断为蛋白尿（ICD-10：R80）和/或血尿（ICD-10：R31），肾功能不全（ICD-10：N18），恶性高血压（ICD-10：），肾病综合征（ICD-10：N04），慢性肾小球肾炎（ICD-10：N03），隐匿性肾小球肾炎（ICD-10：N03），急性肾小球肾炎（ICD-10：N00），IgA肾病（ICD-10：N02）；狼疮性肾炎（ICD-10：N08/M32），乙型肝炎病毒相关性肾小球肾

炎（ICD-10：NB18），过敏性紫癜性肾炎（ICD-10：D69），糖尿病肾病（ICD-10：N08/E1），骨髓瘤肾病（ICD-10：N08/C90），肾淀粉样变性（ICD-10：N08/E85），肥胖相关性肾小球肾炎（ICD-10：N05），妊娠相关性肾病（ICD-10：O12）；薄基底膜肾病，Alport综合征（ICD-10：Q87.8）；慢性间质性肾炎（ICD-10：N12），急性药物过敏性间质肾炎（ICD-10：N12），恶性高血压，高血压肾损害（ICD-10：I12）；微小病变病（ICD-10：N05），系膜增生性肾小球肾炎（ICD-10：N05.301），系膜毛细血管性肾小球肾炎（ICD-10：N05.501），膜增生性肾小球肾炎（ICD-10：N05.501），膜性肾病（ICD-10：N04.2），局灶节段性肾小球硬化（ICD-10：N05）。

> **释义**
>
> ■ 本路径适用对象为入院第一诊断为孤立性蛋白尿（ICD-10：N06.9），持续性蛋白尿（ICD-10：N39.1），直立性蛋白尿（ICD-10：N39.2），蛋白尿（ICD-10：R80），复发性和持续性血尿（ICD-10：N02.9），血尿（ICD-10：R31）。

（二）诊断依据

根据中华医学会肾脏病学分会编著或修订的《临床诊疗指南·肾脏病学分册》《临床技术操作规范·肾脏病学分册》和《原发性肾小球疾病的诊断及其分类标准》进行诊断。
1. 蛋白尿：24小时尿蛋白>0.15g。
2. 血尿：尿红细胞>3个（高倍视野）。
3. 肾功能不全：血肌酐超过正常值范围高限。
4. 恶性高血压：舒张压≥130mmHg，高血压眼底Ⅲ~Ⅳ级。

> **释义**
>
> ■ 本路径的制订主要参考国内权威参考书籍和诊疗指南。
> ■ 满足上述任一或多个条件的均可进入路径。

（三）标准住院日为7~14天

> **释义**
>
> ■ 患者入院后，完善相关辅助检查，及时处理各种临床症状，完成肾穿刺活检，制订治疗方案，必要时复查相关指标，总住院时间不超过14天符合本路径要求。

（四）进入路径标准

1. 第一诊断必须符合蛋白尿、血尿、肾功能不全诊断标准。急进性肾小球肾炎见相关路径。
2. 当患者同时具有其他疾病诊断，但在住院期间不需要特殊处理也不影响第一诊断的临床路径流程实施时，可以进入本路径。

> **释义**
> ■ 进入本路径的患者为第一诊断符合蛋白尿、血尿诊断标准，并行肾穿刺活检术。
> ■ 入院后常规检查发现有基础疾病，经系统评估后对蛋白尿、血尿诊断治疗无特殊影响者，可进入路径。但可能增加医疗费用，延长住院时间。

（五）住院后3~7天（工作日）需完成的检查项目

1. 住院后必需的检查项目
（1）血常规、尿常规、大便常规+隐血。
（2）肝肾功能、电解质、血糖、血脂、凝血功能、蛋白电泳、CRP、ESR、免疫指标、感染性疾病筛查（乙型肝炎、丙型肝炎、梅毒、HIV等）。
（3）24小时尿蛋白定量、尿红细胞位相。
（4）B超（肝、胆、胰、脾、双肾形态大小、输尿管和膀胱）、胸片、心电图。
2. 根据患者病情，除上述检查，必要时检查：结核菌素试验、ANCA、抗GBM抗体、HLA-27、超声心动图、双肾血管彩超、甲状腺功能、血和尿β_2微球蛋白、尿N-乙酰-β氨基葡萄糖苷酶（NAG）、血和尿免疫固定电泳、血和尿轻链定量、血和尿重金属、肿瘤标志物、RAAS、皮质醇、儿茶酚胺、VMA、电测听、检眼镜和裂隙灯检查、肺部CT等。
3. 如无禁忌，行肾活检病理检查，明确诊断及病理类型，以指导治疗，评估预后。

> **释义**
> ■ 血常规、尿常规、便常规+隐血是最基本的三大常规检查，进入路径的患者均需完成。肝肾功能、电解质、泌尿系彩超评估肾功能水平及并发症，腹部、心脏彩超、肺部CT、血糖、心电图可评估有无基础疾病，是否影响住院时间、费用及其治疗预后；凝血功能、感染性疾病、血清免疫检查等用于病因检查和穿刺前准备。

（六）选择用药

1. 控制血压、减少尿蛋白：血管紧张素转换酶抑制剂（ACEI）、血管紧张素受体阻断剂（ARB）（必要时）。
2. 利尿消肿药：如果肾穿刺前使用了抗凝药或抗血小板药，宜提前5~7天停用抗血小板药（包括具有活血化瘀作用的中药），提前3天停用抗凝药。

> **释义**
> ■ 应严格控制高血压，建议至少要求控制在160/90mmHg之下，最好控制在140/90mmHg以下。
> ■ 穿刺前停用抗凝药物及其他影响凝血的药物，必要时复查凝血功能。对于行血液透析患者，至少肾穿刺前24小时停止透析，必要时鱼精蛋白中和透析过程所用肝素，复查凝血时间，如有条件，建议行无肝素透析。对于血小板减少患者，应首先纠正，必要时可于术前输注血小板或新鲜全血。

(七) 肾穿刺病理检查

如果患者入院前已完成穿刺前的检查和准备，住院后即可进行肾活检。如果患者住院后开始安排肾活检前的检查和准备，则在完成评估后行肾活检。
1. 麻醉方式：局部麻醉。
2. 术中用药：麻醉常规用药。
3. 取材方式：经皮肾活检。
4. 组织病理：石蜡切片行光镜检查，冷冻切片行免疫荧光检查，戊二醛固定的标本行电镜检查。根据病情必要时特殊染色。

> **释义**
>
> ■ 肾穿刺术后注意卧床休息，一般要求绝对卧床6~8小时，24小时内以卧床休息为主，病情允许情况下多饮水，观察尿液颜色及变化，术后连续3天复查尿常规。

(八) 穿刺后用药

1. 肾穿刺术后根据情况选择性使用止血药。
2. 根据肾活检病理诊断（分期、分级或分型）结合临床表现，确定治疗方案，必要时合理使用 ACEI、ARB、肾上腺皮质激素和/或免疫抑制剂、抗凝药、抗血小板药、降脂药、利尿药、胃黏膜保护剂、钙片等。

> **释义**
>
> ■ 预防性抗感染非必需治疗，可根据患者病情及并发症情况选择。
> ■ 根据病理结果，及时制订治疗方案。

(九) 出院标准

1. 临床诊断和病理诊断明确。
2. 临床表现（血压、尿蛋白、血尿、肾功能）稳定或者好转。
3. 没有需要住院处理的并发症和/或合并症。

> **释义**
>
> ■ 患者出院前应完成所有必需的检查项目，且开始药物治疗，观察有无并发症及合并症，有无明显药物相关不良反应。

(十) 变异及原因分析

1. 出现肾功能急剧恶化、恶性高血压、血栓栓塞、较重感染等严重并发症，需要在住院期间处理。
2. 新出现其他系统合并症，需要住院治疗。
3. 出现治疗相关的并发症，或肾穿刺并发症，需要住院期间处理。
4. 根据临床或病理结果需激素强化治疗及血浆置换等治疗。

5. 患者持续严重低白蛋白血症，严重水肿伴胸腹水，利尿剂不敏感，需延长住院观察，必要时需血液净化治疗辅助者。

6. 由于患者自身的原因，如不合作等不能继续临床路径者。

7. 经讨论决定不行肾穿刺者。

> **释义**
>
> ■ 变异是指入选临床路径的患者未能按路径流程完成医疗行为或未达到预期的医疗质量控制目标。包含以下情况：①按路径流程完成治疗，但超出了路径规定的时限或限定的费用。②不能按路径流程完成治疗，患者需要中途退出路径。
>
> ■ 因患者方面的主观原因导致执行路径出现变异，需医师在表单中予以说明。

五、蛋白尿、血尿待查行肾穿刺活检给药方案

（一）用药选择

由于蛋白尿、血尿是由多种不同原因的原发性肾脏病或继发性肾脏病组成，各种疾病的治疗用药和病程均不相同，故应依据病理类型及临床表现制订治疗方案。常用的药物有血管紧张素转换酶抑制剂（ACEI）和血管紧张素Ⅱ受体阻断剂（ARB），糖皮质激素和免疫抑制剂等。

（二）药学提示

少数患者应用ACEI有持续性干咳的不良反应，妊娠及双侧肾动脉狭窄患者禁用ACEI/ARB。肾功能不全患者应用ACEI/ARB要防治高血钾。

对于糖皮质激素和免疫抑制剂，均应清楚地了解其适应证和不良反应，权衡利弊，小心决策。糖皮质激素和免疫抑制剂均需长时间用药，药物不良反应较多且较严重，用药之前需判断患者能否耐受用药，用药时机是否合适。

（三）注意事项

ACEI/ARB血肌酐高于265μmol/L的非透析患者应谨慎使用，注意监测血肌酐水平。初次应用ACEI/ARB患者应注意复查肾功能，血肌酐在用药后短期时间内较基线水平升高30%以上的患者，若排除其他原因导致的肾功能恶化，应谨慎使用，必要时停用ACEI/ARB。糖皮质激素和免疫抑制剂治疗过程中切忌随意性，各个疾病的用药剂量和疗程多是随机、对照研究，或者病例数较多的前瞻性队列研究的结果，治疗过程中既要遵循比较成熟的规范变化方案和指南，也要结合患者病情，个体化治疗。

六、蛋白尿、血尿待查行肾穿刺活检护理规范

1. 肾穿刺术前对患者进行宣教，消除患者疑虑和恐惧心理，协助患者进行俯卧位下呼吸屏气的训练和术后床上排尿的训练。

2. 术前测量血压，观察患者有无咳嗽、发热等症状。

3. 术后协助转运患者至病房，嘱患者卧床。

4. 术后监测血压、生命体征，观察患者尿色。

5. 饮食指导。

七、蛋白尿、血尿待查行肾穿刺活检营养治疗规范

1. 给予低盐、低脂、优质蛋白饮食，建议食用富含纤维素、维生素及多种微量元素的食物，

避免油腻及过高蛋白摄入，严重水肿或高血压患者应严格限制钠盐和水的摄入。

2. 肾穿刺手术当日建议以易消化饮食为主，保证饮食清洁，避免腹泻，避免食用油腻或易导致腹胀的食物。

八、蛋白尿、血尿待查行肾穿刺活检患者健康宣教

1. 注意休息，预防感染。
2. 肾穿刺术前向患者讲明肾穿刺活检的必要性、安全性及可能的并发症，解释肾穿刺操作基本过程，解除患者畏惧心理，告知术后卧床时间，避免剧烈活动，术后注意尿色。
3. 戒烟、限制饮酒、保持健康的心理。
4. 按时服药，遵医嘱复诊。
5. 合理饮食。

九、推荐表单

（一）医师表单

蛋白尿、血尿行肾穿刺活检的临床路径医师表单

适用对象：第一诊断为蛋白尿（ICD-10：R80）/血尿（ICD-10：R31）

患者姓名：		性别：	年龄：	门诊号：	住院号：
住院日期：	年 月 日	出院日期：		年 月 日	标准住院日：10~14 天

时间	住院第 1 天	住院第 2~7 天（肾穿刺前）	住院第 3~7 天（肾穿刺日）
主要诊疗工作	□ 询问病史及体格检查 □ 完成病历书写 □ 开化验单 □ 请上级医师查房	□ 和上级医师共同评估肾穿刺活检术的必要性和风险，确定肾穿安排 □ 向患者及家属交代病情，签署肾穿刺知情同意书 □ 肾穿刺前停用抗凝和抗血小板药，包括活血化瘀中药 □ 注意患者血常规、凝血功能结果是否正常 □ 注意血压控制是否良好，以利肾穿刺 □ 申请必要的相关科室会诊 □ 根据情况调整基础用药 □ 根据初步的检查结果制订下一步诊疗计划	□ 再次确认肾穿刺前准备完成，如知情同意、凝血检查、双肾超声等 □ 开肾穿刺相关医嘱 □ 准备 3 个病理标本小瓶，详细填写肾穿病理申请单，并请主治医师过目 □ 教会并训练患者俯卧憋气 □ 完成肾穿刺 □ 观察病情变化及有无肾穿刺相关并发症，及时处理并与患方沟通
重点医嘱	长期医嘱： □ 肾脏病护理常规 □ 一级或二级护理 □ 低盐、低脂、优质蛋白饮食 □ 患者既往基础用药 □ 酌情使用降压药 □ 酌情用利尿药 □ 监测体重、出入量医嘱 □ 降压减少尿蛋白药物：ACEI、ARB 临时医嘱： □ 血常规、尿常规、大便常规+隐血 □ 肝肾功能、电解质、血糖、血脂、凝血功能、蛋白电泳、CRP、ESR、免疫指标、感染性疾病筛查 □ 24 小时尿蛋白定量、尿红细胞位相 □ 肾脏超声、心电图、胸片 □ 结核菌素试验 □ 必要时检查：ANCA、HLA-27、抗 GBM 抗体、尿 NAG、超声心动图、双肾血管彩超、甲状腺功能、血和尿免疫固定电泳、血和尿轻链定量、血和尿 β$_2$ 微球蛋白、肿瘤标志物、血和尿重金属、RAAS、皮质醇、儿茶酚胺、VMA、眼底检查、糖耐量试验等	长期医嘱： □ 使用 ACEI/ARB 类药物（酌情） □ 酌情调整基础用药 □ 使用抗菌药物（酌情） □ 对症支持治疗（维持内环境稳定、控制血压、保护肾功能、改善贫血、降低血脂等） □ 酌情使用利尿药（注意判断循环血容量状况） 临时医嘱： □ 其他特殊医嘱：备血等 □ 复查 24 小时尿蛋白定量	长期医嘱： □ 对症支持治疗 □ 止血药物常规 3 天 □ 护理医嘱 临时医嘱： □ 必要时复查血常规、凝血四项、电解质、肾功能、肝功能、血乙型肝炎病毒 DNA 定量、尿蛋白定量、腹部超声 □ 开具超声引导下肾穿刺医嘱 □ 术后连续 3 天复查尿常规，观察尿液颜色及变化 □ 术后监测血压及脉搏 □ 其他特殊医嘱：备血、输血等

续　表

时间	住院第 1 天	住院第 2~7 天 （肾穿刺前）	住院第 3~7 天 （肾穿刺日）
病情 变异 记录	□无　□有，原因： 1. 2.	□无　□有，原因： 1. 2.	□无　□有，原因： 1. 2.
医师 签名			

时间	住院第 4~9 天 （病理回报日）	住院第 14 天 （出院日）
主要诊疗工作	□ 追查病理报告，请上级医师查房，结合病理诊断和临床表现，提出系统的治疗方案 □ 向家属及患者交代病情，签署各种必要的知情同意书、自费用品协议书 □ 开治疗医嘱 □ 明确出院时间 □ 评估一般情况、肾脏疾病并发症或合并症、肾功能、治疗副作用等 □ 添加必要的检查和化验，完成必要的其他专科会诊 □ 肾穿刺后 3 天停用止血药，加用必要的抗血小板及抗凝药物 □ 完成上级医师就出院诊断及治疗方案的详细查房意见	□ 完成出院记录、出院证明书、出院病历等 □ 向患者交代出院后的注意事项，约门诊复诊时间 □ 开出院带药医嘱 □ 如需下月住院治疗患者，请开具下月住院通知单 □ 协助患者联系复印病历事宜
重点医嘱	长期医嘱： □ 激素治疗 □ 免疫抑制剂治疗 □ 减少尿蛋白药物：ACEI/ARB 等 □ 补钙药物 □ 胃黏膜保护剂 □ 抗凝药物 □ 抗血小板药物 □ 降脂药物 临时医嘱： □ 复查入院时阳性检查项目和血压、肾功能、24 小时尿蛋白定量等专科重要检查项目	出院医嘱： □ 出院医嘱 □ 出院带药
病情变异记录	□无 □有，原因： 1. 2.	□无 □有，原因： 1. 2.
医师签名		

（二）护士表单

蛋白尿、血尿行肾穿刺活检的临床路径护士表单

适用对象：第一诊断为 蛋白尿（ICD-10：R80）/血尿（ICD-10：R31）

患者姓名：		性别： 年龄： 门诊号：	住院号：
住院日期： 年 月 日		出院日期： 年 月 日	标准住院日：10~14 天

时间	住院第 1 天	住院第 2~7 天 （肾穿刺前）	住院第 3~7 天 （肾穿刺日）
健康宣教	□ 入院宣教 □ 介绍主管医师、护士 □ 介绍环境、设施 □ 介绍住院注意事项 □ 介绍探视和陪伴制度 □ 介绍贵重物品制度	□ 药物宣教 □ 肾穿刺检查前宣教 □ 肾穿刺前准备及穿刺后注意事项 □ 告知患者在检查中配合医师 □ 主管护士与患者沟通，消除患者紧张情绪 □ 告知检查后可能出现的情况及应对方式	□ 肾穿刺当日宣教 □ 告知饮食、体位要求 □ 告知肾穿刺后需严格卧床6~8 小时，24 小时内以卧床休息为主 □ 给予患者及家属心理支持
护理处置	□ 核对患者，佩戴腕带 □ 建立入院护理病历 □ 协助患者留取各种标本 □ 测量体重	□ 协助医师完成肾穿刺前的相关化验 □ 肾穿刺前准备	□ 完成肾穿刺前相关医嘱
基础护理	□ 三级护理 □ 晨晚间护理 □ 患者安全管理	□ 三级护理 □ 晨晚间护理 □ 患者安全管理	□ 二级或一级护理 □ 晨晚间护理 □ 患者安全管理
专科护理	□ 护理查体 □ 病情观察 □ 出入量管理 □ 需要时，填写跌倒及压疮防范表 □ 需要时，请家属陪伴 □ 肾病饮食管理 □ 心理护理	□ 病情观察 □ 出入量管理 □ 遵医嘱完成相关检查 □ 心理护理 □ 协助患者完成 24 小时尿蛋白定量标本留取	□ 遵医嘱处置 □ 病情观察 □ 出入量管理 □ 心理护理
重点医嘱	□ 详见医嘱执行单	□ 详见医嘱执行单	□ 详见医嘱执行单
病情变异记录	□ 无 □ 有，原因： 1. 2.	□ 无 □ 有，原因： 1. 2.	□ 无 □ 有，原因： 1. 2.
护士签名			

时间	住院第 4~9 天 （病理回报日）	住院第 14 天 （出院日）
健康宣教	□ 肾穿刺后宣教 □ 饮食指导	□ 出院宣教 □ 复查时间 □ 服药方法 □ 活动休息 □ 指导饮食 □ 指导办理出院手续
护理处置	□ 遵医嘱完成相关检查	□ 办理出院手续
基础护理	□ 二级护理 □ 晨晚间护理 □ 患者安全管理	□ 三级护理 □ 晨晚间护理 □ 协助或指进食、水 □ 协助或指导活动 □ 患者安全管理
专科护理	□ 病情观察 □ 监测生命体征 □ 出入量管理 □ 心理护理	□ 病情观察 □ 监测生命体征 □ 出院指导 □ 心理护理
重点医嘱	□ 详见医嘱执行单	□ 详见医嘱执行单
病情变异记录	□ 无　□ 有，原因： 1. 2.	□ 无　□ 有，原因： 1. 2.
护士签名		

（三）患者表单

蛋白尿、血尿行肾穿刺活检的临床路径患者表单

适用对象：第一诊断为 蛋白尿（ICD-10：R80）/血尿（ICD-10：R31）

患者姓名：	性别： 年龄： 门诊号：	住院号：
住院日期： 年 月 日	出院日期： 年 月 日	标准住院日：10~14天

时间	入院	肾穿刺术前	肾穿刺当天
医患配合	□ 配合询问病史、收集资料，请务必详细告知既往史、用药史、过敏史 □ 配合进行体格检查 □ 有任何不适请告知医师	□ 配合完善肾穿刺术前相关检查、化验，如采血、留尿、心电图等 □ 医师与患者及家属介绍病情及肾穿刺术前谈话、签字	□ 配合完善相关检查、化验，如采血、留尿 □ 配合医师摆好检查体位
护患配合	□ 配合测量体温、脉搏、呼吸、血压、体重 □ 配合完成入院护理评估（简单询问病史、过敏史、用药史） □ 接受入院宣教（环境介绍、病室规定、订餐制度、贵重物品保管等） □ 配合执行探视和陪伴制度 □ 有任何不适请告知护士	□ 配合测量体温、脉搏、呼吸 □ 接受肾穿刺前宣教 □ 接受饮食宣教 □ 接受药物宣教	□ 配合测量血压、脉搏 □ 肾穿刺完成后，配合接受生命体征的测量 □ 接受肾穿刺后宣教 □ 接受药物宣教 □ 有任何不适请告知护士
饮食	□ 遵医嘱饮食，记录液体摄入量	□ 遵医嘱饮食	□ 遵医嘱饮食
排泄	□ 按医嘱记录尿量	□ 按医嘱记录尿量	□ 按医嘱记录尿量 □ 肾穿刺后留取尿液送交医护人员观察
活动	□ 正常活动	□ 正常活动	□ 术后严格卧床6~8小时，24小时内卧床休息为主

时间	肾穿刺后	出院
医患配合	□ 配合完善术后检查，如采血、留尿等	□ 接受出院前指导 □ 知道复查程序 □ 获取出院诊断书
护患配合	□ 配合定时测量生命体征 □ 接受输液、服药等治疗 □ 配合记录尿量 □ 配合执行探视及陪伴	□ 接受出院宣教 □ 办理出院手续 □ 获取出院带药 □ 知道服药方法、作用、注意事项 □ 知道复印病历程序
饮食	□ 遵医嘱饮食	□ 遵医嘱饮食
排泄	□ 按医嘱记录尿量	□ 按医嘱记录尿量
活动	□ 避免剧烈活动	□ 避免剧烈活动

附：原表单（2016 年版）

蛋白尿、血尿行肾穿刺活检的临床路径表单

适用对象：第一诊断为 蛋白尿（ICD-10：R80）/血尿（ICD-10：R31）

患者姓名：	性别：	年龄：	门诊号：	住院号：
住院日期：　年　月　日	出院日期：　年　月　日			标准住院日：10~14 天

时间	住院第 1 天	住院第 2~7 天 （肾穿刺前）	住院第 3~7 天 （肾穿刺日）
主要诊疗工作	□ 询问病史及体格检查 □ 完成病历书写 □ 开化验单 □ 请上级医师查房	□ 和上级医师共同评估肾穿刺活检术的必要性和风险，确定肾穿刺安排 □ 向患者及家属交代病情，签署肾穿刺知情同意书 □ 肾穿刺前停用抗凝和抗血小板药，包括活血化瘀中药 □ 注意患者血常规、凝血功能结果是否正常 □ 注意血压控制是否良好，以利肾穿刺 □ 申请必要的相关科室会诊 □ 根据情况调整基础用药 □ 根据初步的检查结果制订下一步诊疗计划	□ 再次确认肾穿刺前准备完成，如知情同意、凝血检查、双肾超声等 □ 开肾穿刺相关医嘱 □ 准备 3 个病理标本小瓶，详细填写肾穿病理申请单，并请主治医师过目 □ 教会并训练患者俯卧憋气 □ 完成肾穿刺 □ 观察病情变化及有无肾穿刺相关并发症，及时处理并与患方沟通
重点医嘱	长期医嘱： □ 肾脏病护理常规 □ 一级或二级护理 □ 低盐、低脂、优质蛋白饮食 □ 患者既往基础用药 □ 酌情使用降压药 □ 酌情用利尿药 □ 监测体重、出入量医嘱 □ 降压减少尿蛋白药物：ACEI、ARB 临时医嘱： □ 血常规、尿常规、大便常规+隐血 □ 肝肾功能、电解质、血糖、血脂、凝血功能、蛋白电泳、CRP、ESR、免疫指标、感染性疾病筛查 □ 24 小时尿蛋白定量、尿红细胞位相 □ 肾脏超声、心电图、胸片 □ 结核菌素试验 □ 糖耐量试验 □ 必要时检查：ANCA、HLA-27、抗 GBM 抗体、尿 NAG、超声心动图、双肾血管彩超、甲状腺功能、血和尿免疫固定电泳、血和尿轻链定量、血和尿 β₂ 微球蛋白、肿瘤标志物、血和尿重金属、RAAS、皮质醇、儿茶酚胺、VMA、眼底检查等	长期医嘱： □ 使用 ACEI/ARB 类药物（酌情） □ 酌情调整基础用药 □ 使用抗菌药物（酌情） □ 对症支持治疗（维持内环境稳定、控制血压、保护肾功能、改善贫血、降低血脂等） □ 酌情使用利尿药 临时医嘱： □ 其他特殊医嘱：备血等 □ 复查 24 小时尿蛋白定量	长期医嘱： □ 对症支持治疗 □ 止血药物常规 3 天 □ 护理医嘱 临时医嘱： □ 必要时复查血常规、凝血四项、电解质、肾功能，肝功能，血乙型肝炎病毒 DNA 定量，尿蛋白定量，腹部超声 □ 开具超声引导下肾穿刺医嘱 □ 术后连续复查 3 次尿常规 □ 肾穿刺次日及 3 日晨复查尿常规 □ 其他特殊医嘱，如备血、输血等

续　表

时间	住院第1天	住院第2~7天 （肾穿刺前）	住院第3~7天 （肾穿刺日）
病情 变异 记录	□无　□有，原因： 1. 2.	□无　□有，原因： 1. 2.	□无　□有，原因： 1. 2.
医师 签名			

时间	住院第 4~9 天 （病理回报日）	住院第 14 天 （出院日）
主要诊疗工作	□ 追查病理报告，请上级医师查房，结合病理诊断和临床表现，提出系统的治疗方案 □ 向家属及患者交代病情，签署各种必要的知情同意书、自费用品协议书 □ 开治疗医嘱 □ 明确出院时间 □ 评估一般情况、肾脏疾病并发症或合并症、肾功能、治疗副作用等 □ 添加必要的检查和化验，完成必要的其他专科会诊 □ 肾穿后 3 天停用止血药，加用必要的抗血小板及抗凝药物 □ 完成上级医师就出院诊断及治疗方案的详细查房意见	□ 完成出院记录、出院证明书、出院病历等 □ 向患者交代出院后的注意事项，约门诊复诊时间 □ 开出院带药医嘱 □ 如需下月住院治疗患者，请开具下月住院通知单 □ 协助患者联系复印病历事宜
重点医嘱	长期医嘱： □ 激素治疗 □ 免疫抑制剂治疗 □ 减少尿蛋白药物：ACEI/ARB 等 □ 补钙药物 □ 胃黏膜保护剂 □ 抗凝药物 □ 抗血小板药物 □ 降脂药物 临时医嘱： □ 复查入院时阳性检查项目和血压、肾功能、24 小时尿蛋白定量等专科重要检查项目	出院医嘱： □ 出院其他带药 □ 激素 □ 补钙药物 □ 抗血小板药 □ 抗凝药
病情变异记录	□无 □有，原因： 1. 2.	□无 □有，原因： 1. 2.
医师签名		

第八章

急性肾盂肾炎临床路径释义

一、急性肾盂肾炎编码

1. 原编码

疾病名称及编码：急性肾盂肾炎（ICD-10：N10XX01）

2. 修改编码

疾病名称及编码：急性肾盂肾炎（ICD-10：N10.x02）

二、临床路径检索方法

N10.x02

三、国家医疗保障疾病诊断相关分组（CHS-DRG）

MDCL　肾脏及泌尿系统疾病及功能障碍

LU1　肾及尿路感染

四、急性肾盂肾炎临床路径标准住院流程

（一）适用对象

第一诊断为急性肾盂肾炎（ICD-10：N10XX01）。

> **释义**
>
> ■ 急性肾盂肾炎指由病原微生物（主要是细菌）引起的肾盂肾盏和实质部位的感染，伴有发热及腰痛等全身症状，包括非复杂性和复杂性肾盂肾炎。
>
> ■ 复杂性肾盂肾炎是指伴有尿路引流不畅、结石、畸形、膀胱-输尿管反流等结构或功能的异常或在慢性肾实质性疾病基础上发生的肾盂肾炎。
>
> ■ 尿脓毒血症是由尿路感染引起的脓毒血症。当尿路感染出现临床感染症状并且伴有全身炎症反应征象（发热、白细胞计数升高或降低、心动过速、呼吸急促）即可诊断，临床表现包括尿路感染、伴随的其他潜在疾病和感染性休克。
>
> ■ 本路径适应对象为临床诊断为急性肾盂肾炎，不包括复杂性肾盂肾炎及脓毒症。

（二）诊断依据

根据《实用内科学（第12版）》（复旦大学医学院编著，人民卫生出版社）。

1. 全身症状：发热、寒战、头痛、全身酸痛、恶心呕吐等，体温多在38℃以上，部分患者出现革兰阴性杆菌败血症。

2. 泌尿系统症状：尿频、尿急、尿痛、排尿困难、下腹部疼痛、腰痛等。部分患者膀胱刺激症状不典型或缺失。

3. 体格检查：除发热，心动过速和全身肌肉压痛外，还可发现一侧或两侧肋脊角或输尿管点压痛和或肾区叩击痛。

4. 实验室检查：尿常规尿沉渣镜检白细胞≥5/HP；部分患者有镜下血尿；尿沉渣镜检红细胞数多为3~10个HP，为混合型红细胞尿；部分肾盂肾炎患者尿中可见白细胞颗粒管型。
5. 细菌学检查：清洁中段尿沉渣涂片可见细菌。尿细菌培养：清洁中段尿细菌定量培养≥10^5CFU/ml。
6. 血液检查：血常规、CRP、PCT。

> **释义**
> ■ 本路径的制订主要参考国内权威专业书籍和诊疗指南。
> ■ 病史和临床症状是诊断急性肾盂肾炎的初步依据，结合体格检查和实验室检查，如尿白细胞增多、血白细胞增多，清洁中段尿细菌培养为阳性，可进入路径。

（三）进入路径标准

第一诊断必须符合 ICD-10：N10XX01 急性肾盂肾炎疾病编码。

> **释义**
> ■ 患者同时具有其他疾病影响第一诊断的临床路径流程实施时均不适合进入临床路径。
> ■ 合并复杂性尿路感染易感因素或尿脓毒血症的患者不适合进入临床路径。
> ■ 本病确诊后立即给予综合性治疗，包括一般性治疗和药物抗感染治疗，积极抗感染，避免并发症的发生。
> 1. 一般治疗：多饮水，勤排尿，避免辛辣食物。
> 2. 治疗急性肾盂肾炎的药物主要是抗感染，根据经验选用革兰阴性杆菌敏感的抗生素；同时，抗生素在尿液与肾组织内浓度高，且肾毒性小。严重感染时联合用药，疗程为14天。
> 3. 对于重症患者，留取尿标本后立即给予经验性抗菌药物治疗，首选对革兰阴性杆菌有效的药物，48~72小时后评价临床症状改善情况，无效则需要根据药敏结果调整治疗方案。

（四）标准住院日为7~15天

> **释义**
> ■ 如果患者条件允许，住院时间可以低于标准住院天数。

（五）住院期间检查项目

1. 必需检查的项目
（1）血常规，尿常规，大便常规。
（2）肝功能、肾功能、电解质，C反应蛋白（CRP），降钙素原（PCT），尿细菌培养+药敏，血培养+药敏。

（3）胸片，心电图，腹部彩超，泌尿系彩超。
2. 根据患者病情进行的检查项目
（1）残余尿超声、泌尿系增强CT、静脉肾盂造影（IVP）、尿抗酸杆菌。
（2）女性必要时需进行妇科检查。

> **释义**
>
> ■ 血常规，尿常规以及尿培养进入路径者均需要完成。
> 1. 尽量在留取标本进行病原学检查后开始经验性抗菌药物治疗。
> 2. 根据病情，部分检查可以不进行，急性肾盂肾炎期不宜做静脉肾盂造影。
> 3. 根据病情，如果进行了肾脏CT检查，有的患者可以不进行肾脏超声检查。

（六）治疗方案的选择

抗菌药物：选用致病菌敏感的抗生素。一般首选对革兰阴性杆菌有效的抗生素。

> **释义**
>
> ■ 针对性治疗
> 　革兰阴性杆菌感染宜选用喹诺酮类抗菌药物，可选择复方磺胺甲噁唑，疗程为14天；革兰阳性球菌感染者宜选用阿莫西林或阿莫西林克拉维酸钾，可选择第二代头孢，疗程为14天；真菌感染宜选用口服或静脉氟康唑，可选择两性霉素B或5-氟胞嘧啶，疗程为14天。支原体感染宜选多西环素或阿奇霉素，可选喹诺酮类抗菌药物，疗程为7~14天。
>
> ■ 经验性治疗
> 　轻型急性肾盂肾炎者宜选口服喹诺酮类抗菌药物，可选复方磺胺甲噁唑或阿莫西林或阿莫西林克拉维酸钾，疗程为14天。
> 　需要住院治疗的肾盂肾炎分为重症急性肾盂肾炎、复杂性急性肾盂肾炎、妊娠期急性肾盂肾炎；重症急性肾盂肾炎宜选静脉喹诺酮类或广谱的头孢菌素类，可选氨曲南或氨苄西林/舒巴坦，疗程为14天；复杂性急性肾盂肾炎宜选静脉哌拉西林/他唑巴坦，可选头孢吡肟、美罗培南或亚胺培南，疗程为10~14天；妊娠期急性肾盂肾炎宜选用静脉头孢曲松，可选氨曲南，疗程为10~14天。

（七）出院标准

患者无发热，血常规及炎症指标恢复正常或明显好转。

> **释义**
>
> ■ 如果出现并发症，是否需要继续住院处理，由主管医师具体决定。
> ■ 由于尿培养常需要5~7天，且检查前应停用抗生素3~5天，所以可以不必等待尿培养的结果，临床主管医师判断可以门诊治疗者则可以出院。

（八）变异及原因分析

1. 患者有尿路结石需要外科处理。
2. 合并有并发症。

> **释义**
>
> ■ 合并尿路结石的急性肾盂肾炎患者，可请泌尿外科会诊处理，包括必要时做取石手术。
>
> ■ 伴有糖尿病、机体免疫力低下及复杂因素致尿路感染可能出现肾乳头坏死、肾周围脓肿及脓毒血症等并发症，需要根据病情调整治疗方案，甚至延长住院时间。

五、急性肾盂肾炎临床路径给药方案

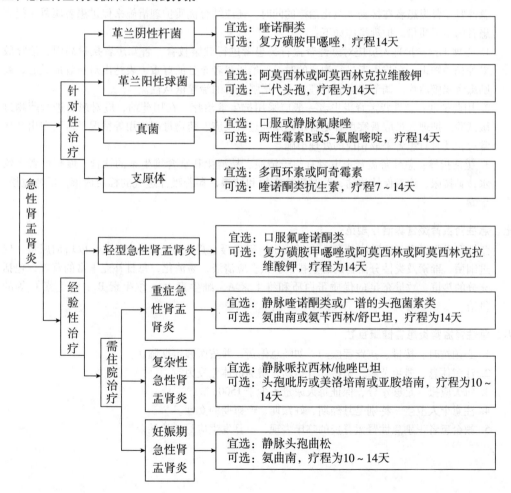

（一）用药选择

1. 尽早开始经验性抗感染治疗。选用对致病菌敏感、抗菌药在尿及肾组织内浓度高（宜选用杀菌剂）、肾毒性小的抗菌药，严重感染时联合用药。疗程一般为14天，血培养阳性者可适当延长。

2. 轻症患者可口服用药：重症患者选用静脉给药，待临床表现显著改善并能口服时改用口服序贯治疗。

3. 根据经验选用针对革兰阴性杆菌敏感的抗生素，待药敏结果回报后及时调整抗生素。

（二）药学提示

1. 喹诺酮类大部分以原形经肾脏排泄，在体内代谢甚少，故肾功能不全者应根据肌酐清除率适当减量或延长给药时间。

2. 应用抗菌药物时应注意避免肾毒性药物。

（三）注意事项

1. 喹诺酮类抗生素耐药相当常见，应尽量在留取尿培养后开始抗感染治疗。

2. 对于反复发生的急性肾盂肾炎，应除外泌尿系统有无解剖畸形、基础疾病（如结石、多囊肾、髓质海绵肾等）。

六、急性肾盂肾炎护理规范

急性肾盂肾炎患者在接受规范化治疗的同时，还应结合优质护理措施来促进患者康复，提高患者的生活质量。护理措施如下：

1. 心理干预：护理人员应对急性肾盂肾炎患者进行健康教育，告知患者疾病病因、治疗效果等相关知识，在与患者进行沟通的时候要给予患者充分的尊重，表达出对患者的关心，鼓励患者积极治疗，调节患者的心理状态，增强患者的治疗依从性。

2. 用药护理：急性肾盂肾炎患者一般应采用抗生素治疗，在用药前，应对患者进行药物过敏试验。护理人员应观察患者是否出现用药过敏反应、药物毒副作用等情况，从而在出现异常时，及时对患者采取相应的处理措施。

3. 生活指导：急性肾盂肾炎患者宜给予清淡、易消化和富含维生素的饮食。鼓励患者多饮水，勤排尿，注意保持清洁，及时更换衣物和被褥，穿着吸汗透气的棉质内裤，保持宽松、干燥。

七、急性肾盂肾炎营养治疗规范

急性肾盂肾炎患者应卧床休息，大量饮水，每日摄水量应在2500ml以上，以增加尿量，促进细菌、毒素及炎性分泌物的迅速排出。饮食应清淡，易消化，每日补充丰富的营养，包括充分的热量、数量充足的优质蛋白质和维生素A、维生素B_1、维生素B_2、维生素C等的供给。

八、急性肾盂肾炎患者健康宣教

1. 必须按时、按量、按疗程服药，勿随意停药，并按医嘱定期随访。

2. 注意休息，避免劳累，坚持体育运动，增加机体免疫力。

3. 每天应摄入足够水分，保证每天尿量不少于1500ml。

4. 注意个人卫生，特别是月经期、妊娠期、产褥期的女性。

5. 教会患者识别急性肾盂肾炎的临床表现，一旦发生应尽快诊治。

九、推荐表单

(一) 医师表单

急性肾盂肾炎临床路径医师表单

适用对象:第一诊断为急性肾盂肾炎(ICD-10:N10.XX01)

患者姓名:		性别: 年龄: 门诊号:		住院号:	
住院日期:	年 月 日	出院日期:	年 月 日	标准住院日:7~15天	

时间	住院第1天	住院第2天	住院第3~7天
主要诊疗工作	□ 询问病史及体格检查 □ 完成病历书写 □ 开化验单	□ 上级医师查房 □ 根据初步的检查结果制订下一步诊疗计划 □ 根据情况调整基础用药 □ 申请必要的相关科室会诊 □ 向患者及家属交代病情 □ 签署各种必要的知情同书、自费用品协议书	□ 完成急性肾盂肾炎及其合并症的诊断并制订治疗方案开始治疗
重点医嘱	长期医嘱: □ 肾脏病护理常规 □ 一/二级护理 □ 静脉使用抗菌药物 □ 既往基础用药 临时医嘱: □ 血常规、尿常规、大便常规 □ 肝肾功能、电解质、血糖、血脂、凝血功能、CRP、ESR、血培养+药敏 □ 清洁中段尿培养+药敏、尿红细胞位相和白细胞分类、尿抗酸杆菌 □ 泌尿系B超	长期医嘱: □ 肾脏病护理常规 □ 一/二级护理 □ 继续使用抗菌药物 □ 既往基础用药 临时医嘱: □ 必要时检查:尿NAG、尿β$_2$微球蛋白、尿渗透压、尿支原体、衣原体、尿结核杆菌培养 □ 膀胱残余尿量、静脉肾盂造影泌尿系CT等其他特殊医嘱	长期医嘱: □ 肾脏病护理常规 □ 一/二级护理 □ 调整既往基础用药 □ 根据尿培养结果调整抗菌药物 □ 根据并发症的诊断给予相应治疗 临时医嘱: □ 必要时复查血常规、肾功能、肝功能、血培养 □ 复查清洁中段尿培养
病情变异记录	□无 □有,原因: 1. 2.	□无 □有,原因: 1. 2.	□无 □有,原因: 1. 2.
医师签名			

时间	住院第 8~14 天	住院第 15 天（出院日）
主要诊疗工作	□ 完成必要的其他专科会诊 □ 评估一般情况、急性肾盂肾炎并发症或合并症、治疗副作用等 □ 上级医师查房，判断疗效 □ 明确出院时间	□ 完成出院记录、出院证明书、出院病历等 □ 向患者交代出院后的注意事项
重点医嘱	长期医嘱： □ 根据病情调整长期用药 临时医嘱： □ 复查入院时阳性检查项目和清洁中段尿培养、血培养（第二次仍阳性者复查）、24 小时尿蛋白定量等专科重要检查项目	出院医嘱： □ 出院带药 □ 出院后第 2、6 周复查尿培养
病情变异记录	□ 无　□ 有，原因： 1. 2.	□ 无　□ 有，原因： 1. 2.
医师签名		

(二) 护士表单

急性肾盂肾炎临床路径护士表单

适用对象：第一诊断为急性肾盂肾炎（ICD-10：N10.XX01）

患者姓名：	性别： 年龄： 门诊号：	住院号：
住院日期： 年 月 日	出院日期： 年 月 日	标准住院日：7~15 天

时间	住院第 1~3 天	住院第 4~6 天	住院第 7~15 天
健康宣教	□ 介绍主管医师及护士 □ 介绍病房环境 □ 介绍住院注意事项 □ 入院护理评估	□ 指导患者留取尿培养标本的注意事项 □ 主管护士与患者沟通，了解并指导心理应对 □ 宣教疾病知识、用药知识及特殊检查操作过程 □ 告知检查及操作前后饮食、活动及探视注意事项及应对方式 □ 指导患者养成良好的卫生习惯 □ 饮食指导	□ 活动指导 □ 饮食指导 □ 定期复查 □ 出院带药服用时间及方法 □ 个人卫生习惯指导 □ 养成多饮食、勤排尿的习惯
护理处置	□ 核对患者 □ 建立入院护理病历 □ 卫生处置：剪指甲、更换病号服	□ 随时观察患者病情变化 □ 遵医嘱正确使用抗生素 □ 协助医师完成各项检查化验	□ 办理出院手续 □ 书写出院小结
基础护理	□ 二级护理 □ 晨晚间护理 □ 患者安全管理	□ 二级护理 □ 晨晚间护理 □ 患者安全护理	□ 二级护理 □ 晨晚间护理 □ 患者安全护理
专科护理	□ 护理查体 □ 生命体征的记录 □ 需要时填写跌倒及压疮防范表 □ 需要时请家属陪伴 □ 心理护理	□ 观察患者体温的变化 □ 遵医嘱完成相关检查 □ 心理护理 □ 遵医嘱给药 □ 准确采集尿标本	□ 病情评估 □ 心理护理
重点医嘱	□ 详见医嘱执行单	□ 详见医嘱执行单	□ 详见医嘱执行单
病情变异记录	□ 无 □ 有，原因： 1. 2.	□ 无 □ 有，原因： 1. 2.	□ 无 □ 有，原因： 1. 2.
护士签名			

（三）患者表单

急性肾盂肾炎临床路径患者表单

适用对象：第一诊断为急性肾盂肾炎（ICD-10：N10.XX01）

患者姓名：	性别： 年龄： 门诊号：	住院号：
住院日期： 年 月 日	出院日期： 年 月 日	标准住院日：7~15 天

时间	入院当日	住院第 2-6 天	住院第 7~15 天（出院日）
医患配合	□ 配合询问病史，请务必详细告知既往史、用药史、过敏史 □ 配合体格检查 □ 如有任何不适告知医师	□ 配合完善相关检查、化验，如采血、留尿、心电图等 □ 医师向患者及家属介绍病情，如有异常检查结果需进一步检查 □ 配合用药及治疗 □ 配合医师调整用药 □ 有任何不适告知医师	□ 接受出院前指导 □ 知道复查程序 □ 获取出院诊断书
医护配合	□ 配合测量体温、脉搏、呼吸、血压、体重 □ 配合完成入院护理评估单（简单询问病史、过敏史、用药史） □ 接受入院宣教（环境介绍、病房规定、订餐制度、贵重物品保管等） □ 有任何不适告知护士	□ 配合测量体温、脉搏、呼吸，询问每日排尿情况 □ 接受相关化验检查宣教，正确留取尿标本，配合检查 □ 有任何不适告知护士 □ 接受输液、服药治疗 □ 注意活动安全，避免坠床或者跌倒 □ 配合执行探视及陪伴 □ 接受疾病及用药等相关知识指导	□ 接受出院宣教 □ 办理出院手续 □ 获取出院带药 □ 知道服用方法，作用及注意事项 □ 知道复印病历方法
饮食	□ 清淡饮食 □ 多饮水	□ 清淡饮食 □ 多饮水	□ 清淡饮食 □ 多饮水
排泄	□ 勤排尿	□ 勤排尿	□ 勤排尿
活动	□ 适当活动	□ 适当活动	□ 适当活动

附：原表单（2016年版）

急性肾盂肾炎临床路径表单

适用对象：第一诊断为急性肾盂肾炎（ICD-10：N10.XX01）

患者姓名：　　　　　　　性别：　　年龄：　　门诊号：　　　　住院号：

住院日期：　年　月　日　　出院日期：　年　月　日　　标准住院日：7~15天

时间	住院第1天	住院第2~7天	住院第7~15天
主要诊疗工作	□ 询问病史及体格检查 □ 书写病历 □ 上级医师查房 □ 向患者及其家属或委托人交代病情 □ 经验性抗感染治疗 □ 支持对症治疗	□ 上级医师查房 □ 完成必要的相关科室会诊 □ 完善病历书写 □ 注意患者生命体征及化验检查结果回报 □ 根据细菌培养结果调整抗生素	□ 上级医师查房 □ 完成必要的相关科室会诊 □ 完成病历书写 □ 注意患者生命体征及化验检查结果回报 □ 复查血常规、尿常规等指标
重点医嘱	长期医嘱： □ 内科入院常规 □ 一级/二级护理 □ 清淡饮食 □ 患者既往基础用药 □ 静脉输注抗生素 临时医嘱： □ 血常规，尿常规，便常规，大生化，CRP，PCT，尿细菌培养+药敏，血培养 □ 胸片，心电图，腹部彩超，泌尿系彩超 □ 必要时检查：泌尿系CT、残余尿超声、静脉肾盂造影（IVP）、尿抗酸杆菌等	长期医嘱： □ 内科入院常规 □ 一级/二级护理 □ 清淡饮食 □ 患者既往基础用药 □ 静脉输注抗生素 临时医嘱： □ 其他特殊医嘱	长期医嘱： □ 内科入院常规 □ 二级护理 □ 清淡饮食 □ 患者既往基础用药 □ 静脉输注或口服抗生素 出院医嘱： □ 出院带药 □ 门诊随诊
护理工作	□ 介绍病房环境，设施和设备 □ 入院护理评估	□ 监测患者生命体征 □ 观察患者病情变化	□ 指导患者办理出院手续
病情变异记录	□无 □有，原因： 1. 2.	□无 □有，原因： 1. 2.	□无 □有，原因： 1. 2.
护士签名			
医师签名			

第九章

尿路感染临床路径释义

一、尿路感染编码

1. 原编码

疾病名称及编码：尿路感染（ICD-10：N39.001）

2. 修改编码

疾病名称及编码：肾盂肾炎（ICD-10：N12）

　　　　　　　　　膀胱炎（ICD-10：N30）

　　　　　　　　　尿道炎和尿道综合征（ICD-10：N34）

　　　　　　　　　尿路感染（ICD-10：N39.0）

二、临床路径检索方法

N12/N30/N34/N39.0

三、国家医疗保障疾病诊断相关分组（CHS-DRG）

MDCL　肾脏及泌尿系统疾病及功能障碍

LU1　肾及尿路感染

四、尿路感染临床路径标准流程

（一）适用对象

第一诊断为尿路感染（ICD-10：N39.001）。

> **释义**
> ■ 尿路感染是肾脏、输尿管、膀胱和尿道等泌尿系统各个部位感染的总称，指病原微生物在尿路异常繁殖所致的急性或慢性炎症，按照不同的标准有以下分类：
> 1. 按照临床表现分为：单纯性尿路感染、复杂性尿路感染、反复发作的尿路感染、无症状性菌尿和尿道综合征。
> 2. 按照解剖部位分为：上尿路感染（肾盂肾炎）和下尿路感染（膀胱炎和尿道炎）。

（二）诊断依据

根据中华医学会肾脏病学分会编著或修订的《临床诊疗指南·肾脏病学分册》。

1. 症状与体征：急性膀胱炎可有膀胱刺激症状，急性肾盂肾炎时常同时伴有寒战、发热、腰痛、肋脊角及输尿管点压痛，肾区压痛和叩痛。

2. 辅助检查

（1）尿培养。

（2）尿常规检查。

释义

- 急性膀胱炎通常表现为尿频、尿急、尿痛及下腹部疼痛。尿液常混浊并有异味，30%患者可见肉眼血尿。一般无全身感染症状，体温正常或仅有低热。
- 复杂性尿路感染临床表现复杂多样，可表现为尿频、尿急、尿痛、排尿困难、发热、腰痛和肾区叩击痛等，严重者可出现肾乳头坏死、肾周脓肿、脓毒症和肾功能损伤。部分患者仅表现为无症状菌尿。
- 反复发作尿路感染的诊断依据包括临床表现（排尿困难、尿频、尿急、尿痛，伴或不伴有血尿，多无全身症状或比较轻微，尿液混浊可有异味），既往尿路感染病史，有症状患者近12个月内连续3次清洁中段尿培养病原菌菌数≥10^5CFU/ml。
- 尿常规检查：新鲜清洁中段尿沉渣镜检白细胞大于5个/高倍视野，提示尿路感染。尿培养诊断标准：清洁中段尿或导尿留取尿液（非留置导尿）培养革兰阳性球菌菌数≥10^4CFU/ml、革兰阴性杆菌菌数≥10^5CFU/ml。
- 复杂性尿路感染常规行影像学检查首选超声检查以排除尿路梗阻、畸形、泌尿系结石及肿瘤等。

（三）治疗方案的选择

1. 根据中华医学会肾脏病学分会编著或修订的《临床诊疗指南·肾脏病学分册》进行治疗。
2. 选用对致病菌敏感的药物，必要时联合用药，足够疗程，预防或治疗败血症。
3. 对症及支持治疗。
4. 纠正易患因素。

释义

- 尿路感染的病原菌以革兰阴性杆菌为主，大肠埃希菌是首位的病原菌，其次是革兰阳性球菌、克雷伯菌及假单胞菌属。病原菌以单一菌种多见，但在复杂性尿路感染可见两种以上细菌混合感染，可合并厌氧菌及真菌感染等。由于抗菌药物的广泛应用，尿路感染的菌种和耐药性正在发生变化，产超广谱β-内酰胺酶（ESBLs）大肠埃希菌、肺炎克雷伯菌和耐万古霉素肠球菌成为主要病原菌。在医院获得性尿路感染中，大肠埃希菌所占比例略有降低，但仍为首位病原菌，其次为真菌和肠球菌。
- 首次发作单纯性尿路感染可经验治疗，急性肾盂肾炎、复杂性尿路感染、反复发作性尿路感染应首先留取尿液标本进行细菌学检查后再开始经验治疗，首选对革兰阴性杆菌有效的药物，72小时显效者无需换药，否则应根据药敏结果更改抗生素。对于抗生素耐药菌株，中医药的抗生素类药物正在积极探索中，研究提示部分中成药在尿路感染治疗中单用或联合抗生素使用疗效显著，如癃清片，中医药的使用对于缓解细菌耐药形势将有很大的帮助。
- 对症支持治疗包括：多饮水，增加尿量，促进细菌及炎性分泌物的排出。对于有潜在疾病诱发因素的尿路感染，除进行抗感染治疗外，需治疗合并的其他潜在性疾病，必要时给予营养支持治疗。对反复发作性尿路感染患者行健康教育，使患者了解重新感染和复发的症状，性交后排尿，避免穿着使皮肤过敏衣物、紧身衣及坐浴，注意个人卫生，选择其他有效的避孕方式来替代杀精剂。绝经后女性反复发作可予阴道内雌激素软膏。

■ 尿路感染的易感因素包括尿路梗阻、膀胱输尿管反流、机体免疫力低下、神经源性膀胱、女性（尿道短而宽、妊娠、绝经后雌激素缺乏、避孕用品使用）、性生活、医源性操作、尿路结构异常及遗传因素。

（四）标准住院日为3~15天

释义

■ 单纯性尿路感染、轻中度肾盂肾炎可门诊口服药物治疗。住院患者入院第一天留取标本行细菌学检查后开始经验治疗，72小时无效根据药敏更换抗生素，急性单纯性膀胱炎短程疗法疗程3~5天，急性肾盂肾炎抗生素总疗程14天。根据患者状况可酌情减少住院天数，总住院天数不超过15天。

（五）进入路径标准

1. 第一诊断必须符合ICD-10：N39.001疾病编码。
2. 患者同时具有其他疾病，但在治疗期间不需特殊处理，也不影响第一诊断的临床路径流程实施时，可以进入本路径。

释义

■ 患者因有创性操作、糖尿病、尿失禁等因素致无症状性尿路感染，临床无需药物干预的不适合进入临床路径。

■ 入院后常规检查发现有基础疾病，如高血压、冠状动脉粥样硬化性心脏病、肝肾功能不全等，经系统评估后对尿路感染诊断治疗无特殊影响者，可进入路径。但可能增加医疗费用，延长住院时间。

（六）住院后完善检查

1. 必需的检查项目
（1）血常规、尿常规、大便常规、尿培养。
（2）肝肾功能、电解质、血糖、血脂、凝血功能。
（3）泌尿系B超、胸片、心电图、女性妇科B超。

释义

■ 血常规、尿常规、尿培养在住院期间根据病情及治疗状况需要多次复查。
■ 尽量在留取标本进行细菌学检查后进行经验性治疗。

2. 根据患者情况，必要时的检查项目
（1）残余尿超声、腹部 CT、静脉肾盂造影（IVP）、血培养、降钙素原、血沉、尿查抗酸杆菌等（对反复发作的尿路感染，应注意除外尿路复杂因素和系统性疾病）。
（2）女性必要时需进行妇科检查。

> **释义**
> - 急性肾盂肾炎急性发作期不宜行静脉肾盂造影。
> - 复杂性尿路感染、反复发作性尿路感染常规进行影像学检查，尤其是怀疑有肾脏先天畸形、尿路梗阻或者老年患者。首选超声检查，以明确是否存在尿路梗阻、结石、肿瘤等病变，可选尿路平片（KUB）和静脉肾盂造影（IVP）。超声和 KUB+IVP 有阳性发现时可选择 CT 或 MRI 进一步明确诊断。对于反复发作的血尿及尿路刺激征的高危患者建议膀胱镜检查，膀胱镜检查宜选择非感染期。
> - 反复发作尿路感染女性患者需行盆腔检查，以明确是否存在阴道脱垂并评估阴道上皮情况。有糖尿病家族史、肥胖或明确反复发作尿路感染的患者需筛查糖尿病。可疑尿潴留患者需行膀胱残余尿测定。
> - 不推荐将尿道造影、膀胱造影及膀胱镜作为反复发作尿路感染的常规检测方法。

（七）选择用药

抗生素治疗：选用对致病菌敏感、抗菌药在尿及肾内浓度高（宜选用杀菌剂）、肾毒性小的抗菌药物，严重感染时联合用药。疗程一般为 3~15 天（根据感染部位不同疗程不同）。血培养阳性者疗程可适当延长。

> **释义**
> - 用药原则：选用致病菌敏感的抗生素，病原学结果回报前行经验治疗首选对革兰阴性杆菌有效的抗生素。治疗 72 小时症状无改善则按药敏结果调整用药。抗生素在肾脏及尿液中浓度高。选择肾毒性小的抗生素。单一药物治疗无效、严重感染、耐药菌感染及多重致病菌感染时应联合用药。不同类型的尿路感染疗程不同。

（八）出院标准

1. 临床症状消失。
2. 尿常规正常。
3. 尿培养阴性。

> **释义**
> - 尿培养需停用抗生素 5~7 天后复查，且需 5~7 天出结果，故尿培养阴性非出院必要条件，可出院后门诊随诊尿培养结果。

（九）变异及原因分析

1. 新出现其他系统合并症，需要住院治疗。

2. 肾周围脓肿等感染。

> **释义**
>
> ■ 伴有糖尿病、机体免疫力低下及复杂因素致尿路感染可能出现肾乳头坏死、肾周围脓肿及脓毒血症等并发症，需要根据病情调整治疗方案，甚至延长住院时间。

五、尿路感染给药方案

（一）用药选择

1. 单纯下尿路感染

药物治疗：推荐采用 3 日口服疗法治疗，甲氧苄啶-磺胺甲基异噁唑（TMP-SMZ）100mg，一日 2 次；或环丙沙星 0.25g，一日 2 次；或左氧氟沙星 0.5g，一日 1 次，连用 3 天。如上述药物不能耐受，可选用半合成青霉素或头孢菌素类抗生素，任选一种连用 3 天。应用上述抗生素可同时口服碳酸氢钠片 1g，一日 3 次，碱化尿液、抑制细菌生长。

2. 急性单纯性肾盂肾炎

（1）轻、中度肾盂肾炎的治疗：推荐以口服药物治疗为主，疗程 10~14 天。推荐首选喹诺酮类、第三代头孢菌素类药物治疗。不推荐克拉维酸（β-内酰胺酶抑制剂）及复方磺胺甲噁唑作为经验用药的首选药物，但当药敏试验结果显示敏感时，可考虑应用。

（2）重症肾盂肾炎的治疗：推荐以静脉用药治疗为主。推荐首选喹诺酮类、第三代头孢菌素类药物治疗；当药敏结果为革兰阳性病原菌时，选择应用氨基青霉素+β-内酰胺酶抑制剂，拉氧头孢具广谱抗菌活性且对 β-内酰胺酶稳定，耐药率较低，可选择应用；必要时联合用药。氨基糖苷类抗生素肾毒性大，应慎用。患者体温恢复正常后 3 天改为口服抗生素，完成 14 天疗程，当药敏结果为 MRSA 阳性时，选择应用替考拉宁、利奈唑胺或万古霉素，总疗程 2~3 周。

3. 反复发作尿路感染：初次治疗反复发作尿路感染的方案同单纯性尿路感染一致，根据尿培养病原学结果选择敏感抗生素。

（二）药学提示

1. 建议选择由肾脏排泄，肾组织和尿液中浓度较高的抗生素。对于病情危重的患者，留取尿标本后立即给予经验性抗生素治疗，药物需覆盖革兰阳性及阴性菌，结合病情考虑覆盖真菌，并根据临床治疗效果和尿培养结果及时进行调整。

2. 使用抗生素时应注意避免肾毒性药物。

（三）注意事项

1. 用药前首先进行尿培养及药敏试验，根据尿培养及药敏结果制订治疗方案。

2. 对于存在尿路结构畸形、狭窄、肿瘤或神经源性膀胱等，如有可能考虑手术治疗。

六、尿路感染护理规范

尿路感染患者在接受规范化治疗的同时，还应结合优质护理措施来促进患者康复，提高患者的生活质量。护理措施如下：

1. 心理干预：护理人员应对尿路感染患者进行健康教育，告知患者疾病病因、治疗效果等相关知识，在与患者进行沟通的时候要给予患者充分的尊重，表达出对患者的关心，鼓励患者积极治疗，调节患者的心理状态，增强患者的治疗依从性。

2. 用药护理：尿路感染患者一般应采用抗生素治疗，在用药前，应对患者进行药物过敏试验。护理人员应观察患者是否出现用药过敏反应、药物毒副作用等情况，从而在出现异常时，及时对患者采取相应的处理措施。

3. 生活指导：尿路感染患者应保持充分的休息，避免熬夜，需要多喝水、勤排尿，注意保持清洁，及时更换衣物和被褥，穿着吸汗透气的棉质内裤，保持宽松、干燥。对于出现高热、尿路刺激的患者应进行卧床休息，并对患者进行定时体温测量，在温度超过 38.5℃时，遵照医嘱对患者进行降温治疗，同时结合物理降温加快患者体温恢复。

4. 留置导管护理：合理选择导尿管，遵循无菌操作原则，对导尿管的固定情况予以确认，保证导尿管通畅，对患者插管皮肤、导管接头进行消毒，加强对患者的观察，尽可能缩短导管留置时间。

七、尿路感染营养治疗规范

尿路感染患者应予清淡饮食，多饮水，避免吃辛辣、刺激食物，以免加重炎症反应，导致患者排尿异常症状更为严重，推荐患者采用少食多餐的方式进食，可以有效降低饮食对尿路的刺激作用，促进患者的病症消退。患者应适量补充维生素，吃一些新鲜的蔬菜、水果，选择一些易于消化的食物，同时增加日常饮水，促进患者排尿。

八、尿路感染患者健康宣教

叮嘱患者应按时用药，不可自行减少药量或终止用药，要定期复查，注意日常卫生，勤更换衣服，采用淋浴方式洗澡，衣物应以宽松、舒适为宜。

九、推荐表单

（一）医师表单

尿路感染临床路径医师表单

适用对象：第一诊断为尿路感染（TCD 编码：BNS070，ICD-10 编码：N39.001）

患者姓名：		性别：	年龄：	门诊号：	住院号：
住院日期：	年 月 日	出院日期：	年 月 日		标准住院日：3~15 天

时间	住院第 1 天 （急诊室或门诊到病房）	住院第 2 天	住院第 3~7 天
主要诊疗工作	□ 询问病史与体格检查（临床表现、体格检查） □ 完善病历 □ 医患沟通，交代病情 □ 监测并管理体温（必要时降温） □ 完善相关辅助检查	□ 上级医师查房记录 □ 评价全身功能状态 □ 评估辅助检查结果 □ 防治并发症 □ 根据初步的检查结果制订下一步诊疗计划 □ 申请必要的相关科室会诊	□ 主任医师查房，书写上级医师查房记录 □ 测体温，评价全身功能状态 □ 根据尿培养结果继续给予抗感染及对症支持治疗
重点医嘱	长期医嘱： □ 肾内科护理常规 □ 一级或二级护理 □ 普食 □ 经验性推荐喹诺酮类或头孢类药物，如有病原学依据则根据病原学酌情选择 临时医嘱： □ 血常规、尿常规、大便常规、血沉 □ 肝肾功能、电解质、血糖、血脂、凝血功能、 □ 泌尿系 B 超、胸 CT 或胸片、心电图 □ 尿培养（应用抗菌药物之前留取标本）、血培养、降钙素原 □ 必要时检查：残余尿超声、静脉肾盂造影（IVP）、腹部 CT、尿查抗酸杆菌	长期医嘱： □ 肾内科护理常规 □ 一级或二级护理 □ 普食 □ 基础疾病用药 临时医嘱： □ 复查异常化验结果 □ 根据病情变化下医嘱	长期医嘱： □ 肾内科护理常规 □ 一级或二级护理 □ 基础疾病用药 临时医嘱： □ 复查异常化验结果 □ 根据病情变化下医嘱 □ 复查尿常规、尿培养、血培养（酌情）
病情变异记录	□无 □有，原因： 1. 2.	□无 □有，原因： 1. 2.	□无 □有，原因： 1. 2.
医师签名			

时间	第 8~13 天	第 14 天	出院日
主要诊疗工作	□ 各级医师查房 □ 评估辅助检查结果 □ 评价全身功能状态 □ 继续抗感染及对症支持治疗 □ 继续防治并发症 □ 必要时相关科室会诊	□ 各级医师查房 □ 评估辅助检查结果 □ 评价全身功能状态 □ 继续抗感染及对症支持治疗 □ 继续防治并发症 □ 必要时相关科室会诊	□ 向患者及家属介绍出院后注意事项，出院后治疗及家庭保健 □ 患者办理出院手续，出院
重点医嘱	长期医嘱： □ 感染内科疾病护理常规 □ 一级或二级护理 □ 普食 □ 基础疾病用药 □ 依据病情下达 临时医嘱： □ 异常检查复查 □ 复查血常规、肾功能、血糖、电解质 □ 复查尿常规、尿培养，根据情况复查血培养 □ 依据病情需要下达	长期医嘱： □ 感染内科疾病护理常规 □ 根据情况调整护理级别 □ 普食 □ 基础疾病用药 □ 依据病情下达 临时医嘱： □ 异常检查复查	出院医嘱： □ 通知出院 □ 依据病情给予出院带药及建议 □ 出院带药 □ 其他危险因素处理 □ 随诊建议 □ 出院后 2 周
病情变异记录	□ 无 □ 有，原因： 1. 2.	□ 无 □ 有，原因： 1. 2.	□ 无 □ 有，原因： 1. 2.
医师签名			

（二）护士表单

尿路感染临床路径护士表单

适用对象：第一诊断为尿路感染（TCD 编码：BNS070，ICD-10 编码：N39.001）

患者姓名：　　　　　　性别：　　年龄：　　门诊号：　　　　住院号：

住院日期：　年　月　日　　出院日期：　年　月　日　　标准住院日：3~15 天

时间	住院第 1 天	住院第 4~6 天	第 7~14 天（出院日）
健康宣教	□ 介绍主管医师及护士 □ 介绍病房环境 □ 介绍住院注意事项 □ 入院护理评估	□ 指导患者留取尿培养标本的注意事项 □ 主管护士与患者沟通，了解并指导心理应对 □ 宣教疾病知识、用药知识及特殊检查操作过程 □ 告知检查及操作前后饮食、活动及探视注意事项及应对方式 □ 养成良好的卫生习惯 □ 饮食指导	□ 活动指导 □ 饮食指导 □ 定期复查 □ 出院带药服用时间及方法 □ 个人卫生习惯指导，养成多饮食、勤排尿的习惯
护理处置	□ 核对患者 □ 建立入院护理病历 □ 卫生处置：剪指甲，更换病号服	□ 随时观察患者病情变化 □ 遵医嘱正确使用抗生素 □ 协助医师完成各项检查化验	□ 办理出院手续 □ 书写出院小结
基础护理	□ 二级护理 □ 晨晚间护理 □ 患者安全管理	□ 二级护理 □ 晨晚间护理 □ 患者安全护理	□ 二级护理 □ 晨晚间护理 □ 患者安全护理
专科护里	□ 护理查体 □ 生命体征的记录 □ 需要时填写跌倒及压疮防范表 □ 需要时请家属陪伴 □ 心理护理	□ 观察患者体温的变化 □ 遵医嘱完成相关检查 □ 心理护理 □ 遵医嘱给药 □ 准确采集尿标本	□ 病情评估 □ 心理护理
重点医嘱	□ 详见医嘱执行单	□ 详见医嘱执行单	□ 详见医嘱执行单
病情变异记录	□无　□有，原因： 1. 2.	□无　□有，原因： 1. 2.	□无　□有，原因： 1. 2.
护士签名			

（三）患者表单

尿路感染临床路径患者表单

适用对象：第一诊断为尿路感染（TCD 编码：BNS070，ICD-10 编码：N39.001）

患者姓名：		性别：	年龄：	门诊号：	住院号：
住院日期：	年 月 日	出院日期：	年 月 日		标准住院日：3~15 天

时间	入院	住院	出院日
医患配合	□ 配合询问病史，请务必详细告知既往史、用药史、过敏史 □ 配合体格检查 □ 如有任何不适告知医师	□ 配合完善相关检查、化验如采血、留尿、心电图等 □ 医师向患者及家属介绍病情，如有异常检查结果，需进一步检查 □ 配合用药及治疗 □ 配合医师调整用药 □ 有任何不适告知医师	□ 接受出院前指导 □ 知道复查程序 □ 获取出院诊断书
医护配合	□ 配合测量体温、脉搏、呼吸、血压、体重 □ 配合完成入院护理评估单（简单询问病史、过敏史、用药史） □ 接受入院宣教（环境介绍、病房规定、订餐制度、贵重物品保管等） □ 有任何不适告知护士	□ 配合测量体温、脉搏、呼吸， □ 询问每日排尿情况 □ 接受相关化验检查宣教，正确留取尿标本，配合检查 □ 有任何不适告知护士 □ 接受输液、服药治疗 □ 注意活动安全，避免坠床或者 □ 跌倒 □ 配合执行探视及陪伴 □ 接受疾病及用药等相关知识指导	□ 接受出院宣教 □ 办理出院手续 □ 获取出院药 □ 知道服用方法、作用及注意事项 □ 知道复印病历方法
饮食	□ 清淡饮食 □ 多饮水	□ 清淡饮食 □ 多饮水	□ 清淡饮食 □ 多饮水
排泄	□ 勤排尿	□ 勤排尿	□ 勤排尿
活动	□ 适当活动	□ 适当活动	□ 适当活动

附：原表单（2016 版）

尿路感染临床路径表单

适用对象：第一诊断为尿路感染（TCD 编码：BNS070，ICD-10 编码：N39.001）

患者姓名：		性别：	年龄：	
住院日期： 年 月 日		出院日期： 年 月 日		标准住院日：3~15 天

时间	住院第 1 天 （急诊室或门诊到病房）	住院第 2 天	住院第 3~7 天
主要诊疗工作	□ 询问病史与体格检查（临床表现、体格检查） □ 完善病历 □ 医患沟通，交代病情 □ 监测并管理体温（必要时降温） □ 完善相关辅助检查 □ 根据情况给予抗感染及对症支持治疗	□ 主治医师查房，书写上级医师查房记录 □ 评价全身功能状态 □ 评估辅助检查结果 □ 防治并发症 □ 根据初步的检查结果制订下一步诊疗计划 □ 申请必要的相关科室会诊	□ 主任医师查房，书写上级医师查房记录 □ 测体温，评价全身功能状态 □ 根据尿培养结果继续给予抗感染及对症支持治疗
重点医嘱	长期医嘱： □ 感染内科疾病护理常规 □ 一级或二级护理 □ 普食 □ 监测生命体征 □ 经验性推荐喹诺酮类或头孢类药物，如有病原学依据则根据病原学酌情选择 □ 依据病情下达 临时医嘱： □ 血常规、尿常规、大便常规、血沉 □ 肝肾功能、电解质、血糖、血脂、凝血功能、感染性疾病筛查（酌情） □ 泌尿系 B 超、胸 CT 或胸片、心电图 □ 根据病情下达病危通知 □ 尿培养（应用抗菌药物之前留取标本）、血培养（酌情）、降钙素原 □ 必要时检查：残余尿超声、静脉肾盂造影（IVP）、腹部 CT、尿查抗酸杆菌	长期医嘱： □ 感染内科疾病护理常规 □ 一级或二级护理 □ 普食 □ 监测生命体征 □ 基础疾病用药 □ 依据病情下达 临时医嘱： □ 复查异常化验结果 □ 根据病情变化下医嘱	长期医嘱： □ 感染内科疾病护理常规 □ 一级或二级护理 □ 普食 □ 监测生命体征 □ 基础疾病用药 □ 依据病情下达 临时医嘱： □ 复查异常化验结果 □ 根据病情变化下医嘱 □ 复查尿常规、尿培养、血培养（酌情）

续 表

时间	住院第1天 （急诊室或门诊到病房）	住院第2天	住院第3~7天
主要 护理 工作	□ 入院宣教及护理评估 □ 正确执行医嘱 □ 观察患者病情变化 □ 监测与管理体温 □ 做好各项护理记录	□ 正确执行医嘱 □ 观察患者病情变化 □ 监测与管理体温 □ 做好各项护理记录	□ 正确执行医嘱 □ 观察患者病情变化 □ 监测与管理体温 □ 做好各项护理记录
病情 变异 记录	□ 无　□ 有，原因： 1. 2.	□ 无　□ 有，原因： 1. 2.	□ 无　□ 有，原因： 1. 2.
护士 签名			
医师 签名			

时间	第 8~13 天	第 14 天	出院日
主要诊疗工作	□ 各级医师查房 □ 评估辅助检查结果 □ 评价全身功能状态 □ 继续抗感染及对症支持治疗 □ 继续防治并发症 □ 必要时相关科室会诊	□ 各级医师查房 □ 评估辅助检查结果 □ 评价全身功能状态 □ 继续抗感染及对症支持治疗 □ 继续防治并发症 □ 必要时相关科室会诊	□ 向患者及家属介绍出院后注意事项，出院后治疗及家庭保健 □ 患者办理出院手续，出院
重点医嘱	长期医嘱： □ 感染内科疾病护理常规 □ 一级或二级护理 □ 普食 □ 基础疾病用药 □ 依据病情下达 临时医嘱： □ 异常检查复查 □ 复查血常规、肾功能、血糖、电解质 □ 复查尿常规、尿培养，根据情况复查血培养 □ 依据病情需要下达	长期医嘱： □ 感染内科疾病护理常规 □ 根据情况调整护理级别 □ 普食 □ 基础疾病用药 □ 依据病情下达 临时医嘱： □ 异常检查复查	出院医嘱： □ 通知出院 □ 依据病情给予出院带药及建议 □ 出院带药 □ 其他危险因素处理 □ 随诊建议 □ 出院后 2 周
主要护理工作	□ 正确执行医嘱 □ 观察患者病情变化	□ 正确执行医嘱 □ 观察患者病情变化	□ 出院带药服用指导 □ 特殊护理指导 □ 告知复诊时间和地点 □ 交代常见的药物不良反应 □ 嘱其定期门诊复诊
病情变异记录	□ 无 □ 有，原因： 1. 2.	□ 无 □ 有，原因： 1. 2.	□ 无 □ 有，原因： 1. 2.
护士签名			
医师签名			

第十章
新月体肾炎临床路径释义

一、新月体肾炎编码
疾病名称及编码：新月体肾炎（ICD-10：N01.7）

二、临床路径检索方法
N01.7

三、国家医疗保障疾病诊断相关分组（CHS-DRG）
MDCL　肾脏及泌尿系统疾病及功能障碍
LS1　肾炎及肾病
LR1　肾功能不全
LL1　肾透析

四、新月体肾炎临床路径标准住院流程

（一）适用对象
第一诊断为急进性肾炎、新月体肾炎（ICD-10：N01.7）。

> **释义**
> ■ 本路径适用于临床表现为急进性肾炎综合征、肾活检病理类型为新月体肾炎的患者。前者为临床诊断，其典型的肾脏病理改变为肾小球内广泛的新月体形成，即新月体肾炎。
> ■ 由非新月体肾炎引起的急进性肾炎综合征，如血栓性微血管病和动脉栓塞性肾脏病，需进入其他相应的临床路径。

（二）诊断依据
根据《临床诊疗指南·肾脏病学分册》（中华医学会编著，人民卫生出版社，2011年）、《临床技术操作规范·肾脏病学分册》（中华医学会编著，人民军医出版社，2009年）。

1. 临床上表现为急进性肾炎综合征，即在肾炎综合征（血尿、蛋白尿、水肿、高血压）基础上，短期内出现少尿、无尿，肾功能急剧下降。
2. 病理：光镜表现为50%以上的肾小球有大新月体形成。
3. 分型
（1）Ⅰ型为抗肾小球基底膜（GBM）抗体型：血清抗GBM抗体阳性，免疫荧光表现为IgG及C3沿肾小球毛细血管袢呈线样沉积。可以合并肺出血（Goodpasture综合征）。部分合并血清抗中性粒细胞胞质抗体（ANCA）阳性。
（2）Ⅱ型称免疫复合物型：免疫荧光表现为IgG（或IgA、IgM）、C3、C1q等呈颗粒状或团块状沉积于肾小球系膜区及毛细血管壁。

(3) Ⅲ型为寡免疫复合物型：免疫荧光表现为无或很少量免疫复合物沉积，多数 ANCA 阳性。

释义

- 本路径的制订主要参考国内权威书籍和诊疗指南。
- 急进性肾炎（临床诊断）是一组临床综合征，其特征性改变是在肾炎综合征（肾小球源性血尿和蛋白尿）的基础上，短期内肾功能急骤恶化，常伴有少尿、无尿。其肾脏病理的特征性表现为肾小球广泛的新月体形成，即新月体肾炎（病理诊断）。因此，两种诊断有时也可通用。
- 新月体肾炎的诊断标准为肾穿刺标本中 50% 以上的肾小球有大新月体（新月体占肾小囊面积 50% 以上）形成。它是肾小球炎症反应中最严重的形态学改变，由肾小球毛细血管袢断裂后，炎症介质和白细胞进入包曼囊，引起上皮细胞增殖和炎症细胞的浸润，后两者一起形成了细胞新月体，后期出现胶原纤维的沉积时又称为细胞纤维性新月体或纤维性新月体。新月体肾炎分为Ⅲ型，如上所述。其中Ⅰ型新月体肾炎合并 ANCA 阳性者又称为Ⅳ型，而Ⅲ型中 ANCA 阴性者又称为Ⅴ型。但由于Ⅰ型和Ⅳ型、Ⅲ型和Ⅴ型之间在临床表现和治疗原则上均相似，目前多数学者仍主张以三型分类为主。
- 急进性肾炎综合征也可由非新月体肾炎的肾脏疾病引起，如血栓性微血管病和动脉栓塞性肾脏病等。但急性肾小管坏死及急性小管间质性肾炎导致的肾功能恶化和少尿，通常不伴有变形红细胞尿、红细胞管型尿以及大量的蛋白尿。当肾小球肾炎合并急性肾小管坏死时，鉴别时需动态观察病情变化、寻找诱因，必要时根据肾穿刺活检来确诊。

（三）治疗方案的选择和依据

根据《临床诊疗指南·肾脏病学分册》（中华医学会编著，人民卫生出版社，2011 年）、《临床技术操作规范·肾脏病学分册》（中华医学会编著，人民军医出版社，2009 年）。

1. 血浆置换（ICD-9-CM-3：99.07）：可采用单膜或双重滤过血浆置换，如采用单膜血浆置换，通常每日或隔日置换 1~2 个血浆容量，一般连续治疗 3~6 次，或至血清抗 GBM 抗体转阴或威胁生命的肺出血停止。
2. 糖皮质激素冲击治疗：甲泼尼龙 7~15mg/kg（0.5~1.0 克/次），每日或隔日一次静脉滴注（30~60 分钟内完成），每 3 次为一疗程；根据病情治疗 1~2 个疗程。
3. 维持性免疫抑制治疗：泼尼松 1mg/（kg·d），4~6 周逐渐减量。同时口服或静脉应用环磷酰胺等免疫抑制剂治疗。
4. 肾脏替代治疗：严重肾功能受损者可给予肾脏替代治疗。
5. 大剂量免疫球蛋白冲击治疗：在细胞毒药物及糖皮质激素使用存在禁忌证或严重药物不良反应、存在感染者可给予丙种球蛋白 0.4g/（kg·d）静脉滴注，疗程 3~5 天。
6. 对症治疗：给予营养支持，维持水、电解质及酸碱平衡等。

释义

- 多数新月体肾炎的病情凶险，进展迅速，一旦确诊后应尽快开始治疗。具体的治疗方案由患者的病因和病理类型决定。

■ 血浆置换可有效地清除循环中的抗 GBM 抗体，因此是 I 型新月体肾炎的首选治疗。对于合并弥漫性肺泡出血的各型新月体肾炎患者，以及Ⅲ型新月体肾炎出现急性肾衰竭进展至透析时，建议给予血浆置换治疗。血浆置换的方案一般为：每次置换量 50ml/kg，每日置换一次直至抗 GBM 抗体转阴且患者没有危及生命的大咯血，或者连续置换 14 次；采用 5%的白蛋白作为置换液时应适当补充新鲜冷冻血浆，对于有肺出血、近期有肾穿刺活检或手术安排或凝血功能障碍的患者，建议选择新鲜冷冻血浆作为置换液。

■ 糖皮质激素是该病的基础治疗，也是最常用的药物。肾脏炎症病变较严重的患者，诱导缓解阶段可选择糖皮质激素冲击治疗，甲泼尼龙 7~15mg/kg（0.5~1.0 克/次），每日或隔日一次静脉滴注（30~60 分钟内完成），每 3 次为一疗程；根据病情治疗 1~3 个疗程。冲击治疗会增加糖皮质激素副作用的发生风险，使用期间需警惕严重感染，密切监测患者血压、血糖、水钠潴留等情况，必要时对症处理。冲击治疗后，继续给予足量激素 1mg/（kg·d）的治疗，根据患者对激素的反应情况，选择合适的激素种类和剂型。

■ 除糖皮质激素外，多数新月体肾炎还需联合应用免疫抑制剂，其中最常用的药物为环磷酰胺。口服环磷酰胺的起始剂量为 2mg/（kg·d），静脉点滴为 0.6~3.0 克/月。

■ 除上述治疗外，还应对患者积极进行对症处理，给予营养支持、维持水电解质的平衡。对应用免疫抑制治疗后出现感染的患者，根据经验或病原学证据给予相应的抗感染治疗，必要时可给予丙种球蛋白 0.4g/（kg·d）静脉滴注，疗程 3~5 天。肾功能严重受损的患者，需给予肾脏替代治疗。

（四）标准住院日

标准住院日 15~21 天。

释义

■ 标准住院日 21~28 天。新月体肾炎患者入院后，完成相关的检查及肾穿刺活检需 1~7 日。血浆置换治疗一般需 14~21 日，同时联合激素及免疫抑制剂的治疗。总住院时间不超过 28 日符合本路径的要求。

（五）进入路径标准

1. 第一诊断必须符合急进性肾炎综合征，病理诊断为新月体肾炎疾病编码（ICD-10：N01.7）。
2. 当患者同时具有其他疾病诊断，但在住院期间不需要特殊处理也不影响第一诊断的临床路径流程实施时，可以进入路径。

> **释义**
> - 进入本路径的患者第一临床诊断为急进性肾炎，同时肾脏病理诊断应符合新月体肾炎，并除外导致急进性肾炎的其他肾脏疾病。
> - 入院后常规检查发现有基础疾病，如高血压、冠状动脉粥样硬化性心脏病、糖尿病、肝功能不全等，经系统评估后对该病的诊断治疗无特殊影响者，可进入路径。但可能增加医疗费用，延长住院时间。

（六）住院期间的检查项目

住院后 1~7 天。

1. 必需的检查项目
（1）血常规（嗜酸性粒细胞+网织红细胞计数+血型）、尿常规、便常规。
（2）肾功能和电解质。
（3）肝功能、血糖、血脂、凝血功能（PT、APTT、FIB）。
（4）24 小时尿蛋白定量、尿红细胞位相。
（5）抗 GBM 抗体、ANCA、抗核抗体（ANA）谱、免疫球蛋白、补体、C 反应蛋白（CRP）、血红蛋白沉降率（ESR）、抗链球菌溶血素 O（ASO）、类风湿因子（RF）等。
（6）感染性疾病筛查（乙型肝炎、丙型肝炎、HIV、梅毒等）。
（7）胸部 X 线片、心电图、腹部超声（双肾、肝、胆、脾、胰）。
（8）如无禁忌，必须行肾脏穿刺活检。

2. 根据患者病情进行的检查项目
（1）肺部 CT。
（2）超声心动图。
（3）冷球蛋白、血和尿免疫固定电泳、血和尿轻链定量、肿瘤标志物。
（4）病原学检查及药敏试验。

> **释义**
> - 血常规、尿常规、便常规是最基本的三大常规检查，进入路径的患者均需完成。其中，血常规中的嗜酸性粒细胞计数对于部分 ANCA 阳性的Ⅲ型新月体肾炎的患者有诊断意义，而网织红细胞计数可反映患者骨髓的造血情况。尿常规可初步提示患者有无蛋白尿和血尿。
> - 除完成尿常规外，患者还应行 24 小时尿蛋白定量以判断蛋白尿的严重程度，必要时可行血和尿免疫固定电泳、血和尿轻链定量、肿瘤标志物等检查鉴别引起蛋白尿的继发因素。同时患者应完成尿红细胞位相以鉴别血尿的来源。
> - 肾功能是反映患者肾脏损伤程度的重要指标，肾功能受损的患者多伴有电解质的紊乱，因此也应同时完成电解质的检查。
> - 免疫方面的检查是明确新月体肾炎的病因的重要检查，包括抗 GBM 抗体、ANCA、抗核抗体（ANA）谱、抗链球菌溶血素 O（ASO）、类风湿因子（RF）等。而补体、C 反应蛋白（CRP）、血红蛋白沉降率（ESR）等可协助判断炎症状态及疾病的活动情况。

■ 血型、感染性疾病筛查用于肾穿刺和血浆置换治疗前的准备，同时有输血指征的患者也必须完成血型检查。

■ 肝功能、血糖、血脂、凝血功能、心电图、X线胸片、超声心动图、腹部超声可评估有无基础疾病，是否影响住院时间、费用、治疗方案及预后；腹部超声还可以提示肾脏的结构和大小，协助判断急慢性病程。有肺出血或者肺部感染的患者，必要时可选择肺CT进一步明确病情。

■ 新月体肾炎的患者多伴有免疫功能的紊乱，使用免疫抑制治疗也会增加感染的风险，对有感染的患者应完成血、尿、便、痰等病原学的检查，有阳性结果者可进一步完成药敏检查，以协助抗感染方案的制订。

■ 急进性肾炎的患者如无禁忌应尽早完成肾穿刺活检，以明确肾脏病理。

（七）治疗方案与药物选择

1. 根据病情，积极纠正水、电解质、酸碱紊乱，必要时肾脏替代治疗。
2. 肾穿刺术前停用抗凝药物，术后酌情使用止血药。
3. 血浆置换：Ⅰ型新月体肾炎、Goodpasture综合征和Ⅲ型急进性肾炎伴肺出血可作为首选治疗。

（1）可以选用单膜血浆置换（PE）或双重滤过血浆置换（DFPP）。
（2）单膜血浆置换量：根据计算的患者血浆量，每次置换1~2倍体积的血浆容量。血浆量计算公式：血浆量（L）= 体重×（1-血细胞比容）×0.065。
（3）置换液：新鲜冷冻血浆首选；不能获得时可以选择5%白蛋白溶液、生理盐水等。
（4）抗凝剂：普通肝素或低分子肝素。
（5）疗程：每日或隔日1次，通常3~6次，或至血中抗GBM抗体转阴。
（6）监测指标：治疗期间监测抗GBM抗体滴度、血小板计数、凝血指标。如果置换液使用非血浆制品，或使用双重滤过血浆置换方法，需监测临床出血表现及血纤维蛋白原、白蛋白水平。
（7）血浆置换必须同时配合糖皮质激素与免疫抑制剂治疗。

4. 糖皮质激素冲击治疗及维持性免疫抑制治疗。
5. 必要时抗感染治疗。
6. 大剂量免疫球蛋白冲击治疗。
7. 加强支持治疗。

释义

■ 新月体肾炎的一般治疗同其他肾脏疾病，包括对症支持治疗，纠正水、电解质及酸碱平衡的紊乱。肾功能严重受损的患者，需进行肾脏替代治疗。

■ 新月体肾炎的治疗方案由患者的病因及病理类型决定。

■ Ⅰ型新月体肾炎病情凶险、预后极差，一旦确诊应尽快开始治疗。标准治疗的方案为血浆置换，联合糖皮质激素和环磷酰胺。①血浆置换可以有效清除循环中的抗GBM抗体，改善患者预后。每日或隔日1次，通常7~14次，或至血中抗GBM抗体转阴。具体方案为：每次置换量50ml/kg，每日1次直至抗体转阴且患者没有危及生命的大咯血，或者连续置换14次；置换液采用5%的白蛋白时需适当补充新鲜冷冻血浆，对于有肺出血、近期有肾穿刺活检或手术安排或凝血功能障碍的患者，可应用新鲜冷冻血浆作为置换液以改善凝血功能。在血浆置换治疗时需监测抗 GBM 抗体的水平以评价疗效，并且监测患者的凝血指标；②糖皮质激素：疾病初期可根据病情选择冲击治疗，甲泼尼龙 7~15mg/（kg·d）（0.5~1 克/次）静脉点滴，连续 3 天。在冲击治疗的同时，密切监测激素相关的副作用。冲击治疗后继续予足量激素治疗，泼尼松 1mg/（kg·d）（最多 60mg/d），至少 4 周，之后逐渐减量，至 6 个月左右停药；③环磷酰胺应早期应用，尽快达到累积剂量，以阻止抗体的持续产生。给药方式可以采用口服 2mg/（kg·d），或静脉点滴，持续应用 2~3 个月，累积剂量 6~8g。对于老年、肾功能不全或白细胞减少的患者，可酌情调整用量。I 型新月体肾炎的患者较少出现复发，不推荐给予长期地维持性免疫抑制治疗。对于该型患者，开始治疗时如已经出现透析依赖、血肌酐 > 600μmol/L 及肾活检中 100% 的肾小球有大新月体形成，则提示肾脏恢复的可能性较小，应酌情衡量血浆置换和免疫抑制治疗的效果与相应的副作用。

■ II 型新月体肾炎相对预后较好，其具体治疗方案取决于基础肾小球疾病的种类。但是由于目前尚缺乏大规模的对照研究，该型新月体肾炎的治疗多来自于临床经验。推荐的治疗方案为甲泼尼龙冲击治疗，续以足量口服激素，持续数周后逐渐减量直至停用，同时联合应用环磷酰胺（口服或静脉给药）。如发生于狼疮性肾炎等系统性疾病的患者，还应该按照原发病的治疗方案进行相应的维持缓解治疗。

■ III 型新月体肾炎的基本治疗方案为糖皮质激素联合环磷酰胺，分为诱导缓解和维持缓解两个阶段。诱导缓解一般先应用甲泼尼龙冲击治疗，用量 7~15 mg/（kg·d），根据病情使用 1~3 个疗程，以迅速控制炎症反应。进而应用口服糖皮质激素联合环磷酰胺。糖皮质激素足量应用 1mg/（kg·d），4~6 周后逐渐减量，在随后的 6 个月内逐渐减量至 10mg/d 或更小剂量维持治疗。口服环磷酰胺的起始剂量为 2mg/（kg·d），静脉点滴为 0.6~1.2 克/月，连续应用 6 个月或直至病情缓解。应当注意的是，不应片面强调环磷酰胺的总量而过早停药，致使不能达到病情完全缓解。采用静脉疗法使用环磷酰胺的患者与每日口服治疗的患者相比，在疾病复发率和预后方面没有差异，但静脉注射环磷酰胺可以显著降低白细胞减少和感染的风险。对于伴有肾衰竭或肺出血的 III 型新月体肾炎患者，血浆置换治疗的作用较为肯定。

（八）肾活检

在入院第 2~7 个工作日之内。
1. 麻醉方式：局部麻醉。
2. 术前准备：术前停用一切抗凝药物（包括具有活血化瘀作用的中药），复查凝血功能正常。
3. 术中用药：麻醉常规用药。
4. 输血：视病情而定。
5. 病理：行免疫荧光、光镜及电镜检查。

释义

■ 肾活检可以确诊患者的肾脏病理类型，还可以提示预后、指导治疗。急进性肾炎的病情危重、预后差，除外禁忌证后均应尽快完成肾活检，以做到早期诊断、早期治疗，改善预后。

■ 行肾活检前需做好相应准备，停用一切影响患者凝血功能的药物（包括活血化瘀的中药），并且确定患者的凝血功能正常、没有明显的出血倾向。穿刺部位采用局部麻醉。穿刺组织需做相应的标本处理，分别送检免疫荧光、光镜及电镜检查。

■ 出现肾穿刺严重并发症者，如肾脏大出血，需退出本路径。

（九）出院标准

1. 肺出血停止，胸部 X 线片显示肺出血基本吸收；无低氧血症。
2. 肾功能稳定。
3. 没有需要住院处理的并发症和/或合并症。

释义

■ 新月体肾炎患者出院前应完成所有必需的检查项目，并进行相应的治疗。

■ 出院前应对受累的重要脏器进行病情的评估，如肾脏、肺脏（较常见的肾外受累器官）。合并有肺出血的患者，经治疗后肺出血应停止，表现为没有明显的咯血，肺部影像学检查显示肺出血基本吸收，且无低氧血症。肾脏方面表现为肾功能稳定，没有明显的进展。同时，没有需住院处理的并发症及合并症，如严重感染等。

（十）变异及原因分析

1. 有严重肾外合并症或严重急性肾损伤并发症，需要在住院期间处理。
2. 新出现其他系统合并症，需要住院治疗。
3. 出现治疗相关的并发症，需要住院期间处理。

释义

■ 患者住院期间出现严重肾外合并症，如合并严重的全身感染（肺部感染或其他部位的感染），严重的出血或栓塞情况（肾穿刺后大出血、肺出血导致呼吸衰竭、肺栓塞、脑出血、脑梗死、消化道大出血、弥散性血管内溶血等），急性心血管事件，精神障碍等，需调整药物治疗、延长住院时间时，应中止本路径；患者出现严重急性肾损伤并发症时，如心力衰竭、尿毒症脑病等，需延长住院时间、增加治疗费用时，应退出本路径。

■ 患者住院期间出现新发的其他系统合并症需住院治疗时，包括心脑血管疾病、内分泌系统疾病以及外科系统疾病等，应退出本路径。

■ 患者住院期间出现治疗相关的并发症，如严重药物过敏、免疫抑制治疗后出现严重全身感染等，需调整药物治疗、延长住院时间时，应退出本路径。

■ 患者住院期间出现不影响治疗方案、住院时间及住院花费的轻微变异时，如因患者月经期需推迟肾穿刺时间等，可不退出本路径。

■ 认可的变异原因主要是指患者入选路径后，在检查及治疗过程中发现患者合并存在事前未知的、对本路径治疗可能产生影响的情况，需要中止执行路径或延长治疗时间、增加治疗费用。医师需在表单中明确说明。

■ 因患者方面的主观原因导致执行路径出现变异,医师需在表单中予以说明。

五、新月体肾炎临床路径给药方案

(一)用药选择

1. 糖皮质激素:糖皮质激素是治疗新月体肾炎的基础药物,也是免疫抑制治疗最重要的药物,它通过作用于细胞发挥抗炎及免疫抑制作用。疾病初期可采用冲击治疗迅速控制炎症反应、诱导疾病缓解,通常采用甲泼尼龙静脉点滴,用量为 7~15mg/(kg·d)或 0.5~1.0 克/次,连续或间隔使用 3 天为 1 个疗程,根据病情使用 1~3 个疗程。进而使用足量的口服或静脉点滴激素 1mg/(kg·d),使用 4~6 周,之后逐渐减量并停用。具体的使用疗程由患者的肾脏病理类型及病因决定。

2. 环磷酰胺:是新月体肾炎最常用的免疫抑制剂,它进入体内转化为活性代谢产物后与 DNA 交联,发挥抑制细胞免疫和体液免疫的作用。环磷酰胺可以口服应用,也可静脉使用。初始剂量为口服 2mg/(kg·d),或每月静脉点滴 1~2 次、每次 0.5~1.0g/m² 体表面积。使用过程中根据血常规及肾功能进行调整。具体的使用疗程由患者肾脏病理类型及病因决定。

(二)药学提示

1. 糖皮质激素:适用于需进行免疫抑制治疗的原发性或继发性肾小球肾炎。已知对该类药物过敏者禁用,合并严重高血压、血栓栓塞、消化性溃疡、精神病史、电解质代谢异常、心肌梗死、内脏手术以及真菌和病毒感染者不宜使用该药物。对于儿童、老年人、肥胖个体以及有糖尿病家族史的患者,由于出现激素副作用的风险更大,需综合权衡药物使用的获益风险比,必要时选择替代方案或进行治疗方案的调整。

2. 环磷酰胺:适用于需进行免疫抑制治疗的原发性或继发性肾小球肾炎。已知对该类药物过敏者禁用,有骨髓抑制、感染、肝损害者需禁用或慎用。肾功能不全者应减少用量,GFR 在 10~50ml/(min·1.73m²)时调整为正常剂量的 75%;GFR 小于 10 ml/(min·1.73m²)时则剂量减半。

(三)注意事项

1. 糖皮质激素:常见的不良反应包括感染、糖耐量下降或糖尿病、骨质疏松、心血管副作用、消化性溃疡、肌病、肾上腺皮质功能不全以及多毛、痤疮、精神症状等。因此,在使用激素时应积极制订策略,尽可能减少患者使用激素治疗的风险。首先,尽可能减少激素的总用量,同时密切监测血压、血糖、水电解质及酸碱平衡,给予相应的对症处理。成人每日应用糖皮质激素 0.5~1mg/kg,预计持续 8~12 周以上者,应在使用激素期间,予维生素 D 1000U/d 联合元素钙 1000mg/d 防治骨质疏松。对出现感染者,完善相应的病原学检查并给予抗感染治疗。

2. 环磷酰胺:环磷酰胺的毒副作用与其剂量相关,常见的较轻的副作用有脱发、恶心和呕吐,可根据情况对症处理。较重的副作用包括骨髓抑制、膀胱毒性、性腺毒性和致癌危险等;①骨髓抑制较常见且呈剂量依赖性。患者应每 2 周检测血常规,在白细胞计数小于 3.0×10⁹/L 时就应调整剂量。骨髓抑制使患者易于发生感染,必要时可给予磺胺类药物预防肺孢子菌的感染;②出血性膀胱炎和移行上皮癌是环磷酰胺治疗的严重并发症,应用静脉冲击的患者应在用药前后静脉水化,口服患者则应每日多饮水;③致癌的危险也呈剂量依赖性,使用期间及停药后需定期监测尿常规和血常规,警惕膀胱肿瘤和血液系统恶性肿瘤的发生;④男性患者还可在精子库保存精子以防止不可逆的性腺损害。女性患者用药期间严禁妊娠和

授乳。

3. 多数新月体肾炎的患者需糖皮质激素联合环磷酰胺进行免疫抑制治疗。两者联用时会增加感染的风险，此时应密切监测患者的临床症状。对已发生感染的患者，完善病原学检查，并积极进行抗感染治疗，必要时可给予丙种球蛋白支持治疗。

六、新月体肾炎护理规范

1. 患者住院期间应进行容量监测，注意体重、尿量；对于少尿、无尿患者，还应记录出入量，必要时利尿治疗。
2. 对于肺部受累的患者，注意有无咯血、憋气等症状，密切监测血压、心率、氧饱和度，必要时给予吸氧、雾化排痰、清理呼吸道等护理。
3. 对于合并感染、发热的患者，应密切监测体温，必要时予以物理降温、抗生素治疗。
4. 行血液透析或血浆置换的患者，应监测患者中心静脉导管情况、警惕感染，同时给予定时换药、封管，评估导管功能。
5. 使用激素及免疫抑制剂期间，进行患者教育，包括房间通风、佩戴口罩、避免接触感染人群，手卫生等。

七、新月体肾炎营养规范

1. 对于合并蛋白尿的患者，限盐（氯化钠<3g/d），提倡优质低蛋白饮食，保证足够热量。
2. 对于合并少尿、无尿的患者，应限制液体摄入、控制容量。
3. 对于肾功能不全的患者，应注意血钾、钙磷代谢、尿酸等指标，根据情况相应调整饮食。

八、新月体肾炎患者健康宣教

1. 使用激素及免疫抑制剂期间，保持良好的个人卫生习惯，避免接触感染人群。
2. 关注尿色，以及尿量、体重的变化。
3. 注意有无咳嗽、咯血及发热等呼吸道症状。
4. 适度体力活动。
5. 遵医嘱服用激素及免疫抑制剂，服用激素期间避免自行突然停药。

九、推荐表单

（一）医师表单

新月体肾炎临床路径医师表单

适用对象：第一诊断为急进性肾炎、新月体肾炎（ICD-10：N01.7）

患者姓名：		性别：	年龄：	门诊号：	住院号：
住院日期：	年 月 日	出院日期：	年 月 日		标准住院日：21~28天

时间	住院第1天	住院第2天
主要诊疗工作	□ 询问病史及体格检查 □ 完成病历书写 □ 上级医师查房 □ 及时处理各种临床危重情况（如严重水、电解质、酸碱失衡等） □ 初步确定是否需要肾脏替代，并制订诊疗方案 □ 向患者交代病情 □ 中心静脉置管	□ 上级医师查房 □ 完成必要的相关科室会诊 □ 确定是否需要肾活检 □ 签署各种必要的知情同意书、自费用品协议书、输血同意书、临时中心静脉置管同意书、肾脏替代同意书等（根据情况） □ 观察病情变化，及时与患者沟通 □ 对症支持治疗
重点医嘱	长期医嘱： □ 肾脏病护理常规 □ 一级或二级护理 □ 优质蛋白饮食 □ 记出入液量 临时医嘱： □ 开具中心静脉置管术医嘱 □ 急查肾功能和电解质，胸部X线片 □ 血常规（嗜酸性粒细胞和网织细胞计数+血型）、尿常规、便常规等检查 □ 肝功能、血糖、血脂、血型、凝血功能（PT、APTT、FIB）、感染性疾病筛查（乙型肝炎、丙型肝炎、HIV、梅毒等） □ 抗GBM抗体、ANCA、ANA谱、免疫球蛋白、补体、CRP、ASO、RF、ESR □ 心电图、腹部超声检查（双肾、肝、胆、脾、胰）	长期医嘱： □ 肾脏病护理常规 □ 一级或二级护理 □ 患者既往基础用药 □ 记出入液量 □ 药物治疗 临时医嘱： □ 甲泼尼龙0.5~1.0g静脉滴注 □ 开具血浆置换医嘱（根据情况） □ 开具肾脏替代医嘱（根据情况） □ 监测肾功能、电解质 □ 监测抗GBM抗体滴度、血小板计数、凝血指标 □ 其他特殊医嘱 □ 必要时查肺部CT、超声心动图、冷球蛋白、血和尿免疫固定电泳、血和尿轻链定量、肿瘤标志物 □ 病原学检查及药敏
病情变异记录	□ 无 □ 有，原因： 1. 2.	□ 无 □ 有，原因： 1. 2.
医师签名		

时间	住院第 3~7 天	住院第 8~21 天	住院第 22~28 天（出院日）
主要诊疗工作	□ 继续强化血浆置换治疗 □ 继续激素冲击治疗 □ 肺出血、肺部感染治疗 □ 必要时肾脏穿刺 □ 必要时使用其他药物等 □ 必要时继续肾脏替代治疗，每次治疗前后评估是否可停止 □ 肾外合并症、并发症的治疗	□ 继续强化血浆置换治疗，监测抗 GBM 抗体浓度 □ 监测肾功能、电解质、血气、凝血指标 □ 上级医师查房，评估一般情况、肺出血、肾功能变化，以及对治疗的反应 □ 评估血浆置换与免疫抑制剂治疗的不良反应并处理 □ 必要时继续肾脏替代治疗	□ 肺出血停止、胸部 X 线片显示肺出血基本吸收；无低氧血症 □ 血浆置换连续治疗 3~14 次，或至血清抗 GBM 抗体转阴或肺出血停止 □ 继续维持性激素及环磷酰胺治疗 □ 评估肾功能，决定继续或停止肾脏替代治疗 □ 如果肾功能不能恢复，与患者共同制订长期肾脏替代治疗方式 □ 没有需要住院处理的并发症和/或合并症 □ 病情平稳后出院
重点医嘱	长期医嘱： □ 肾脏病护理常规 □ 三级或二级护理 □ 患者既往基础用药 □ 记出入液量 □ 药物治疗 临时医嘱： □ 甲泼尼龙 0.5~1.0g 静脉滴注 □ 监测电解质、肾功能 □ 监测抗 GBM 抗体滴度、血小板计数、凝血指标、补体、尿常规 □ 其他特殊医嘱	长期医嘱： □ 肾脏病护理常规 □ 三级护理 □ 患者既往基础用药 □ 记出入液量 □ 泼尼松 1mg/kg 口服 □ 环磷酰胺口服或静脉使用 临时医嘱： □ 监测电解质、肾功能 □ 监测抗 GBM 抗体滴度、血小板计数、凝血指标 □ 其他特殊医嘱	长期医嘱： □ 肾脏病护理常规 □ 三级护理 □ 患者既往基础用药 □ 记出入液量 □ 药物治疗 临时医嘱： □ 监测血常规、电解质、肾功能、抗 GBM 抗体滴度、补体、尿常规 □ 其他特殊医嘱 □ 出院医嘱
病情变异记录	□无 □有，原因： 1. 2.	□无 □有，原因： 1. 2.	□无 □有，原因： 1. 2.
医师签名			

（二）护士表单

新月体肾炎临床路径护士表单

适用对象：第一诊断为急进性肾炎、新月体肾炎（ICD-10：N01.7）

患者姓名：　　　　　　性别：　　年龄：　　门诊号：　　住院号：

住院日期：　年　月　日　　出院日期：　年　月　日　　标准住院日：21~28天

时间	住院第1天	住院第2天
健康宣教	□ 入院宣教 □ 介绍病房环境、设施和设备 □ 入院护理评估	□ 宣教 □ 预防感染
护理处置	□ 核对患者，佩戴腕带 □ 建立入院护理病历 □ 协助患者留取各种标本 □ 测量体重	□ 协助医师完成相关化验 □ 记录出入量、体重
基础护理	□ 一级或二级护理 □ 晨晚间护理 □ 排泄管理 □ 患者安全管理	□ 一级或二级护理 □ 晨晚间护理 □ 排泄管理 □ 患者安全管理
专科护理	□ 护理查体 □ 病情观察 □ 尿色、尿量观察 □ 需要时，填写跌倒及压疮防范表 □ 需要时，请家属陪伴 □ 确定饮食种类 □ 心理护理	□ 病情观察 □ 尿色、尿量观察 □ 遵医嘱完成相关检查 □ 心理护理
重点医嘱	□ 详见医嘱执行单	□ 详见医嘱执行单
病情变异记录	□ 无　□ 有，原因： 1. 2.	□ 无　□ 有，原因： 1. 2.
护士签名		

时间	住院第 3~7 天	住院第 8~21 天	住院第 22~28 天（出院日）
健康宣教	□ 必要时肾穿刺宣教 □ 药物作用及频率 □ 饮食、活动指导	□ 药物作用及频率 □ 饮食、活动指导	□ 出院宣教 □ 复查时间 □ 服药方法 □ 活动休息 □ 指导饮食 □ 指导办理出院手续
护理处置	□ 遵医嘱完成相关检查 □ 记录出入量	□ 遵医嘱完成相关检查 □ 记录出入量	□ 办理出院手续
基础护理	□ 三级或二级护理 □ 晨晚间护理 □ 排泄管理 □ 患者安全管理	□ 三级护理 □ 晨晚间护理 □ 排泄管理 □ 患者安全管理	□ 三级护理 □ 晨晚间护理 □ 排泄管理 □ 患者安全管理
专科护理	□ 病情观察，肾穿刺后检测生命体征 □ 尿色、尿量观察 □ 遵医嘱完成相关检查 □ 心理护理	□ 病情观察 □ 尿色、尿量观察 □ 遵医嘱完成相关检查 □ 心理护理	□ 出院指导
重点医嘱	□ 详见医嘱执行单	□ 详见医嘱执行单	□ 详见医嘱执行单
病情变异记录	□ 无　□ 有，原因： 1. 2.	□ 无　□ 有，原因： 1. 2.	□ 无　□ 有，原因： 1. 2.
护士签名			

（三）患者表单

新月体肾炎临床路径患者表单

适用对象：第一诊断为急进性肾炎、新月体肾炎（ICD-10：N01.7）

患者姓名：		性别：	年龄：	门诊号：	住院号：
住院日期：	年 月 日	出院日期：	年 月 日		标准住院日：21~28 天

时间	入院	住院第 2 天
医患配合	□ 配合询问病史、收集资料，请务必告知既往史、用药史、过敏史 □ 配合医师进行体格检查 □ 有任何不适请告知医师	□ 配合各级医师查房 □ 配合完成入院的各种检查，留取标本 □ 医师将与患者及家属介绍病情，请您签署相应的知情通知书 □ 如需行肾穿刺，医师将与患者及家属谈话，请签署相关知情同意书 □ 有任何不适请告知医师
护患配合	□ 配合测量体温、脉搏、呼吸 3 次，血压、体重 1 次 □ 配合完成入院护理评估（简单询问病史、过敏史、用药史） □ 接受入院宣教（环境介绍、病室规定、订餐制度、贵重物品保管等） □ 配合执行探视和陪伴制度 □ 有任何不适请告知护士	□ 配合测量体温、脉搏、呼吸，询问大便及尿量 □ 接受肾穿刺活检的宣教 □ 接受饮食宣教 □ 接受药物宣教
饮食	□ 遵医嘱饮食	□ 遵医嘱饮食
排泄	□ 正常排尿便	□ 正常排尿便
活动	□ 正常活动或遵医嘱	□ 正常活动或遵医嘱

时间	住院第 3~7 天	住院第 8~21 天	住院第 22~28 天（出院日）
医患配合	□ 配合医师查房及查体 □ 配合医师完成肾穿刺活检 □ 配合完成必要的检查 □ 有任何不适请告知医师	□ 配合医师查房及查体 □ 配合完成必要的检查 □ 有任何不适请告知医师	□ 接受出院前指导 □ 知道复查程序 □ 获取出院诊断书
护患配合	□ 配合测量体温、脉搏、呼吸，询问大便及尿量 □ 配合肾穿刺后测量血压 3 次 □ 接受肾穿刺后宣教 □ 接受输液及口服药物治疗或血浆置换治疗 □ 有任何不适请告知护士	□ 配合测量体温、脉搏、呼吸，询问大便及尿量 □ 接受输液及口服药物治疗或血浆置换治疗 □ 有任何不适请告知护士	□ 接受出院宣教 □ 办理出院手续 □ 获取出院带药 □ 知道服药方法、作用、注意事项 □ 知道复印病历程序
饮食	□ 肾穿刺当日清晨禁食	□ 遵医嘱饮食	□ 遵医嘱饮食
排泄	□ 正常排尿便	□ 正常排尿便	□ 正常排尿便
活动	□ 肾穿刺后 6 小时内平卧，24 小时后可下床活动	□ 正常适度活动，避免劳累 □ 肾穿刺后 1 个月避免腰部负重	□ 正常适度活动，避免劳累 □ 肾穿刺后 1 个月避免腰部负重

附：原表单（2016 年版）

新月体肾炎临床路径表单

适用对象：第一诊断为急进性肾炎，新月体肾炎（ICD-10：N01.7）

患者姓名：		性别：	年龄：	门诊号：	住院号：
住院日期：	年　月　日	出院日期：	年　月　日		标准住院日：15~21 天

时间	住院第 1 天	住院第 2 天
主要诊疗工作	□ 询问病史及体格检查 □ 完成病历书写 □ 上级医师查房 □ 及时处理各种临床危重情况（如严重水、电解质、酸碱失衡等） □ 初步确定是否需要肾脏替代，并制订诊疗方案 □ 向患方交代病情 □ 中心静脉置管	□ 上级医师查房 □ 完成必要的相关科室会诊 □ 确定是否需要肾活检 □ 签署各种必要的知情同意书、自费用品协议书、输血同意书、临时中心静脉置管同意书、肾脏替代同意书等（根据情况） □ 观察病情变化，及时与患方沟通 □ 对症支持治疗
重点医嘱	长期医嘱： □ 肾脏病护理常规 □ 一级护理 □ 优质蛋白饮食 □ 记出入液量 临时医嘱： □ 甲泼尼龙 0.5~1.0g 静脉点滴 □ 开具中心静脉置管术医嘱 □ 急查肾功能和电解质，胸部 X 线片 □ 血常规（嗜酸和网织细胞计数+血型）、尿常规、便常规等检查 □ 肝功能、血糖、血脂、血型、凝血功能（PT、APTT、FIB）、感染性疾病筛查（乙型肝炎、丙型肝炎、HIV、梅毒等） □ 抗 GBM 抗体、ANCA、ANA 谱、免疫球蛋白、补体、CRP、ASO、RF、ESR □ 心电图、腹部超声检查（双肾、肝、胆、脾、胰）	长期医嘱： □ 肾脏病护理常规 □ 一级护理 □ 患者既往基础用药 □ 记出入液量 □ 药物治疗 临时医嘱： □ 甲泼尼龙 0.5~1.0g 静脉滴注 □ 开具血浆置换医嘱（根据情况） □ 开具肾脏替代医嘱（根据情况） □ 监测肾功能、电解质 □ 监测抗 GBM 抗体滴度、血小板计数、凝血指标 □ 其他特殊医嘱 □ 必要时查肺部 CT、超声心动图、冷球蛋白、血和尿免疫固定电泳、血和尿轻链定量、肿瘤标志物 □ 病原学检查及药敏
主要护理工作	□ 入院宣教 □ 介绍病房环境、设施和设备 □ 入院护理评估	□ 宣教 □ 预防感染
病情变异记录	□ 无　□ 有，原因： 1. 2.	□ 无　□ 有，原因： 1. 2.
护士签名		
医师签名		

时间	住院第 3~7 天	住院第 8~14 天	住院第 15~21 天（出院日）
主要诊疗工作	□ 继续强化血浆置换治疗 □ 继续激素冲击治疗 □ 肺出血、肺部感染治疗 □ 必要时肾脏穿刺 □ 必要时使用其他药物等 □ 必要时继续肾脏替代治疗，每次治疗前后评估是否可停止 □ 肾外合并症、并发症的治疗	□ 继续强化血浆置换治疗，监测抗 GBM 抗体浓度 □ 监测肾功能、电解质、血气、凝血指标 □ 上级医师查房，评估一般情况、肺出血、肾功能变化，以及对治疗的反应 □ 评估血浆置换与免疫抑制剂治疗的不良反应并处理 □ 必要时继续肾脏替代治疗	□ 肺出血停止、胸部 X 线片显示肺出血基本吸收；无低氧血症 □ 血浆置换连续治疗 3~6 次，或至血清抗 GBM 抗体转阴或肺出血停止 □ 继续维持性激素及环磷酰胺治疗 □ 评估肾功能，决定继续或停止肾脏替代治疗 □ 如果肾功能不能恢复，与患者共同制订长期肾脏替代治疗方式 □ 没有需要住院处理的并发症和/或合并症 □ 病情平稳后出院
重点医嘱	长期医嘱： □ 肾脏病护理常规 □ 一级护理 □ 患者既往基础用药 □ 记出入液量 □ 药物治疗 临时医嘱： □ 甲泼尼龙 0.5~1.0g 静脉滴注 □ 监测电解质、肾功能 □ 监测抗 GBM 抗体滴度、血小板计数、凝血指标、补体、尿常规 □ 其他特殊医嘱	长期医嘱： □ 肾脏病护理常规 □ 一级或二级护理 □ 患者既往基础用药 □ 记出入液量 □ 泼尼松 1mg/kg 口服 □ 环磷酰胺口服或静脉使用 临时医嘱： □ 监测电解质、肾功能 □ 监测抗 GBM 抗体滴度、血小板计数、凝血指标、 □ 其他特殊医嘱	长期医嘱： □ 肾脏病护理常规 □ 二级或三级护理 □ 患者既往基础用药 □ 出入液量 □ 药物治疗 临时医嘱： □ 监测血常规、电解质、肾功能、抗 GBM 抗体滴度、补体、尿常规 □ 其他特殊医嘱 □ 出院医嘱
主要护理工作	□ 观察患者病情变化 □ 心理与生活护理 □ 预防感染	□ 观察患者病情变化 □ 心理与生活护理 □ 预防感染	□ 观察患者病情变化 □ 心理与生活护理 □ 出院指导
病情变异记录	□无 □有，原因： 1. 2.	□无 □有，原因： 1. 2.	□无 □有，原因： 1. 2.
护士签名			
医师签名			

第十一章

Ⅰ型新月体肾炎血浆置换治疗临床路径释义

一、Ⅰ型新月体肾炎血浆置换治疗编码

疾病名称及编码：Ⅰ型新月体肾炎（ICD-10：N01.7）

Goodpasture综合征（ICD-10：M31.001）

抗肾小球基底膜病（ICD-10：M31.002† N08.5*）

肺出血肾炎综合征相关肾小球肾炎（ICD-10：M31.003† N08.5*）

手术操作名称及编码：血浆置换治疗（ICD-9-CM-3：99.0702）

二、临床路径检索方法

（N01.7/ M31.001/ M31.002/ M31.003）伴 99.0702

三、国家医疗保障疾病诊断相关分组（CHS-DRG）

MDCL　肾脏及泌尿系统疾病及功能障碍

LS1　肾炎及肾病

四、Ⅰ型新月体肾炎血浆置换治疗临床路径标准住院流程

（一）适用对象

第一诊断为Ⅰ型新月体肾炎（ICD-10：N01.7）/Goodpasture综合征（ICD-10：M31.001）/抗肾小球基底膜病（ICD-10：M31.002†N08.5*）/肺出血肾炎综合征相关肾小球肾炎（ICD-10：M31.003†N08.5*）。

行血浆置换治疗（ICD-9-CM-3：99.0702）。

> **释义**
>
> ■ 抗肾小球基底膜病是由抗基底膜（glomerular basement membrane，GBM）抗体介导的自身免疫性疾病，临床以急进性肾小球肾炎伴或不伴肺出血为特征，主要累及肺和肾脏。病变局限在肾脏时称为抗肾小球基底膜肾炎或Ⅰ型新月体肾炎，同时累及肺和肾脏时表现为肺出血-肾炎综合征（Goodpasture综合征）。本疾病特点是外周血中可检测到抗GBM抗体和/或肾活检肾小球基底膜上可见抗GBM抗体呈线样沉积。
>
> ■ 血浆置换（plasma exchange，PE）是一种用来清除血液中大分子物质的血液净化疗法。其基本过程是将患者血液经血泵引出，经过血浆分离器，分离血浆和细胞成分，去除致病血浆或选择性的去除血浆中的某些致病因子，然后将细胞成分、净化后血浆及所需补充的置换液输回体内。血浆置换是治疗本病最重要的措施之一，对阻止本病进展，改善预后有重要意义。
>
> ■ 本临床路径适用对象是第一诊断为Ⅰ型新月体肾炎/Goodpasture综合征/抗肾小球基底膜病，需行血浆置换治疗的患者。对于存在血浆置换禁忌证，已进入终末期肾病需要长期肾脏替代治疗或存在严重并发症如合并有重症感染、呼吸衰竭需机械通气、大咯血致失血性休克等影响第一诊断的临床路径流程实施的患者不进入本路径。

（二）诊断依据

根据《临床诊疗指南·肾脏病学分册》（中华医学会编著，人民卫生出版社，2011年）、《临床技术操作规范·肾脏病学分册》（中华医学会编著，人民军医出版社，2009年）。

1. 临床上表现：为急进性肾炎综合征，即在肾炎综合征（血尿、蛋白尿、水肿、高血压）基础上，短期内出现少尿、无尿，肾功能急剧下降。可以合并肺出血（Goodpasture病）。
2. 可以合并肺出血（Goodpasture病）。
3. 病理：免疫荧光表现为IgG及C3沿肾小球毛细血管袢呈线样沉积。光镜表现为50%以上的肾小球有大新月体形成。
4. 血清中抗GBM抗体阳性。

释义

- 大多数患者肾脏损害起病急骤，表现为急进性肾炎综合征，短时间内出现水肿、少尿、肾功能进行性恶化，需肾脏替代治疗。尿液检查有大量多形红细胞尿及红细胞管型，25%患者可有肉眼血尿。蛋白尿为中等量，大量蛋白尿及典型肾病综合征者仅占25%。多数患者合并轻、中度高血压和中度贫血。

- 本病最突出的病理改变是大量新月体形成及肾小球纤维素样坏死，肾小球病变可较快进展为硬化性病变，表现为肾小球节段硬化及球性硬化等。由于肾小球病变严重，绝大多数患者有明显急性肾小管损伤，表现为肾小管上皮细胞扁平、刷状缘脱落（特别是近端肾小管）和肾小管上皮细胞坏死，可伴肾小管上皮细胞再生。此外，还见局灶性肾小管炎。间质炎症反应和纤维化病变程度与肾小球病变严重程度和病程平行。急性期表现为明显间质水肿，慢性期则代之以间质纤维化。间质小动脉坏死性病变并不突出，伴有ANCA阳性者血管病变可与ANCA相关性血管炎相似，表现为坏死性动脉炎、小动脉炎以及白细胞破损性血管炎等，血管壁及周围可见炎细胞浸润、血管壁纤维素变性和血管壁坏死断裂。

- 免疫荧光特征性表现为IgG沿肾小球毛细血管袢呈线样沉积，通常伴有C3呈非连续性线条样或颗粒样沉积。当新月体挤压毛细血管袢致其开放不良时，IgG线样沉积可不典型。

- 血清抗GBM抗体对本病的诊断具有重要价值，抗GBM抗体效价与病情严重程度及预后等相关，动态监测血清抗GBM抗体效价对于判断病情变化和疗效均有重要意义。检测血清抗GBM抗体的方法包括免疫荧光法、酶联免疫吸附法（ELISA）、免疫印迹法（Western blotting）等。其中以新鲜正常人肾组织切片为底物的间接免疫荧光法只能定性，不能定量，且敏感性较差；ELISA敏感性及特异性较高，其应用最为广泛。

- 2/3以上患者伴有肺出血，可发生在肾脏症状出现之前数日至数年，也可出现在肾脏损伤之后，有自发缓解及反复发作的倾向。典型肺出血表现为不同程度的咯血，重者为大咯血，轻者仅表现为痰中带血。发作时表现为咳嗽、气促、胸闷，但不伴有发热、胸痛、胸膜炎，重者伴有呼吸困难和呼吸衰竭，影像学表现为弥漫性肺泡出血。

（三）治疗方案的选择

根据《临床诊疗指南·肾脏病学分册》（中华医学会编著，人民卫生出版社，2011年）、《临床技术操作规范·肾脏病学分册》（中华医学会编著，人民军医出版社，2009年）。

1. **血浆置换**：可采用单膜或双重滤过双重膜血浆置换，如采用单膜血浆置换，通常每日或隔日置换1~2个血浆容量，病情稳定可延至每周2~3次，一般连续治疗5~14次，或直至血清抗 GBM 抗体转阴或危及生命的肺出血停止。

2. 糖皮质激素冲击治疗：结合肾活检病理改变判断治疗的计量，甲泼尼龙每次 7~15mg/kg（每次 0.3~1.0g），每日或隔日 1 次静脉滴注（30~60 分钟内完成），每 3 次为一疗程；根据病情治疗 1~2 个疗程。

3. 维持性免疫抑制治疗：泼尼松 1mg/（kg·d）（最大计量 60mg/d），4~6 周后逐渐减量。同时口服或静脉应用环磷酰胺等免疫抑制剂治疗。

4. 肾脏替代治疗：严重肾功能受损者可给予肾脏替代治疗。

5. 对症治疗：给予积极支持治疗，维持水、电解质及酸碱平衡等。

释义

■ 本病是一种快速发展，甚至危及生命的疾病，一旦确诊应迅速采取积极措施进行治疗。其主要治疗措施包括：①清除抗 GBM 抗体；②免疫抑制治疗，保护肺、肾功能；③支持治疗。标准治疗方案为：血浆置换+糖皮质激素（可冲击+口服）+细胞毒药物（环磷酰胺等）。

■ 血浆置换是首选治疗。包括单重（单膜）血浆置换、双重血浆置换（double filtration plasmapheresis, DEPP）。单重血浆置换是利用离心或膜分离技术分离并丢弃体内含有高浓度致病因子的血浆，同时补充同等体积的新鲜冷冻血浆或新鲜冷冻血浆加少量清蛋白溶液。双重血浆置换是使血浆分离器分离出来的血浆再通过膜孔径更小的血浆成分分离器，将患者血浆中相对分子质量远远大于清蛋白的致病因子，如免疫球蛋白、免疫复合物、脂蛋白等丢弃，将含有大量清蛋白的血浆成分回输至体内，它可以利用不同孔径的血浆成分分离器来控制血浆蛋白的除去范围。通常每日或隔日置换 1~1.5 个血浆容量，直至血清抗 GBM 抗体转阴，或危及生命的肺出血停止。采用 5% 的白蛋白作为置换液时应适当补充新鲜冷冻血浆，对于有肺出血、近期有肾穿刺活检或手术安排或凝血功能障碍的患者，可应用新鲜冷冻血浆作为置换液以改善凝血功能。

■ 早期给予糖皮质激素治疗可控制急性炎症、调节 T 细胞功能，对改善预后也有重要意义。环磷酰胺是治疗本病最主要的细胞毒药物，在糖皮质激素和血浆置换治疗的同时，应采用免疫抑制剂以减少抗体的产生，抑制活化 T 细胞和巨噬细胞产生炎症因子及细胞因子。

■ 发病后前几天最严重的并发症是因肺出血导致的呼吸衰竭，合并呼吸衰竭可能需要气管插管和机械通气，肺出血严重者可伴有失血性休克。治疗中后期最严重的并发症为感染，应严密监测患者的血常规、胸片及肺部体征。

（四）标准住院日为 14~30 天

释义

■ 根据患者病情及对症治疗的反应，住院时间可低于上述住院天数。

■ 部分患者肾功能下降需要肾脏替代治疗，如短期内脱离透析，肾功能稳定，可出院门诊随访。部分透析治疗 3 周以上肾功能仍无明显恢复患者，可根据病情进展情况判断肾脏的预后，拟定下一步治疗计划，住院日可适当延长。

（五）进入路径标准

1. 第一诊断必须符合 ICD-10：N01.7I 型新月体肾炎疾病编码或 ICD-10：M31.001 Goodpasture 综合征疾病编码或 ICD-10：M31.002†N08.5*抗肾小球基底膜病疾病编码或ICD-10：M31.003†N08.5*肺出血肾炎综合征相关肾小球肾炎疾病编码。
行血浆置换治疗（ICD-9-CM-3：99.0702）。
2. 患者同时合并肺出血（Goodpasture 病）。
3. 抗 GBM 抗体阳性。

> **释义**
>
> ■ 血浆置换可快速清除循环中的抗 GBM 抗体，是治疗本病的重要手段，如有血浆置换治疗相对禁忌证（对血浆、人血清蛋白、肝素等有严重过敏史，药物难以纠正的全身循环衰竭，非稳定期的心、脑梗死，颅内出血或严重脑水肿伴有脑疝，存在精神障碍而不能很好配合等），不宜行血浆置换的患者不进入本路径。
>
> ■ 抗 GBM 抗体阳性是诊断本病的重要依据，血清学阴性者可不进入本路径。
>
> ■ 临床路径适用对象不包括已发展至终末期肾病，需要长期肾脏替代治疗的患者。
>
> ■ 合并有重症感染、呼吸衰竭需机械通气、大咯血致失血性休克等影响第一诊断的临床路径流程实施时不进入本路径。

（六）血浆置换治疗

1. 可以选用单膜血浆置换（PE）或双重滤过血浆置换（DFPP）。
2. 单膜血浆置换量：根据计算的患者血浆量，每次置换 1~2 个血浆容量。
血浆量计算公式：血浆量（L）= 体重×（1 - 血细胞比容 HCT）×0.065
3. 置换液：合并肺出血（Goodpasture 病）的患者首先选择新鲜冰冻血浆，无新鲜血浆时，可以选择 5%白蛋白溶液（用生理盐水稀释），或血浆联合白蛋白溶液等。
4. 抗凝剂：普通肝素、低分子肝素、阿加曲班、枸橼酸钠。
5. 疗程：每日或隔日 1 次，直至血中抗 GBM 抗体转阴或危及生命的肺出血停止。
6. 监测指标：治疗期间监测抗 GBM 抗体滴度、血小板计数、凝血指标。如果置换液使用非血浆制品，或使用双重滤过血浆置换方法，需监测临床出血表现及血纤维蛋白原、白蛋白水平。
7. 血浆置换必须同时配合糖皮质激素与免疫抑制剂治疗。

> **释义**
>
> ■ 血浆置换前需行中心静脉置管，使用合适长度的双腔导管，优先选择右侧颈内静脉，其次为股静脉，最后为左侧颈内静脉。中心静脉置管后应加强护理，隔天或使用后进行换药、肝素盐水封管，严禁使用透析用中心静脉导管进行输液。
>
> ■ 肺出血或近期肾活检等有创性诊疗患者应在每次治疗结束前补充 300~400ml 新鲜冷冻血浆以补充凝血因子，也可根据凝血指标判断是否补充新鲜冷冻血浆。
>
> ■ 一旦确诊本病应尽早给予血浆置换治疗，如高度疑似本病，可在等待确诊的同时优先行血浆置换治疗。

> ■ 单膜血浆置换量：根据计算的患者血浆量，每次置换 1~1.5 倍体积的血浆容量。血浆量计算公式：血浆量（L）= 体重 × (1-HCT) × 0.065
> ■ 置换液：5% 白蛋白溶液；如存在弥漫性肺泡出血，以血浆为置换液。首选 5% 白蛋白+生理盐水，置换后适当补充新鲜冷冻血浆；近期拟进行有创操作者可以选择新鲜冷冻血浆进行置换。
> ■ 抗凝剂：普通肝素或低分子肝素。
> ■ 疗程：每日或隔日 1 次，直至抗 GBM 抗体转阴或致命的肺出血停止。

（七）住院后 1~7 天（工作日）

1. 必需的检查项目：
(1) 血常规（嗜酸性粒细胞+网织红细胞计数）、尿常规、大便常规。
(2) 肾功能、电解质及酸碱平衡。
(3) 动脉血气分析。
(4) X 线胸片或肺部 CT。
(5) 抗肾小球基膜抗体（抗 GBM 抗体）、抗中性粒细胞胞浆抗体（ANCA）、抗核抗体（ANA）、ENA 抗体谱、免疫球蛋白、补体、C 反应蛋白（CRP）、红细胞沉降率（ESR）、抗链球菌溶血素 O（ASO）、类风湿因子（RF）。
(6) 肝功能、血糖、血型、感染性疾病筛查（乙型肝炎、丙型肝炎、HIV、梅毒等）、凝血功能（PT、APTT、FIB）。
(7) 腹部超声（双肾、肝、胆、脾、胰），心电图。
(8) 排除禁忌证，肾脏穿刺活检。

2. 根据患者病情可选择的检查项目：
(1) 超声心动图。
(2) 痰含铁血黄素。
(3) 感染相关指标：降钙素原、真菌 G 试验、GM 试验、IL-6、结核三项、PPD 试验等。
(4) 病原学检查及药敏试验。
(5) 冷球蛋白、血和尿免疫固定电泳、血和尿轻链定量、肿瘤标志物。

> **释义**
> ■ 必查项目检测是为了保证根据患者具体病情作相应治疗选择，其中三大常规可以了解血、尿、便的基本情况。肾功能、双肾超声（包括双肾长径、肾皮质厚度）、电解质及酸碱平衡可以评价患者肾脏损害程度以及是否存在酸碱失衡。动脉血气、胸片及肺部 CT 用来评估患者肺部病变的严重程度。肝功能、血糖可以判断有无基础疾病。凝血功能（PT、APTT、FIB、INR、D-二聚体）、感染性疾病筛查（乙型肝炎、丙型肝炎、HIV、梅毒等）、血型为行肾穿刺活检或血浆置换准备所需。抗 GBM 抗体、ANCA、ANA 谱、补体 C3、C4、免疫球蛋白（包括 IgG、IgA、IgM）、RF、CRP、ESR、ASO 有助于诊断该疾病以及活动程度。肝胆胰脾超声、心电图等为了评价腹部、心脏等基础疾病。相关人员应认真分析检查结果，以便及时发现异常情况并采取对应处置。

■ 肾活检是诊断本病的重要依据之一，此项检查应根据患者一般状态尽快完成。
■ 如患者无肾活检禁忌证，如明显出血倾向和/或凝血功能障碍、孤立肾、大量腹腔积液，未能控制的高血压或低血压、精神疾病或不能配合等，均应当行肾活检。可选择项目中，超声心动图为了更好地评估患者的心脏结构和功能，痰含铁血黄素用以判断患者有无肺出血。

（八）治疗方案与药物选择

1. 根据病情，积极纠正水、电解质、酸碱平衡紊乱，加强支持治疗。
2. 必要时肾脏替代治疗。
3. 必要时抗感染治疗。
4. 激素或激素联合血浆置换治疗。

释义

■ 肾脏替代治疗可选择血液透析或腹膜透析，但仍应首选血液透析。
■ 肾穿刺术术后可能出现血尿、动静脉瘘、肾周围血肿等并发症，可在术前或术后酌情选择止血药物，如注射用尖吻蝮蛇血凝酶等。
■ 如患者合并感染，应在使用抗生素前留取标本进行病原学检查，并根据《抗菌药物临床应用指导原则》（卫医发〔2015〕43号）合理选择抗生素，应尽量选用肾毒性较小的抗生素，同时根据估算肾小球滤过率（eGFR）调整剂量。

（九）手术日为入院第2~7个工作日之内（如需肾活检）

1. 麻醉方式：局部麻醉。
2. 术前准备：术前停用一切抗凝药物（包括具有活血化瘀作用的中药）天数视药物种类而定，复查凝血功能正常。
3. 术中用药：麻醉常规用药。
4. 输血：视病情而定。
5. 病理：行免疫荧光、光镜及电镜检查。

释义

■ 对于进行血浆置换或肾脏替代治疗患者，肾活检应在无抗凝剂治疗后次日进行为宜，肾穿刺当天检查凝血功能，避免中心静脉置管封管肝素影响凝血功能。穿刺后根据病情决定下次血浆置换或肾脏替代治疗时间。
■ 肾脏活检术后应严密观察患者是否有血尿及肾包膜下血肿，术后3天应复查双肾超声，了解血肿情况。
■ 本病肾组织的电镜表现与光镜相同，如无条件进行电镜检测，可仅进行免疫荧光、光镜检查。

(十) 出院标准

1. 肺出血停止，X线胸片或肺部CT显示肺出血基本吸收；无低氧血症。
2. 肾功能稳定。
3. 无需要住院处理的并发症和/或合并症。

> **释义**
>
> ■ 出院标准以患者临床症状、体征和实验室检查为评判标准。患者应无需住院处理的相关并发症和/或合并症，肾穿刺伤口愈合良好。
>
> ■ 部分患者最终将进展至终末期肾病，需要进行维持性透析治疗。医师可根据病情进展情况判断肾脏的预后，可视情况安排门诊透析治疗。

(十一) 变异及原因分析

1. 有严重肾外合并症或严重急性肾损伤并发症，需要在住院期间处理。
2. 新出现其他系统合并症，需要住院治疗。
3. 出现治疗相关的并发症，需要住院期间处理。

> **释义**
>
> ■ 如患者终末期肾病，可转入终末期肾脏病临床路径。
>
> ■ 微小变异：因为医院检验项目的及时性，不能按照要求完成检查；因为节假日不能按照要求完成检查；患者不愿配合完成相应检查，短期不愿按照要求出院随诊。
>
> ■ 重大变异：因基础疾病需要进一步诊断和治疗；因各种原因需要其他治疗措施；医院与患者或家属发生医疗纠纷，患者要求离院或转院；不愿按照要求出院随诊而导致住院时间明显延长。

五、I型新月体肾炎血浆置换治疗给药方案

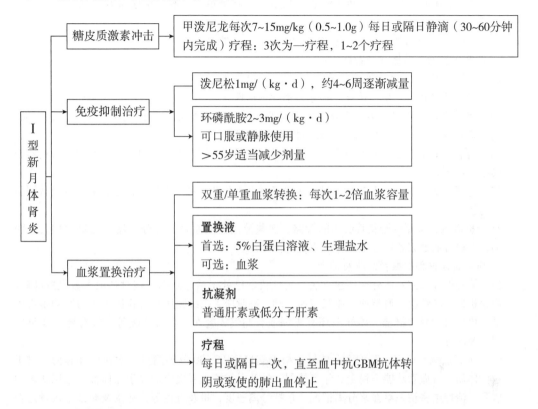

（一）用药选择

1. 除了出现透析依赖或在足够的肾穿刺活检标本中有100%的新月体形成及没有肺出血的患者外，所有的患者起始治疗时均血浆置换联合环磷酰胺及糖皮质激素。
2. 一旦诊断确定，本病的起始治疗便不能延迟。假如高度怀疑此诊断，等待确认诊断的同时优先给予大剂量糖皮质激素联合血浆置换的起始治疗。

（二）药学提示

1. 有以下情况一般不使用糖皮质激素，包括活动性消化性溃疡、肝硬化和门脉高压引起的消化道大出血、新近接受胃肠吻合术。有以下情况时使用糖皮质激素应严格掌握指征，用药过程中密切随访，及时防治不良反应，包括严重感染（病毒、细菌、真菌和活动性结核等）、严重的骨质疏松、严重糖尿病、严重高血压、精神病、青光眼、病毒性肝炎。
2. 使用细胞毒药物（环磷酰胺）时每周至少检测2次血常规，如果白细胞计数 $< 3.5 \times 10^9$/L，停止使用细胞毒药物，白细胞计数恢复正常后可减少剂量使用，必要时可使用粒细胞集落刺激因子。

（三）注意事项

本病是一种进展迅速的疾病，预后差，早期应用血浆置换和激素冲击联合环磷酰胺治疗，85%的患者可存活，40%的患者进入终末期肾脏病。经过免疫抑制治疗后，一旦缓解，几乎不会复发。故早期诊断和及时给予充分的血浆置换和激素冲击联合环磷酰胺治疗是治疗本病的关键。

六、I型新月体肾炎血浆置换治疗护理规范

1. 做好一般病情观察，根据护理级别每日记录好体温、脉搏、呼吸、血压、血氧饱和度，

记录每日入出液量，大便次数，鼓励患者每日称体重，记录体重变化，注意有无咳嗽、咯血、恶心、呕吐、呕血、便血等症状，观察有无呼吸道、口腔、泌尿系及皮肤感染的症状体征。

2. 掌握无菌操作原则，做好中心静脉置管的观察与护理。

3. 血浆置换治疗前做好患者评估：

（1）了解患者病史、（原发病、治疗方法）、输血史和过敏史。

（2）评估患者体重、生命体征、神志、治疗依从性。

（3）评估患者血常规、出凝血指标、血清白蛋白、血清球蛋白、血电解质（钠、钾、氯、钙、磷）、肝功能、肾功能及与原发病相关的指标等。

（4）评估患者血管通路及血流量，确认静脉回路通畅，以免静脉压升高而引起血浆分离器破膜或再循环。

（5）危重患者应详细了解病情，进行风险评估并做好相应的风险防范准备，如备齐抢救用品及药物等。

4. 根据医嘱，按照机器及其所用的管路、血浆分离器或血浆成分分离器等耗材的相关说明书，严格遵照血浆置换标准操作规程进行治疗。

5. 血浆置换过程中患者监测及护理：

（1）体外循环监测：体外循环建立后，确认机器已处于治疗状态，核对各项参数设置准确。观察机器运转情况，血流速、血浆流速、动、静脉压、二级膜压及跨膜压等压力监测是否正常；机器有无异常报警，体外循环有无漏血、漏气、凝血、溶血情况等，如有异常及早发现、及时处理。

（2）加强监测与巡视，监护生命体征，根据病情每15~30分钟测量一次血压和脉搏，对于过敏体质、心血管功能不稳定、年老体弱、幼儿、重症患者更应加强生命体征、意识状态的监测。治疗中密切观察血浆分离情况，包括分离速度，量及颜色等，补浆及弃浆出入量是否平衡。对躁动、不配合治疗的患者严加看护，防止坠床、脱管等。询问患者感觉，重视患者主诉，注意有无过敏、出血、低钙、低血压等不良反应，及早发现通知医生，根据医嘱及时采取处理措施。

6. 血浆置换结束后正确处理患者血管通路，妥善固定并交代注意事项。测量血压、脉搏，防跌倒、体位性低血压。注意有无过敏、出血、低钙、低血压等不良反应。

7. 以患者为中心，人文关怀及心理护理贯穿全程，沟通有效，能做到关心患者，确保安全。

七、I型新月体肾炎血浆置换治疗营养治疗规范

1. 优先选择肠内营养，鼓励患者经口进食。

2. 限盐限钾限水优质蛋白饮食，保证足够热量，重症或透析患者加强营养支持。

八、I型新月体肾炎血浆置换治疗患者健康宣教

1. 保持病室环境整洁，适宜的温度湿度，每日通风，减少探视，注意保暖，避免受寒，避免出入人多密集地点，外出戴口罩，避免交叉感染。

2. 注意个人卫生，重视中心静脉置管护理：

（1）沐浴方式：①颈内静脉置管者采用上擦下冲的沐浴方式，洗头采用干式或平躺式洗头法；②锁骨下或股静脉置管者可使用肛袋保护导管，小心淋浴。

（2）导管卫生：①导管敷料保持清洁干燥，如有潮湿、污染或敷料粘贴不严时及时更换按时换药封管，每周2~3次，换药时戴口罩；②注意及时治疗鼻腔或其他部位致病菌感染。

（3）导管安全：①导管妥善固定，导管夹处于夹闭状态，缝合线脱落及时缝合；②活动时注意保护导管，避免剧烈运动，切勿拉扯导管；③股静脉置管者卧床时床头角度小于40°，可短距离行走，禁止坐轮椅。

（4）注意事项：① 导管不能靠近任何锐器；② 颈静脉置管者不易穿高领或套头衣服；③ 导管不能用于输血、输液、抽血、监测中心静脉压等；④ 卧位时不能压迫导管；⑤ 导管一旦脱出不能自行重新送回血管内。

3. 限盐限钾限水优质蛋白饮食，每日称重，记录入液及出液量，保持入出平衡。
4. 规律应用药物，特别是激素类药物，不能擅自停药或减量。

九、推荐表单
(一) 医师表单

Ⅰ型新月体肾炎血浆置换治疗临床路径医师表单

适用对象：第一诊断为Ⅰ型新月体肾炎（ICD-10：N01.7）/Goodpasture综合征（ICD-10：M31.001）/抗肾小球基底膜病（ICD-10：M31.002†N08.5*）/肺出血肾炎综合征相关肾小球肾炎（ICD-10：M31.003†N08.5*）

行血浆置换治疗（ICD-9-CM-3：99.0702）

患者姓名：		性别： 年龄： 门诊号：	住院号：
住院日期： 年 月 日		出院日期： 年 月 日	标准住院日：14~30天

时间	住院第1天	住院第2天
主要诊疗工作	□ 询问病史及体格检查 □ 完成病历书写 □ 上级医师查房 □ 及时处理各种临床危重情况（如严重水、电解质、酸碱失衡等） □ 初步确定是否需要肾脏替代，并制订诊疗方案 □ 向患方交代病情 □ 签署各种必要的知情同意书、自费用品协议书、输血同意书、临时中心静脉置管同意书、肾脏替代同意书等（根据情况） □ 中心静脉置管	□ 上级医师查房 □ 完成必要的相关科室会诊 □ 确定是否需要肾活检 □ 观察病情变化，及时与患方沟通 □ 对症支持治疗
重点医嘱	**长期医嘱：** □ 肾脏病护理常规 □ 一级护理 □ 优质蛋白饮食 □ 记出入液量 □ 既往基础用药临时医嘱： □ 甲泼尼龙0.5~1.0g静脉点滴 □ 开具中心静脉置管术医嘱 □ 急查肾功能和电解质，动脉血气分析、胸片及肺部CT □ 急查抗GBM抗体 □ 血常规（嗜酸性粒细胞和网织细胞计数）、尿常规、粪常规 □ 肝功能、血糖、血型、凝血功能（PT、APTT、FIB）、感染性疾病筛查（乙型肝炎、丙型肝炎、HIV、梅毒等） □ 免疫指标：ANCA、ANA谱、免疫球蛋白、补体、CRP、ASO、RF、ESR □ 心电图、腹部超声检查（双肾、肝、胆、脾、胰）	**长期医嘱：** □ 肾脏病护理常规 □ 一级护理 □ 患者既往基础用药 □ 记出入液量 □ 药物治疗临时医嘱： □ 甲泼尼龙0.5~1.0g静脉点滴 □ 开具血浆置换医嘱（根据情况） □ 开具肾脏替代医嘱（根据情况） □ 监测肾功能、电解质 □ 监测抗GBM抗体滴度、血小板计数、凝血指标 □ 其他特殊医嘱 □ 必要时查超声心动图、痰含铁血黄素
病情变异记录	□ 无 □ 有，原因： 1. 2.	□ 无 □ 有，原因： 1. 2.
医师签名		

时间	住院第 3~7 天	住院第 8~14 天	住院第 15~30 天（出院日）
主要诊疗工作	□ 继续强化血浆置换治疗 □ 继续激素冲击治疗 □ 肺出血、肺部感染治疗 □ 必要时肾脏穿刺 □ 必要时使用其他药物等 □ 必要时继续肾脏替代治疗，每次治疗前后评估是否可停止 □ 肾外合并症、并发症的治疗	□ 继续强化血浆置换治疗，监测抗 GBM 抗体浓度 □ 监测肾功能、电解质、血气、凝血指标 □ 上级医师查房，评估一般情况、肺出血、肾功能变化，以及对治疗的反应 □ 评估血浆置换与免疫抑制剂治疗的副作用并处理 □ 必要时继续肾脏替代治疗	□ 肺出血停止、胸片显示肺出血基本吸收；无低氧血症 □ 血浆置换，直至血清抗 GBM 抗体转阴或危及生命的肺出血停止 □ 继续维持性激素及环磷酰胺治疗 □ 评估肾功能，决定继续或停止肾脏替代治疗 □ 如果肾功能不能恢复，与患者共同制订长期肾脏替代治疗方式 □ 没有需要住院处理的并发症和/或合并症 □ 病情平稳后出院
重点医嘱	长期医嘱： □ 肾脏病护理常规 □ 一级护理 □ 患者既往基础用药 □ 记出入液量 □ 药物治疗 临时医嘱： □ 甲泼尼龙 0.5~1.0g 静脉点滴 □ 开具血浆置换医嘱（根据情况） □ 开具肾脏替代医嘱（根据情况） □ 开具肾穿刺医嘱（完善检查后） □ 监测电解质、肾功能 □ 监测抗 GBM 抗体滴度、血小板计数、凝血指标 □ 其他特殊医嘱	长期医嘱： □ 肾脏病护理常规 □ 一级或二级护理 □ 患者既往基础用药 □ 记出入液量 □ 泼尼松 1mg/kg 口服 □ 环磷酰胺口服或静脉使用 临时医嘱： □ 开具血浆置换医嘱（根据情况） □ 开具肾脏替代医嘱（根据情况） □ 监测电解质、肾功能 □ 监测抗 GBM 抗体滴度、血小板计数、凝血指标 □ 其他特殊医嘱	长期医嘱： □ 肾脏病护理常规 □ 二级或三级护理 □ 患者既往基础用药 □ 记出入液量 □ 药物治疗 临时医嘱： □ 监测血常规、电解质、肾功能、抗 GBM 抗体滴度 □ 其他特殊医嘱 □ 出院医嘱 □ 拔除中心静脉置管（视情况）
病情变异记录	□无 □有，原因： 1. 2.	□无 □有，原因： 1. 2.	□无 □有，原因： 1. 2.
医师签名			

（二）护士表单

I型新月体肾炎血浆置换治疗临床路径护士表单

适用对象：第一诊断为 I 型新月体肾炎（ICD-10：N01.7）/Goodpasture 综合征（ICD-10：M31.001）/抗肾小球基底膜病（ICD-10：M31.002†N08.5*）/肺出血肾炎综合征相关肾小球肾炎（ICD-10：M31.003†N08.5*）

行血浆置换治疗（ICD-9-CM-3：99.0702）

患者姓名：　　　　　性别：　　年龄：　　门诊号：　　　　住院号：

住院日期：　年　月　日　　出院日期：　年　月　日　　标准住院日：14~30 天

时间	入院当日	住院期间（第 2~7 天）
健康宣教	□ 介绍主管医师、护士 □ 介绍环境、设施 □ 介绍住院注意事项 □ 向患者介绍相应的治疗性饮食 □ 中心静脉置管术前宣教 □ 教会患者配合体位 □ 心理护理，解除紧张情绪 □ 告知患者减少置管部位活动，防止渗血、回血及脱管 □ 告知患者置管辅料保持干净	□ 主管护士与患者沟通，了解并指导心理应对 □ 宣教疾病知识、用药知识及特殊检查操作过程 □ 预防感染，使用激素及免疫抑制剂宣教 □ 肾穿刺者术前宣教 □ 宣教疾病知识、用药、饮食、安全宣教、术前准备、手术过程、如何配合手术 □ 告知准备用物 □ 术前、术后饮食活动及陪伴注意事项 □ 告知术后可能出现的情况及应对方式
护理处置	□ 核对患者、佩戴腕带 □ 建立入院护理病历 □ 卫生处置：剪指甲、洗澡、更换病号服 □ 中心静脉置管处备皮	□ 协助医师完成各项检查化验 □ 教会患者床上排便及保持手术体位屏气 □ 术前准备用物 □ 配血、监测血压、备饮用水
基础护理	□ 一级护理 □ 口腔护理 □ 晨晚间护理 □ 患者安全管理	□ 一级或二级护理 □ 口腔护理 □ 晨晚间护理 □ 患者安全管理
专科护理	□ 护理查体 □ 血压、呼吸频率、血氧饱和度监测 □ 记出入量 □ 中心静脉置管护理 □ 必要时吸氧 □ 需要时填写跌倒及压疮防范表 □ 需要时请家属陪伴 □ 心理护理	□ 血压、呼吸频率、血氧饱和度监测 □ 记出入量 □ 观察病情变化，特别注意观察尿量、尿液性状、痰液性状 □ 心理护理 □ 中心静脉置管护理 □ 必要时吸氧 □ 观察用药后药物副作用
重点医嘱	□ 详见医嘱执行单	□ 详见医嘱执行单
病情变异记录	□ 无　□ 有，原因： 1. 2.	□ 无　□ 有，原因： 1. 2.
护士签名		

时间	住院期间（第 8~14 天）	住院第 15~30 天（出院日）
健康宣教	□ 术后当日宣教 □ 告知可能出现的情况的应对方式 □ 告知平卧及可以翻身的时间和注意事项 □ 给予患者和家属心理支持 □ 再次明确探视须知	□ 出院宣教 □ 复查时间 □ 服药方法频率 □ 用药自我观察方法 □ 活动注意事项 □ 饮食指导 □ 指导办理出院手续
护理处置	□ 协助医师完成各项检查化验	□ 办理出院手续，整理护理病历 □ 书写出院手续
基础护理	□ 一级或二级护理 □ 口腔护理 □ 晨晚间护理 □ 患者安全管理	□ 二级或三级护理 □ 口腔护理 □ 晨晚间护理 □ 患者安全管理
专科护理	□ 血压、呼吸频率、血氧饱和度监测 □ 记出入量 □ 中心静脉置管护理 □ 观察病情变化，特别注意观察尿量、尿液性状、痰液性状 □ 肾穿刺者 □ 病情观察，填写肾活检护理记录单，记录返回、起床时间 □ 观察前 3 次尿液颜色并记录 □ 观察腹部、腰部体征	□ 病情评估：重点评估患者尿量、血压等 □ 如需院外继续短期肾脏替代治疗，交代中心静脉置管注意事项；如无需肾脏替代治疗，协助医师拔除中心静脉置管
重点医嘱	□ 详见医嘱执行单	□ 详见医嘱执行单
病情变异记录	□ 无　□ 有，原因： 1. 2.	□ 无　□ 有，原因： 1. 2.
护士签名		

（三）患者表单

I型新月体肾炎血浆置换治疗临床路径患者表单

适用对象：第一诊断为 I 型新月体肾炎（ICD-10：N01.7）/Goodpasture 综合征（ICD-10：M31.001）/抗肾小球基底膜病（ICD-10：M31.002†N08.5*）/肺出血肾炎综合征相关肾小球肾炎（ICD-10：M31.003†N08.5*）

行血浆置换治疗（ICD-9-CM-3：99.0702）

患者姓名：	性别：	年龄：	门诊号：	住院号：
住院日期： 年 月 日		出院日期： 年 月 日		标准住院日：14~30 天

时间	入院当日	住院期间（第2~14天）	住院第15~30天（出院日）
医患配合	□ 配合询问病史、收集资料，请务必详细告知既往史、用药史、过敏史 □ 配合进行体格检查 □ 签署各种必要的知情同意书 □ 配合进行中心静脉置管 □ 有任何不适告知医师	□ 配合完善相关检查、化验，如采血、留尿、心电图、X线胸片等 □ 医师向患者及家属介绍病情 □ 配合用药及治疗 □ 配合医师调整用药 □ 接受血浆置换和肾脏替代治疗 □ 必要时配合进行肾穿刺 □ 有任何不适告知医师	□ 接受出院前指导 □ 如果肾功能不能恢复，配合医师共同制订长期肾脏替代治疗方式 □ 知道复查程序 □ 获取出院诊断书
护患配合	□ 配合测量体温、脉搏、呼吸、血压、血氧饱和度、体重 □ 配合完成入院护理评估单（简单询问病史、过敏史、用药史） □ 接受入院宣教（环境介绍、病室规定、订餐制度、贵重物品保管等） □ 有任何不适告知护士	□ 配合测量体温、脉搏、呼吸，询问每日排便情况 □ 接受相关化验检查宣教，正确留取标本，配合检查 □ 有任何不适告知护士 □ 接受输液、服药治疗 □ 注意活动安全，避免坠床或跌倒 □ 配合执行探视及陪伴 □ 接受疾病及用药等相关知识指导	□ 接受出院宣教 □ 办理出院手续 □ 获取出院带药 □ 知晓服药方法、作用、注意事项 □ 知道复印病历方法
饮食	□ 优质蛋白饮食	□ 优质蛋白饮食	□ 优质蛋白饮食
排泄	□ 正常排尿便 □ 记录出入液量	□ 正常排尿便 □ 记录出入液量	□ 正常排尿便 □ 记录出入液量
活动	□ 卧床休息	□ 卧床休息	□ 卧床休息

附：原表单（2019年版）

Ⅰ型新月体肾炎血浆置换治疗临床路径表单

适用对象：第一诊断为Ⅰ型新月体肾炎（ICD-10：N01.7）/Goodpasture综合征（ICD-10：M31.001）/抗肾小球基底膜病（ICD-10：M31.002†N08.5*）/肺出血肾炎综合征相关肾小球肾炎（ICD-10：M31.003†N08.5*）

行血浆置换治疗（ICD-9-CM-3：99.0702）

患者姓名：	性别： 年龄： 门诊号：	住院号：
住院日期： 年 月 日	出院日期： 年 月 日	标准住院日：14~30天

时间	住院第1天	住院第2天
主要诊疗工作	□ 询问病史及体格检查 □ 完成病历书写 □ 上级医师查房 □ 及时处理各种临床危重情况（如严重水、电解质、酸碱失衡等） □ 初步确定是否需要肾脏替代，并制订诊疗方案 □ 向患方交代病情 □ 签署各种必要的知情同意书、自费用品协议书、输血同意书、临时中心静脉置管同意书、肾脏替代同意书等（根据情况） □ 中心静脉置管	□ 上级医师查房 □ 完成必要的相关科室会诊 □ 确定是否需要肾活检 □ 完善检查，排除激素冲击禁忌证后，制定冲击治疗方案 □ 观察病情变化，及时与患方沟通 □ 对症支持治疗
重点医嘱	**长期医嘱：** □ 肾脏病护理常规 □ 一级护理 □ 优质蛋白饮食 □ 记出入液量 **临时医嘱：** □ 泼尼松1mg/kg 口服 □ 开具中心静脉置管术医嘱 □ 急查肾功能和电解质、动脉血气分析、X线胸片及肺部CT □ 急查抗GBM抗体 □ 血常规（嗜酸性粒细胞和网织细胞计数）、尿常规、大便常规 □ 肝功能、血糖、血型、凝血功能（PT、APTT、FIB）、感染性疾病筛查（乙型肝炎、丙型肝炎、HIV、梅毒等） □ 免疫指标：ANCA、ANA谱、免疫球蛋白、补体、CRP、ASO、RF、ESR □ 心电图、腹部超声检查（双肾、肝、胆、脾、胰）	**长期医嘱：** □ 肾脏病护理常规 □ 一级护理 □ 患者既往基础用药 □ 记出入液量 □ 药物治疗 **临时医嘱：** □ 泼尼松1mg/kg 口服 □ 开具血浆置换医嘱（根据情况） □ 开具肾脏替代医嘱（根据情况） □ 监测肾功能、电解质 □ 监测抗GBM抗体滴度、血小板计数、凝血指标 □ 其他特殊医嘱 □ 必要时查超声心动图、痰含铁血黄素
主要护理工作	□ 入院宣教 □ 介绍病房环境、设施和设备 □ 入院护理评估	□ 宣教 □ 预防感染

续 表

时间	住院第 1 天	住院第 2 天
病情 变异 记录	□无 □有，原因： 1. 2.	□无 □有，原因： 1. 2.
护士 签名		
医师 签名		

时间	住院第 3~7 天	住院第 8~14 天	住院第 15~30 天（出院日）
主要诊疗工作	□ 继续强化血浆置换治疗 □ 激素冲击治疗 □ 肺出血、肺部感染治疗 □ 必要时肾脏穿刺 □ 必要时使用其他药物等 □ 必要时继续肾脏替代治疗，每次治疗前后评估是否可停止 □ 肾外合并症、并发症的治疗	□ 继续强化血浆置换治疗，监测抗 GBM 抗体浓度 □ 监测肾功能、电解质、血气、凝血指标 □ 上级医师查房，评估一般情况、肺出血、肾功能变化，以及对治疗的反应 □ 评估血浆置换与免疫抑制剂治疗的不良反应并处理 □ 必要时继续肾脏替代治疗	□ 肺出血停止，X 线胸片显示肺出血基本吸收；无低氧血症 □ 血浆置换连续治疗 5~14 次，直至血清抗 GBM 抗体转阴或危及生命的肺出血停止 □ 继续维持性激素及环磷酰胺治疗 □ 评估肾功能，决定继续或停止肾脏替代治疗 □ 如果肾功能不能恢复，与患者共同制定长期肾脏替代治疗方式 □ 无需要住院处理的并发症和/或合并症 □ 病情平稳后出院
重点医嘱	长期医嘱： □ 肾脏病护理常规 □ 一级护理 □ 患者既往基础用药 □ 记出入液量 □ 药物治疗 临时医嘱： □ 甲泼尼龙 0.3~1.0g 静脉点滴 □ 监测电解质、肾功能 □ 监测抗 GBM 抗体滴度、血小板计数、凝血指标 □ 其他特殊医嘱	长期医嘱： □ 肾脏病护理常规 □ 一级护理/二级护理 □ 患者既往基础用药 □ 记出入液量 □ 泼尼松 1mg/kg 口服 □ 环磷酰胺口服或静脉使用 临时医嘱： □ 监测电解质、肾功能 □ 监测抗 GBM 抗体滴度、血小板计数、凝血指标 □ 其他特殊医嘱	长期医嘱： □ 肾脏病护理常规 □ 二级护理/三级护理 □ 患者既往基础用药 □ 记出入液量 □ 药物治疗 临时医嘱： □ 监测血常规、电解质、肾功能、抗 GBM 抗体滴度 □ 其他特殊医嘱 □ 出院医嘱
主要护理工作	□ 观察患者病情变化 □ 心理与生活护理 □ 预防感染	□ 观察患者病情变化 □ 心理与生活护理 □ 预防感染	□ 观察患者病情变化 □ 心理与生活护理 □ 出院指导
病情变异记录	□ 无 □ 有，原因： 1. 2.	□ 无 □ 有，原因： 1. 2.	□ 无 □ 有，原因： 1. 2.
护士签名			
医师签名			

第十二章
急性药物过敏性间质性肾炎临床路径释义

一、急性药物过敏性间质性肾炎编码
1. 原编码
疾病名称及编码：急性药物过敏性间质性肾炎（ICD-10：N14）
2. 修改编码
疾病名称及编码：急性药物过敏性间质性肾炎（ICD-10：N14.0-N14.2）

二、临床路径检索方法
N14.0-N14.2

三、国家医疗保障疾病诊断相关分组（CHS-DRG）
MDCL　肾脏及泌尿系统疾病及功能障碍
LS1　肾炎及肾病

四、急性药物过敏性间质性肾炎临床路径标准住院流程

（一）适用对象
第一诊断为急性间质性肾炎（ICD-10：N14）。

> **释义**
>
> ■ 急性间质性肾炎（Acute Interstitial Nephritis，AIN）也称急性肾小管-间质肾炎，可由多种病因引起，临床表现为急性肾损伤，病理改变以肾间质炎症细胞浸润、间质水肿及肾小管不同程度变性为基本特征的一组临床病理综合征。急性药物过敏性间质性肾炎，顾名思义，系由药物过敏引起，在AIN中最常见。
>
> ■ 很多药物能引起急性药物过敏性间质性肾炎，抗生素、磺胺类及非甾体抗炎药最常见。药物（半抗原）与机体组织蛋白结合诱发机体超敏反应（包括细胞免疫及体液免疫反应），导致肾小管-间质炎症。由非甾体抗炎药引起者，还可能同时导致肾小球微小病变，表现为大量蛋白尿和肾病综合征，其发病也可能与T细胞功能紊乱相关。

（二）诊断依据
参考《临床诊疗指南·肾脏病学分册》（中华医学会肾脏病学分会编著）、《临床技术操作规范·肾脏病学分册》（中华医学会肾脏病学分会编著）、《肾脏病学》（王海燕著，第三版）诊断。
1. 近期用药史。
2. 可有皮疹或无药物过敏表现。
3. 尿沉渣白细胞增多，尤其是尿嗜酸性粒细胞增多，且排除泌尿系感染所致。

4. 肾小管和/或肾小球功能损害。

一般认为有上述表现中前两条，再加上后两条中任何一条，即可临床诊断本病。但非典型病例（尤其是由非甾体抗炎药致病者）常无第二条，必要时借助肾活检病理检查确诊。

释义

- 上述为药物相关性急性肾间质肾炎的临床诊断依据。典型的病例可依据上述临床诊断依据予以初步诊断。所谓肾小管功能损害，主要是指低渗透压尿、低分子蛋白尿、肾性糖尿、氨基酸尿、肾小管酸中毒等。所谓肾小球功能损害，主要是指血清肌酐水平升高，肾小球滤过率（GFR）降低。尿沉渣无菌性白细胞及尿嗜酸性粒细胞增多，是尿液检查结果中的突出表现，可同时伴有血尿、轻度或中重度蛋白尿；当非甾体抗炎药同时诱发肾小球微小病变时，可出现中重度蛋白尿和肾病综合征。

- 对有可疑用药史及肾功能急剧减退，呈少尿（24小时尿量少于500ml）或非少尿性（24小时尿量大于500ml）急性肾损伤，并常伴有肾小管间质损害的患者，若无药物过敏症状如发热、皮疹、尿嗜酸性粒细胞增多等表现，确诊AIN必须依靠肾穿刺病理检查，只有病理表现符合急性药物过敏性间质性肾炎时，诊断才能成立。

- 急性药物过敏性间质性肾炎的病理特征：光学显微镜检查可见弥漫性肾间质水肿，肾间质内弥漫或多灶状淋巴细胞及单核核细胞浸润，可伴轻重不等的嗜酸性粒细胞、嗜碱性粒细胞及中性粒细胞浸润，并偶见肾间质肉芽肿。肾小管上皮细胞呈空泡或颗粒样变性，灶状刷状缘脱落，管腔扩张。有时可见肾小管炎（间质炎症细胞侵入肾小管壁及管腔），可伴有肾小管上皮细胞的小灶状坏死及再生。通常肾小球及肾血管正常。免疫荧光检查一般呈阴性。当非甾体抗炎药同时诱发肾小球微小病变时，可见到肾小球脏层上皮细胞足突广泛融合或消失。

- 由于患者用药情况常较复杂，有时难以确定致病药物，因此在诊断时需根据用药与发病的因果关系、时间关系和量效关系的密切程度，与临床药师共同分析，对引起急性药物过敏性间质性肾炎的致病药物做出可能性的综合判断：肯定、很可能、可能、可能有关或可能无关、待评定。

（三）治疗方案的选择

根据《临床诊疗指南·肾脏病学分册》（中华医学会肾脏病学分会编著）、《临床技术操作规范·肾脏病学分册》（中华医学会肾脏病学分会编著）、《肾脏病学》（王海燕著，第三版）。

1. 去除病因：停用一切可疑致病药物。
2. 糖皮质激素及免疫抑制剂的使用：停药后肾功能无恢复者，或肾活检提示肾间质弥漫炎症细胞浸润或有肉芽肿形成时，在无激素使用禁忌时，应使用泼尼松（龙）治疗，剂量 0.5~1mg/（kg·d），4~6周或待肾功能明显好转后逐渐减量，总疗程一般在6个月左右。对大剂量激素冲击疗法，目前无统一意见，可根据患者临床及病理表现进行个体化选择处理。若激素使用2周效果不明显，或在激素减量过程中出现肾功能的恶化，可考虑试用免疫抑制剂治疗，如环磷酰胺、吗替麦考酚酯等，注意监测用药后的毒副作用。
3. 对症支持疗法，治疗合并症。对已经出现严重急性肾衰竭者，则应进行血液净化治疗。

释义

- 去除变应原，应及时停用致敏药物，在无法确诊致敏药物时应尽可能停用所有可疑的药物；在致敏药物未能明确时，应根据治疗需要尽量减少用药种类。
- 目前尚缺乏糖皮质激素治疗急性药物过敏性间质性肾炎前瞻、对照的临床研究。回顾性研究发现，服用糖皮质激素治疗患者的长期预后优于未服用糖皮质激素患者，并建议本病确诊后立即应用糖皮质激素。
- 细胞毒药物的应用，如肾活检显示肾间质为急性活动性病变，并无或仅有轻度纤维化，在糖皮质激素应用2周后仍无缓解迹象，或肾功能损伤持续进展，则可考虑加用细胞毒药物。
- 血液净化的应用，少尿型急性肾损伤或合并严重内环境紊乱，如血钾水平过高（＞6.5mmol/L）、急性心衰、严重酸中毒等，患者应尽早开始透析（血液透析或腹膜透析）。非少尿型急性肾损伤患者如临床情况较稳定，无需紧急透析，可在保守治疗下等待肾功能的恢复；若保守治疗失败，则应及时采用透析治疗。通过透析治疗维持患者生命，以赢得治疗时间争取疾病缓解。

（四）标准住院日

标准住院日为10~14天。

释义

- 如果患者恢复快、条件允许，住院时间可以低于上述住院天数。
- 严重肾功能受损需要血液净化治疗者，如短期内脱离透析，无需等待肾功能完全恢复，即可出院随诊。对部分透析2周以上肾功能仍无明显改善的患者，根据病因及肾功损害进展情况判断肾脏的可能预后，拟定下一步治疗计划；若患者肾功能短期内可望恢复，住院日需适当延长；若病变已经进入显著的慢性化阶段，则应退出此路径，按终末期肾脏病处理。
- 住院期间，在急性肾损伤基础疾病上出现严重合并症，如严重感染、休克、心脑血管并发症等，应退出本路径。

（五）进入路径标准

1. 第一诊断必须符合ICD-10：N14急性药物过敏性间质性肾炎疾病编码。
2. 当患者同时具有其他疾病诊断时，但在住院期间不需要特殊处理也不影响第一诊断的临床路径流程实施时，可以进入路径。

释义

- 患者同时具有其他疾病，且疾病影响第一诊断临床路径的实施时不适合进入临床路径。

- 当患者同时具有其他疾病诊断，如高血压、糖尿病、高尿酸血症、类风湿性关节炎等，但这些疾病稳定，在住院期间不需要特殊处理、也不影响第一诊断的临床流程实施时，则可进入此临床路径。
- 在慢性肾脏病基础上的急性肾损伤系由急性药物过敏性间质性肾炎所致，并符合临床病理诊断标准，应归入此临床路径。

（六）住院期间检查项目

1. 必需的检查项目
（1）血常规、尿常规、便常规，血嗜酸性粒细胞计数。
（2）肝功能、肾功能、电解质、血糖、血脂、血型、凝血功能、感染性疾病筛查（乙型肝炎、丙型肝炎、HIV、梅毒）。
（3）24小时尿蛋白定量、尿沉渣检查、肾小管损伤指标检测。
（4）腹部B超、胸片、心电图。
（5）免疫球蛋白、补体C3、C4、ANA谱（包括抗核抗体、抗dsDNA、抗心磷脂抗体、抗Sm抗体、ENA多肽抗体谱）、RF、CRP、ESR。
2. 根据患者病情可选择的检查项目
（1）血免疫学检查：ANCA、抗GBM。
（2）眼科检查，了解有无眼色素膜炎。
（3）尿蛋白成分分析（如尿蛋白电泳）、尿酸化功能检查、血尿渗透压检查、尿氨基酸检查。
（4）血、尿免疫固定电泳。
（5）眼科、口腔科会诊。
3. 如患者无禁忌，必要时尽可能行肾活检病理检查，明确病理类型，以指导治疗，估计预后。

释义

- 必需检查项目是为了确保根据患者具体病情做出相应治疗选择，其中三大常规可以了解血、尿、粪的基本情况，血嗜酸性粒细胞计数可以了解患者有无药物等因素诱发的变态反应。肝功能、血糖、血脂、电解质、血液气体分析可以判断有无基础疾病。肾功能、24小时尿蛋白定量、尿沉渣检查可评价肾损害的严重程度和病变特点。感染性疾病筛查（乙型肝炎、丙型肝炎、HIV、梅毒）了解患者有无感染性疾病并为肾活检作准备。
- 肾小管损伤指标如尿比重、尿渗透压、尿糖、尿酸化功能和氨基酸尿等有助于判断肾小管-间质损害。尿蛋白成分分析可显示低分子蛋白尿，常提示肾小管间质病变和/或肾小球病变。
- 腹部超声、胸片、心电图等为了评估心脏、肺部及其他重要脏器的基础疾病，以便及时发现异常情况并采取相应处置。双肾超声（包括双肾长径、肾皮质厚度）可用于鉴别急、慢性肾脏病变，也为肾活检作准备。

■ 血免疫学检查：抗核抗体、抗双链 DNA（抗 dsDNA）、抗心磷脂抗体、抗 Sm 抗体、ENA 多肽抗体谱，ANCA 和 GBM 抗体、补体 C3、C4，免疫球蛋白（包括 IgE）、RF、CRP、ESR、ASO、直接和间接抗人球蛋白试验等，有助于判断有无系统性红斑狼疮、抗磷脂抗体综合征、ANCA 相关性血管炎、抗基底膜肾病和类风湿关节炎等自身免疫性疾病及机体免疫系统是否正常及可能的变异。

■ 特发性急性间质性肾炎常出现眼色素膜炎，故眼科检查有利于特发性急性间质性肾炎与急性药物过敏性间质性肾炎的鉴别。

（七）肾穿刺前准备

1. 根据病情，积极纠正水、电解质、酸碱平衡紊乱。
2. 控制血压。
3. 加强对症支持治疗。

释义

■ 急性肾衰竭患者，肾穿刺术前需要做一些特殊准备：①严格控制好血压，作为肾穿刺的安全血压，应力争降至 140/90mmHg 以下；②严重贫血的患者应用输血的方法将血红蛋白提高到 80g/L 以上；③如伴血小板减少或尿毒症毒素水平很高，可以在肾穿刺前 24 小时内输注单采血小板或新鲜血，使血小板计数> $80×10^9$/L。必要时于肾穿刺术前行几次血液透析以降低体液毒素水平，从而减轻对出、凝血时间的不利影响。

■ 肾穿刺术前一周应停用抗血小板聚集药物，术前 1~3 天停用低分子肝素和普通肝素。并于肾穿刺当天检查出、凝血时间正常者，方可进行肾穿刺术。

■ 对接受血液透析治疗患者，肾穿刺术应于无抗凝剂透析后次日进行为宜，肾穿刺当天检测出、凝血时间，以免深静脉置管封管肝素对出凝血时间的影响。

（八）肾穿刺病理检查

1. 麻醉方式：局部麻醉。
2. 术前准备：停用一切抗凝药物后，复查凝血功能正常；血红蛋白 80g/L 以上，血小板 > $80×10^9$/L；血压控制在 140/90mmHg 以下。
3. 术中用药：麻醉常规用药。
4. 取材方式：经皮肾活检。
5. 输血：视病情而定。
6. 组织病理：光镜、免疫荧光及电镜检查。

释义

■ 进入该路径患者，在完成相关评估合格后，采取局部麻醉下经皮肾穿刺活检。开放性肾活检患者不进入该路径。

■ 对肾穿刺标本宜用解剖（立体）显微镜或放大镜进行观察，区别皮质和髓质，并确保标本中有肾小球。有经验者用肉眼也可判定。

(九) 药物选择

1. 肾穿刺术后根据情况选择性使用止血药。
2. 根据肾活检病理诊断，确定治疗方案。
(1) 肾间质弥漫炎症细胞浸润时，如无禁忌证使用糖皮质激素治疗。
(2) 肾间质有肉芽肿形成时，在糖皮质激素治疗的基础上，宜加免疫抑制剂治疗。
(3) 避免使用肾毒性药物、对症支持治疗。

释义

- 肾穿刺后有出血发生，应酌情给予止血药，如注射用尖吻蝮蛇血凝酶，可预防性减少术后出血量。如出血量较大，有血压下降者应予输血。在充分输血仍不能维持血压稳定时，应行动脉栓塞术，也可行部分或全肾切除术。
- 及时停用致敏药物，是急性药物性间质性肾炎治疗的关键。结合病理改变，使用糖皮质激素或糖皮质激素加细胞毒药物，有利于病情恢复，避免肾间质纤维化的发生和肾功能恢复的不完全。
- 对于肾穿刺病理显示重度慢性肾小管间质病变者，则应退出此临床路径，按慢性肾脏病予以处置。

(十) 出院标准

1. 临床病情明显改善、肾功能明显好转或稳定。
2. 没有需要住院处理的并发症和/或合并症。

释义

- 诊断明确，肾功能逐渐恢复，可不必等待到恢复正常。
- 接受肾穿刺的患者，伤口愈合良好。

(十一) 变异及原因分析

1. 肾功能损害严重、恢复延迟，仍需短期进行血液透析等支持治疗，以观察肾功能恢复情况时。
2. 常规剂量激素等治疗反应不佳，需考虑进行大剂量激素冲击治疗时。
3. 激素等治疗效果不佳反而出现肾功能恶化，需要住院观察处理时。
4. 出现严重感染、心力衰竭、肾穿刺后并发症等严重情况时，需要住院处理。出现上述情况，应退出本路径。

释义

- 经肾穿刺病理诊断或其他实验室检查证实，与原第一诊断急性药物过敏性间质性肾炎不符，如为急进性肾炎、狼疮性肾炎、溶血性尿毒综合征等，或出现持续少尿、肾功能持续恶化，需要替代治疗者，以及伴有严重感染、心力衰竭等严重并发症者，即应转入相应的临床路途。

五、急性药物过敏性间质性肾炎给药方案

(一) 用药选择

1. 去除病因,停止一切可疑致病药物。
2. 单独糖皮质激素治疗:停用可疑致病药物后无肾功能恢复,或肾穿刺病理提示肾间质弥漫水肿、肾间质弥漫炎症细胞浸润者,宜选糖皮质激素。方法:泼尼松口服,剂量 30~40mg/d,2~4 周后逐步减量,总疗程控制在 1~3 个月,最多不超过 6 个月。
3. 糖皮质激素与细胞毒药物联合应用:停用可疑致病药物后,且单独应用糖皮质激素治疗疗效欠佳时,或肾穿刺病理提示肾间质除弥漫炎症细胞浸润外可见肾间质肉芽肿形成者,宜选糖皮质激素与细胞毒药物联合应用。方法:泼尼松每日 0.5~1.0mg/kg,总疗程一般控制在 3 个月内,最多不超过 6 个月。同时,应用环磷酰胺每日 1.5~2.0mg/kg,口服,总疗程一般控制在 3 个月内。
4. 少尿型急性肾衰竭或合并严重内环境紊乱,如血钾水平过高、严重酸中毒等患者应尽早开始透析(血液透析或腹膜透析)。通过透析治疗维持患者生命,赢得治疗时间,争取疾病缓解。

(二) 药学提示

1. 糖皮质激素和细胞毒药物使用前要严格评价患者的适应证和禁忌证,应用剂量及疗程方面应该规范化。同时,应密切观察和防止药物的不良反应。
2. 糖皮质激素有较多的严重不良反应,有以下情况患者不宜使用糖皮质激素,包括严重精神病史、严重感染(病毒、细菌、真菌和活动性结核等)、活动性消化性溃疡、肝硬化和门脉高压引起的消化道大出血、新近接受胃肠吻合术、严重的骨质疏松、严重糖尿病和青光眼等。如必须使用,应在严密观察下,并及时处理可能出现的不良反应。
3. 环磷酰胺为烷化剂类细胞毒药物,应积极防治其严重不良反应:①肝脏、血液系统和胃肠道不良反应较常见,需定期检查(开始应用时每 2 周,其后可延长检查时间)血常规、肝功能,并给予对症治疗;②潜在出血性膀胱炎的危险,治疗时应水化、给予口服美司那(MESNA):每日 1~2mg/kg;如出现非肾小球源性血尿,需进行膀胱镜检查;③性腺毒性及和膀胱肿瘤的危险性依赖于累积剂量,如口服总剂量控制于 8~12g,一般是安全的。

(三) 注意事项

1. 口服糖皮质激素宜采用中效的泼尼松、泼尼松龙或甲泼尼龙,因其具有较强的抗炎作用,较弱的水钠潴留作用和较轻的对下丘脑-垂体轴抑制作用。
2. 建议糖皮质激素清晨一次顿服,以最大限度地减少对下丘脑-垂体轴(HPA)的抑制作用。逐步减量,减量时也可采取隔日清晨顿服。

六、急性药物过敏性间质性肾炎护理规范

1. 每日仔细记录患者的出入量和血压、体重变化情况。
2. 注意控制患者水钠摄入。如患者无显性失水,每日入液量应限制在前日尿量加 500~800ml。
3. 对患者用药的注意事项做好讲解与管理。
4. 做好肾穿刺术的术前准备及术后护理。

七、急性药物过敏性间质性肾炎营养治疗规范

1. 所有患者均应保持出入量平衡和电解质平衡,防止水钠负荷过重、脱水及电解质紊乱。
2. 尿量正常的轻症患者,宜每日进食蛋白质 0.6~0.8g/kg,并渐增至 1.0g/kg,同时供给充足能量。
3. 尿量减少仍可以进食的中重症患者,每日限蛋白质 0.5~0.6g/kg。能量来源以碳水化合物

类为主。

4. 因无尿而进行透析的重症患者，每日进食蛋白质 1.0~1.2g/kg。如有需要，也可给予全肠道外营养治疗。

八、急性药物过敏性间质性肾炎患者健康宣教

1. 重视控制水钠的合理摄入。
2. 住院期间要认真记录好每天 24 小时内的所有各次尿量。
3. 平时要注意遵医嘱正确用药，对药物不良反应保持谨慎，发现明显不良反应要及时就诊。
4. 避免滥用药物。

九、推荐表单

（一）医师表单

急性药物过敏性间质性肾炎临床路径医师表单

适用对象：第一诊断为急性药物过敏性间质性肾炎（ICD-10：N14）

患者姓名：	性别：	年龄：	门诊号：	住院号：
住院日期： 年 月 日	出院日期： 年 月 日			标准住院日：7~14 天

时间	住院第 1 天	住院第 2~5 天
主要诊疗工作	□ 询问病史及体格检查 □ 完成病历书写 □ 开化验单 □ 及时处理各种临床危重情况（如严重水、电解质、酸碱失衡，严重高血压等）	□ 上级医师查房，根据初步的检查结果制订下一步诊疗方案 □ 观察病情变化，及时与患方沟通 □ 根据情况调整基础用药 □ 完成进行肾穿刺活检的术前评估 □ 签署各种必要的知情同意书、自费用品协议书
重点医嘱	长期医嘱： □ 肾脏病护理常规 □ 一级护理 □ 低盐饮食 □ 记出入量 □ 监测血压 □ 既往基础用药 临时医嘱： □ 血常规+嗜酸性粒细胞计数、尿常规、粪常规、外周血涂片 □ 肝肾功能、电解质、肌酶、血糖、血脂、凝血功能、感染性疾病筛查、免疫学指标 □ 24 小时尿蛋白定量、尿沉渣检查 □ B 超、胸片、心电图	长期医嘱： □ 患者既往基础用药 □ 酌情使用降压、利尿药 □ 抗生素（病情需要时） □ 对症支持治疗（维持内环境稳定、控制血压、保护肾功能、改善贫血等） 临时医嘱： □ 肾穿刺术前停用抗凝和抗血小板药 □ 尿蛋白成分分析 □ 尿渗透压 □ 尿酸化功能检查 □ 监测肾功能、电解质 □ 其他特殊医嘱：眼色素膜炎检查
病情变异记录	□无 □有，原因： 1. 2.	□无 □有，原因： 1. 2.
医师签名		

时间	住院第 6~10 天	住院第 11~13 天	住院第 14 天（出院日）
主要诊疗工作	□ 完成肾穿刺术和病理诊断 □ 上级医师查房，结合病理诊断和临床表现，提出具体的治疗方案 □ 及时处理肾穿刺术并发症 □ 观察病情变化，及时与患方沟通	□ 完成必要的其他专科会诊 □ 评估一般情况、肾功能，并发症、治疗毒副作用等 □ 明确出院时间	□ 完成出院记录、出院证明书、出院病历等 □ 向患者交代出院后的注意事项
重点医嘱	长期医嘱： □ 根据病理诊断及临床表现给予相应的治疗 □ 处理肾穿刺术的并发症 □ 继续对症支持治疗 临时医嘱： □ 开具肾穿刺术医嘱（完善检查后） □ 必要时复查血常规、凝血功能、电解质、肾功能，肝功能 □ 其他特殊医嘱	长期医嘱： □ 根据病理改变及病情给予相应的治疗 □ 继续对症支持治疗 临时医嘱： □ 复查入院时结果明显异常的检查项目和血压、肾功能 □ 重要的专科检查项目	出院医嘱： □ 预约门诊 □ 出院医嘱 □ 出院带药 □ 随访化验单
病情变异记录	□无 □有，原因： 1. 2.	□无 □有，原因： 1. 2.	□无 □有，原因： 1. 2.
医师签名			

（二）护士表单

急性药物过敏性间质性肾炎临床路径护士表单

适用对象：第一诊断为急性药物过敏性间质性肾炎（ICD-10：N14）

患者姓名：	性别：	年龄：	门诊号：	住院号：
住院日期：　年　月　日	出院日期：　年　月　日			标准住院日：7~14 天

时间	住院第 1~3 天	住院第 4~6 天	住院第 7~14 天（出院日）
健康宣教	□ 介绍主管医师、护士 □ 介绍环境、设施 □ 介绍住院注意事项 □ 相关检查宣教	□ 肾穿刺术宣教 □ 主管护士与患者沟通，了解并指导心理应对 □ 急性药物过敏性间质性肾炎的健康知识宣教 □ 预防感染、服用激素及免疫抑制剂宣教 □ 告知急性肾损伤的饮食和活动注意点	□ 出院宣教 □ 复查时间 □ 出院带药的服用方法 □ 饮食、休息和活动等注意事项指导 □ 避免药物过敏，指导康复和锻炼 □ 指导办理出院手续
护理处置	□ 核对患者、佩戴腕带 □ 建立入院护理病历 □ 卫生处置：剪指甲、沐浴、更换病号服	□ 随时观察患者病情变化 □ 协助医师完成各项检查、化验 □ 肾穿刺术前准备，必要的配血、血小板，监测血压，备饮用水 □ 教会接受肾活检患者床上排尿和保持手术体位屏气	□ 办理出院手续 □ 书写出院小结 □ 出院宣教 □ 复查时间 □ 出院带药的服用方法 □ 饮食、休息和活动等注意事项指导 □ 避免药物过敏，指导康复和锻炼 □ 指导办理出院手续
基础护理	□ 一级或二级护理 □ 晨晚间护理 □ 患者安全管理	□ 二级护理 □ 晨晚间护理 □ 患者安全管理	□ 三级护理 □ 晨晚间护理 □ 患者安全管理
专科护理	□ 护理查体 □ 意识、神经系统体征、定向力、计算力、精神状态 □ 评估患者水肿情况及皮肤状态 □ 记录出入量及监测体重的指导 □ 需要时填写跌倒及压疮防范表 □ 需要时请家属陪伴 □ 心理护理	□ 监测患者血压、意识状态 □ 遵医嘱完成相关检查 □ 心理护理 □ 遵医嘱正确给药 □ 用药后观察药物副作用 □ 观察疾病并发症	□ 肾穿刺术后护理：填写肾活检护理记录单，术后用平车送回病房，平卧 24 小时。术后 2 小时内每 30 分钟监测一次生命体征，观察有无出血体征。病情允许，可鼓励多饮水，减少血块堵塞尿路的发生。连续查术后 3 次尿常规，观察尿的颜色及变化 □ 避免感染 □ 观察患者病情变化 □ 心理与生活护理

续　表

时间	住院第 1~3 天	住院第 4~6 天	住院第 7~14 天 （出院日）
重点 医嘱	□ 详见医嘱执行单	□ 详见医嘱执行单	□ 详见医嘱执行单
病情 变异 记录	□ 无　□ 有，原因： 1. 2.	□ 无　□ 有，原因： 1. 2.	□ 无　□ 有，原因： 1. 2.
护士 签名			

(三) 患者表单

急性药物过敏性间质性肾炎临床路径患者表单

适用对象：第一诊断为急性药物过敏性间质性肾炎（ICD-10：N14）

患者姓名：	性别： 年龄： 门诊号：	住院号：
住院日期： 年 月 日	出院日期： 年 月 日	标准住院日：7~14 天

时间	入院	住院	出院日
医患配合	□ 配合询问病史、收集资料，请务必详细告知既往史、用药史（如需肾穿刺告知医师有无服用抗血小板聚集或抗凝药等）、过敏史 □ 配合进行体格检查 □ 有任何不适告知医师	□ 配合完善相关检查、化验，如采血、留尿、心电图、X线胸片等 □ 医师向患者及家属介绍病情 □ 肾活检术前谈话，签同意书 □ 配合用药及治疗 □ 配合医师调整用药 □ 有任何不适告知医师	□ 根据病理结果用药 □ 接受出院前指导 □ 知道复查程序 □ 获取出院诊断书
护患配合	□ 配合测量体温、脉搏、呼吸、血压、体重 □ 配合完成入院护理评估单（简单询问病史、过敏史、用药史、跌倒史、生活自理能力） □ 接受入院宣教（环境介绍、病室规定、订餐制度、贵重物品保管、查房、探视制度、陪伴制度等） □ 有任何不适告知护士	□ 配合测量体温、脉搏、呼吸，询问每日排便情况 □ 接受相关化验检查宣教，正确留取标本，配合检查 □ 配合接受肾穿刺术前宣教 □ 有任何不适告知护士 □ 接受输液、服药治疗 □ 注意活动安全，避免坠床或跌倒 □ 配合执行探视及陪伴 □ 接受疾病及用药等相关知识指导	□ 接受出院宣教 □ 办理出院手续 □ 获取出院带药 □ 知道服药方法、作用、注意事项及用药后观察要点 □ 接受活动注意事项的指导 □ 知道复印病历的方法
饮食	□ 低盐、优质低蛋白饮食或根据医嘱	□ 低盐、优质低蛋白饮食或根据医嘱	□ 根据医嘱或正常普食
排泄	□ 正常排尿便	□ 正常排尿便	□ 肾穿刺者术前正常排尿便，术后24小时床上排便，需要协助
活动	□ 适量活动	□ 适量活动	□ 肾穿刺者术后卧床24小时 □ 一般情况下可适量活动

附：原表单（2016 年版）

急性药物过敏性间质性肾炎临床路径表单

适用对象：第一诊断为急性药物过敏性间质性肾炎（ICD-10：N14）

患者姓名：		性别：	年龄：	门诊号：	住院号：
住院日期：	年 月 日	出院日期：	年 月 日		标准住院日：7~14 天

时间	住院第 1 天	住院第 2~5 天
主要诊疗工作	□ 询问病史及体格检查 □ 完成病历书写 □ 开化验单 □ 及时处理各种临床危重情况（如严重水、电解质、酸碱失衡，严重高血压等）	□ 上级医师查房，根据初步的检查结果制订下一步诊疗方案 □ 观察病情变化，及时与患方沟通 □ 根据情况调整基础用药 □ 完成进行肾穿刺活检的术前评估 □ 签署各种必要的知情同意书、自费用品协议书
重点医嘱	长期医嘱： □ 肾脏病护理常规 □ 一级护理 □ 低盐饮食 □ 记出入量 □ 监测血压 □ 既往基础用药 临时医嘱： □ 血常规+嗜酸性粒细胞计数、尿常规、粪常规、外周血涂片 □ 肝肾功能、电解质、肌酶、血糖、血脂、凝血功能、感染性疾病筛查、免疫学指标 □ 24 小时尿蛋白定量、尿沉渣检查 □ B 超、胸片、心电图、	长期医嘱： □ 患者既往基础用药 □ 酌情使用降压、利尿药 □ 抗生素（病情需要时） □ 对症支持治疗（维持内环境稳定、控制血压、保护肾功能、改善贫血等） 临时医嘱： □ 肾穿刺术前停用抗凝和抗血小板药 □ 尿蛋白成分分析 □ 尿渗透压 □ 尿酸化功能检查 □ 监测肾功能、电解质 □ 其他特殊医嘱：眼色素膜炎检查
主要护理工作	□ 入院宣教 □ 介绍病房环境、设施和设备 □ 入院护理评估	□ 肾穿刺术宣教 □ 急性药物过敏性间质性肾炎健康知识宣教
病情变异记录	□ 无　□ 有，原因： 1. 2.	□ 无　□ 有，原因： 1. 2.
护士签名		
医师签名		

时间	住院第 6~10 天	住院第 11~13 天	住院第 14 天（出院日）
主要诊疗工作	□ 完成肾穿刺术和病理诊断 □ 上级医师查房，结合病理诊断和临床表现，提出具体的治疗方案 □ 及时处理肾穿刺术并发症 □ 观察病情变化，及时与患方沟通	□ 完成必要的其他专科会诊 □ 评估一般情况、肾功能、并发症、治疗不良反应等 □ 明确出院时间	□ 完成出院记录、出院证明书、出院病历等 □ 向患者交代出院后的注意事项
重点医嘱	长期医嘱： □ 根据病理诊断及临床表现给予相应的治疗 □ 处理肾穿刺术的并发症 □ 继续对症支持治疗 临时医嘱： □ 开具肾穿刺术医嘱（完善检查后） □ 必要时复查血常规、凝血功能、电解质、肾功能、肝功能 □ 其他特殊医嘱	长期医嘱： □ 根据病理改变及病情给予相应的治疗 □ 继续对症支持治疗 临时医嘱： □ 复查入院时结果明显异常的检查项目和血压、肾功能 □ 重要的专科检查项目	出院医嘱： □ 预约门诊 □ 出院医嘱 □ 出院带药 □ 随访化验单
主要护理工作	□ 观察患者病情变化 □ 肾穿刺术后护理 □ 心理与生活护理	□ 特殊治疗宣教 □ 避免感染	□ 指导患者办理出院手续
病情变异记录	□无 □有，原因： 1. 2.	□无 □有，原因： 1. 2.	□无 □有，原因： 1. 2.
护士签名			
医师签名			

第十三章
静脉使用环磷酰胺临床路径释义

一、静脉使用环磷酰胺疾病编码

1. 原编码

疾病名称及编码：肾病综合征（ICD-10：N04）

急进性肾小球肾炎（ICD-10：N01）

IgA 肾病（ICD-10：N02）

狼疮性肾炎（ICD-10：N08/M32）

过敏性紫癜性肾炎（现称 IgA 血管炎肾炎）（ICD-10：D69）

ANCA 相关小血管炎（ICD-10：M31.802）

微小病变（ICD-10：N05）

系膜增生性肾小球肾炎（ICD-10：N05.301）

膜增生性肾小球肾炎（ICD-10：N05.501）

膜性肾病（ICD-10：N05）

局灶节段性肾小球硬化（ICD-10：N05）

2. 修改编码

疾病名称及编码：肾小球疾病（ICD-10：N00-N08）

手术操作名称及编码：静脉输注环磷酰胺（ICD-9-CM-3：99.2909）

二、临床路径检索方法

（N00-N08）伴 99.2909

三、国家医疗保障疾病诊断相关分组（CHS-DRG）

MDCL　肾脏及泌尿系统疾病及功能障碍

LS1　肾炎及肾病

四、静脉使用环磷酰胺临床路径标准住院流程

（一）适用对象

入院第一诊断为肾病综合征（ICD-10：N04），急进性肾小球肾炎（ICD-10：N01），IgA 肾病（ICD-10：N02）；狼疮性肾炎（ICD-10：N08/M32），过敏性紫癜性肾炎（现称 IgA 血管炎肾炎）（ICD-10：D69），ANCA 相关小血管炎（ICD10：M31.802），微小病变（ICD-10：N05），系膜增生性肾小球肾炎（ICD-10：N05.301），膜增生性肾小球肾炎（ICD-10：N05.501），膜性肾病（ICD-10：N05），局灶节段性肾小球硬化（ICD-10：N05）。且计划静脉使用环磷酰胺者。

> **释义**
> ■ 适用对象编码参见上述各疾病相应编码。
> ■ 本路径适用对象为需要使用环磷酰胺的多种原发以及继发性肾脏疾病。如出现原发疾病相关的并发症，需进入其他相应路径。

（二）诊断依据

根据中华医学会肾脏病学分会编著或修订的《临床诊疗指南·肾脏病学分册》《临床技术操作规范·肾脏病学分册》和《原发性肾小球疾病的诊断及其分类标准》进行诊断。
1. 临床诊断标准。
2. 既往肾穿刺病理诊断。

> **释义**
> ■ 本路径的制订主要参考国内权威参考书籍和诊疗指南。
> ■ 临床诊断以及肾脏穿刺活检病理诊断是重要的肾脏疾病诊断依据。

（三）标准住院日为2天

> **释义**
> ■ 推荐标准住院日为1~4天。
> ■ 确定使用静脉环磷酰胺后，应用前准备1~2天，第2~3天进行静脉输注。如在门诊已经完善相关检查，并无其他禁忌证相关临床情况，可直接输注。观察并处理可能出现的急性副作用。

（四）进入路径标准

1. 第一诊断必须符合原发或继发肾小球疾病诊断标准。
2. 当患者同时具有其他疾病诊断，但在住院期间不需要特殊处理也不影响第一诊断的临床路径流程实施时，可以进入本路径。

> **释义**
> ■ 进入本路径的患者，第一诊断必须符合原发或继发肾小球疾病或其他肾脏疾病诊断标准的患者，且临床需要静脉使用环磷酰胺。需除外肾脏疾病相关并发症以及应用环磷酰胺的禁忌证。
> ■ 入院后常规检查发现有基础疾病，如高血压、冠状动脉粥样硬化性心脏病、糖尿病等，经系统评估后对应用环磷酰胺治疗无特殊影响者，可进入路径。但可能增加医疗费用，延长住院时间。

（五）住院后 1~2 天（工作日）需完成的检查项目

1. 住院后必需的检查项目
（1）血常规、尿常规、大便常规+隐血。
（2）肝肾功能、电解质、血糖、血脂。
（3）24 小时尿蛋白定量。
2. 根据患者病情，必要时的检查项目：ANCA、抗 GBM 抗体、CRP、ESR、免疫指标（ANA、ds-DNA、ENA 谱、IgG、IgA、IgM、C3、C4、RF、ASO）、感染性疾病筛查（例如乙型肝炎五项、乙型肝炎病毒 DNA 定量）、T 细胞亚群、胸片、心电图、肺部 CT 等。

> **释义**
>
> ■ 如近期已经在门诊完善相关检查，且无新可疑情况出现，可直接进入后续流程。
>
> ■ 血常规、尿常规、便常规+隐血是最基本的三大常规检查，进入路径的患者均需完成。便潜血试验和血红蛋白检测可以进一步了解患者有无急性或慢性失血；肝肾功能、电解质、血糖、血脂可评估有基础疾病情况，是否影响住院时间、费用及其治疗预后；测定 24 小时尿蛋白定量（或尿蛋白/肌酐比值，尿白蛋白肌酐比值）。
>
> ■ ANCA、抗 GBM 抗体、CRP、ESR、免疫指标（ANA、ds-DNA、ENA 谱、IgG、IgA、IgM、C3、C4、RF、ASO）等有助于评估并监测基础肾脏疾病状况。必要时做血免疫固定电泳及游离轻链除外轻链病。感染性疾病筛查（乙型肝炎五项、乙型肝炎病毒 DNA 定量）、胸片、肺部 CT 等有助于评估患者使用环磷酰胺可能出现的感染性相关疾病。心电图或超声心动有助于评估患者存在的基础心脏疾患。T 细胞亚群有助于评估患者细胞免疫状态。

（六）选择用药

1. 既往肾病用药：糖皮质激素、血管紧张素转换酶抑制剂（ACEI）、血管紧张素受体阻断剂（ARB）、抗凝药、抗血小板药、降脂药、利尿药、胃黏膜保护剂、钙片等。
2. 控制血压药物。
3. 环磷酰胺静脉治疗。

> **释义**
>
> ■ 肾脏疾病治疗为综合性治疗，包括基础疾病治疗以及针对并发症的防治，目的在于消除病因、缓解临床症状、降低肾功能进展的危险因素、防止药物治疗副作用（如糖皮质激素所致溃疡以及骨质疏松等）和减少并发症（如血栓栓塞事件）的发生。
>
> ■ 控制血压是治疗肾脏疾病、延缓肾功能进展的重要措施。
>
> ■ 环磷酰胺是治疗多种肾脏疾患的重要药物，依据相关治疗原则合理选用。

（七）出院标准

1. 没有环磷酰胺静脉冲击的严重短期副作用。
2. 临床表现（血压、尿蛋白、血尿、肾功能）稳定或者好转。

3. 没有需要住院处理的并发症和/或合并症。

> **释义**
> ■ 患者出院前应完成所有必需的检查项目，且开始药物治疗，观察有无明显药物相关不良反应。

（八）变异及原因分析

1. 出现肾功能急剧恶化、恶性高血压、血栓栓塞、较重感染等严重并发症，需要在住院期间处理。
2. 新出现其他系统合并症，需要住院治疗。
3. 出现治疗相关的并发症，需要住院期间处理。
4. 患者持续严重低白蛋白血症，严重水肿伴胸腹水，利尿剂不敏感，需延长住院观察。

> **释义**
> ■ 按治疗方案进行治疗。但如果存在或出现严重并发症，如肾功能急剧恶化、恶性高血压、血栓栓塞、较重感染中止本路径并转入相应路径。
> ■ 认可的变异原因主要是指患者入选路径后，在检查及治疗过程中发现患者合并存在事前未预知的、对本路径治疗可能产生影响的情况，需要中止执行路径或延长治疗时间、增加治疗费用。医师需在表单中明确说明。
> ■ 因患者方面的主观原因导致执行路径出现变异，需医师在表单中予以说明。

五、静脉使用环磷酰胺给药方案

（一）用药选择

环磷酰胺是治疗多种肾脏疾患的重要药物，依据相关治疗原则合理选用。

（二）药学提示

静脉使用环磷酰胺存在一定的副作用，包括：①骨髓抑制，白细胞减少常见，最低值在用药后1~2周，多在2~3周后恢复；②对肝功有影响；③胃肠道反应，包括食欲减退、恶心及呕吐，一般停药1~3天即可消失；④泌尿道反应：可致出血性膀胱炎；⑤中枢神经系统毒性，与剂量有关；⑥其他反应尚包括脱发、恶心和呕吐等；⑦注射部位可产生静脉炎；⑧长期用药可产生免疫抑制、垂体功能低下、不育症和继发性肿瘤。

（三）注意事项

严重骨髓抑制患者、对本品过敏者、妊娠及哺乳期妇女禁用。

六、静脉使用环磷酰胺护理规范

1. 观察并收集药物相关副作用的临床表现：①骨髓抑制；②肝功影响；③胃肠道反应；④泌尿道反应，如出血性膀胱炎；⑤中枢神经系统毒性；⑥其他反应包括脱发、恶心和呕吐等；⑦注射部位静脉炎；⑧长期用药产生的免疫抑制、垂体功能低下、不育症和继发性肿瘤。
2. 如药物外渗，按照化学药物外渗应急预案及程序处理。

七、静脉使用环磷酰胺营养治疗规范

1. 使用期间患者可以正常饮食。
2. 如无禁忌，可以饮用大量非咖啡因液体。

八、静脉使用环磷酰胺患者健康宣教

使用前如果对环磷酰胺过敏、正在母乳喂养，或者存在骨髓抑制性问题，请告知医生。

在使用过程中或者使用后出现下列问题，请及时联系医生：

1. 过敏反应迹象：如皮疹；麻疹；瘙痒；皮肤发红，肿胀，起泡或脱皮；喘息胸部或喉咙发紧；呼吸，吞咽或说话困难；嘶哑或嘴、脸、嘴唇、舌头或喉咙肿胀。
2. 感染迹象：如发热，咽喉痛，咳嗽，痰多或痰液变色，小便不适等，或伤口无法愈合。
3. 出血的迹象：如呕血；血尿；黑色，红色或柏油色的大便；牙龈出血；阴道异常出血；没有原因的淤斑；或出血无法停止。
4. 尿液异常：无法排尿，尿量异常，血尿或体重异常增加。
5. 低钠血症迹象：如头痛，注意力不集中，记忆力减退，虚弱，癫痫发作或身体平衡异常。
6. 肝脏问题的迹象：如尿液深，感到疲倦，食欲缺乏，胃部不适，大便色浅，呕吐；皮肤或眼睛发黄。
7. 此外，脱发、胃肠道反应，肤色改变也可能与药物有关。

九、推荐表单

（一）医师表单

静脉使用环磷酰胺临床路径医师表单

适用对象：第一诊断为肾病综合征（ICD-10：N04），IgA 肾病（ICD-10：N02）；狼疮性肾炎（ICD-10：N32），过敏性紫癜性肾炎（现称 IgA 血管炎肾炎）（ICD-10：D69），微小病变（ICD-10：N05），系膜增生性肾小球肾炎（ICD-10：N05.301），膜增生性肾小球肾炎（ICD-10：N05.501），膜性肾病（ICD-10：N05），局灶节段性肾小球硬化（ICD-10：N05）或其他肾脏病（如间质性肾炎等）拟静脉使用环磷酰胺者（无并发症患者）

患者姓名：		性别：	年龄：	门诊号：	住院号：
住院日期： 年 月 日		出院日期： 年 月 日			标准住院日：1~4 天

时间	住院第 1 天 （如近期已在门诊完善相关检查，且无新出现可疑情况，可直接接入后继流程）	住院第 1~3 天 （CTX 输注）	住院第 2~4 天 （出院日）
主要诊疗工作	□ 询问病史及体格检查 □ 完成病历书写 □ 开化验单	□ 上级医师查房 □ 根据情况调整基础用药 □ 根据检查结果开出环磷酰胺静脉冲击医嘱	□ 完成出院记录、出院证明书、出院病历等 □ 向患者交代出院后的注意事项，约门诊复诊时间 □ 开出院带药医嘱
重点医嘱	长期医嘱： □ 肾脏病护理常规 □ 二级护理 □ 低盐、低脂、优质蛋白饮食 □ 患者既往基础用药 □ 酌情使用降压药 □ 酌情用利尿药 临时医嘱： □ 血常规、尿常规、大便常规+OB □ 肝肾功能、电解质、血糖、血脂 □ 24 小时尿蛋白定量 □ 心电图、胸片 □ 必要时检查：T 细胞亚群、CRP、ESR、免疫指标、感染性疾病筛查、ANCA、抗 GBM 抗体、甲状腺功能	长期医嘱： □ 酌情调整基础用药（包括激素） □ 对症支持治疗（维持内环境稳定、控制血压、保护肾功能、改善贫血、降低血脂等） □ 静脉环磷酰胺用药 临时医嘱： □ 其他特殊医嘱	出院医嘱： □ 出院医嘱 □ 出院其他带药
病情变异记录	□无 □有，原因： 1. 2.	□无 □有，原因： 1. 2.	□无 □有，原因： 1. 2.
医师签名			

（二）护士表单

静脉使用环磷酰胺临床路径护士表单

适用对象：第一诊断为肾病综合征（ICD-10：N04），IgA 肾病（ICD-10：N02）；狼疮性肾炎（ICD-10：N32），过敏性紫癜性肾炎（现称 IgA 血管炎肾炎）（ICD-10：D69），微小病变（ICD-10：N05），系膜增生性肾小球肾炎（ICD-10：N05.301），膜增生性肾小球肾炎（ICD-10：N05.501），膜性肾病（ICD-10：N05），局灶节段性肾小球硬化（ICD-10：N05）或其他肾脏病（如间质性肾炎等）拟静脉使用环磷酰胺者（无并发症患者）

患者姓名：	性别： 年龄： 门诊号：	住院号：
住院日期： 年 月 日	出院日期： 年 月 日	标准住院日：1~4 天

时间	住院第 1 天	住院第 1~3 天	住院第 2~4 天
健康宣教	□ 入院宣教 □ 介绍主管医师、护士 □ 介绍环境、设施 □ 介绍住院注意事项 □ 介绍探视和陪伴制度 □ 介绍贵重物品制度	□ 药物宣教 □ 静脉使用环磷酰胺前宣教 □ 宣教使用前检查准备 □ 告知可能的副作用 □ 主管护士与患者沟通，消除患者紧张情绪 □ 告知使用后注意事项	□ 使用当日宣教 □ 给予患者及家属心理支持
护理处置	□ 核对患者，佩戴腕带 □ 建立入院护理病历 □ 协助患者留取各种标本 □ 测量体重 □ 评估血管条件	□ 协助医师完成相关化验	□ 治疗药物输注
基础护理	□ 三级护理 □ 晨晚间护理 □ 排泄管理 □ 患者安全管理	□ 三级护理 □ 晨晚间护理 □ 患者安全管理	□ 二级或一级护理 □ 晨晚间护理 □ 患者安全管理
专科护理	□ 护理查体 □ 病情观察 □ 需要时，填写跌倒及压疮防范表 □ 需要时，请家属陪伴 □ 确定饮食种类 □ 心理护理	□ 病情观察 □ 遵医嘱完成相关检查 □ 心理护理	□ 遵医嘱予补液 □ 病情观察 □ 消化道副作用 □ 输液静脉观察 □ 心理护理
重点医嘱	□ 详见医嘱执行单	□ 详见医嘱执行单	□ 详见医嘱执行单
病情变异记录	□无 □有，原因： 1. 2.	□无 □有，原因： 1. 2.	□无 □有，原因： 1. 2.
护士签名			

(三) 患者表单

静脉使用环磷酰胺临床路径患者表单

适用对象：第一诊断为肾病综合征（ICD-10：N04），IgA 肾病（ICD-10：N02）；狼疮性肾炎（ICD-10：N32），过敏性紫癜性肾炎（现称 IgA 血管炎肾炎）（ICD-10：D69），微小病变（ICD-10：N05），系膜增生性肾小球肾炎（ICD-10：N05.301），膜增生性肾小球肾炎（ICD-10：N05.501），膜性肾病（ICD-10：N05），局灶节段性肾小球硬化（ICD-10：N05）或其他肾脏病（如间质性肾炎等）拟静脉使用环磷酰胺者（无并发症患者）

患者姓名：		性别：	年龄：	门诊号：	住院号：
住院日期：	年 月 日	出院日期：	年 月 日		标准住院日：1~4 天

时间	入院	输液前	输液当天
医患配合	□ 配合询问病史、收集资料，请务必详细告知既往史、用药史、过敏史 □ 配合进行体格检查 □ 有任何不适请告知医师	□ 配合完善相关检查、化验，如采血、留尿、心电图、X 线胸片等 □ 医师与患者及家属介绍病情及输液前签字	□ 配合完善相关检查、化验 □ 如采血、留尿、胃镜 □ 配合医师摆好检查体位
护患配合	□ 配合测量体温、脉搏、呼吸 3 次、血压、体重 1 次 □ 配合完成入院护理评估（简单 □ 询问病史、过敏史、用药史） □ 接受入院宣教（环境介绍、病室规定、订餐制度、贵重物品保管等） □ 配合执行探视和陪伴制度 □ 有任何不适告知护士	□ 配合测量体温、脉搏、呼吸 3 次、询问大便 1 次 □ 接受输液前宣教 □ 接受饮食宣教 □ 接受药物宣教	□ 配合测量体温、脉搏、呼吸 3 次、询问大便 1 次 □ 接受输液后宣教 □ 接受饮食宣教 □ 有任何不适请告知护士
饮食	□ 遵医嘱饮食	□ 遵医嘱饮食	□ 遵医嘱饮食
排泄	□ 正常排尿便	□ 正常排尿便	□ 正常排尿便
活动	□ 正常活动	□ 正常活动	□ 正常活动

附：原表单（2016 年版）

静脉使用环磷酰胺临床路径表单

适用对象：第一诊断为肾病综合征（ICD-10：N04），IgA 肾病（ICD-10：N02）；狼疮性肾炎（ICD-10：N32），过敏性紫癜性肾炎（现称 IgA 血管炎肾炎）（ICD-10：D69），微小病变（ICD-10：N05），系膜增生性肾小球肾炎（ICD-10：N05.301），膜增生性肾小球肾炎（ICD-10：N05.501），膜性肾病（ICD-10：N05），局灶节段性肾小球硬化（ICD-10：N05）。且欲静脉使用环磷酰胺者

患者姓名：		性别： 年龄： 门诊号：		住院号：
住院日期： 年 月 日		出院日期： 年 月 日		标准住院日：2~4 天

时间	住院第 1 天	住院第 2~3 天 （CTX 冲击）	住院第 3~4 天 （出院日）
主要诊疗工作	□ 询问病史及体格检查 □ 完成病历书写 □ 开化验单 □ 已用环磷酰胺累计量	□ 上级医师查房 □ 根据情况调整基础用药 □ 根据检查结果开出环磷酰胺静脉冲击医嘱	□ 完成出院记录、出院证明书、出院病历等 □ 向患者交代出院后的注意事项，约门诊复诊时间 □ 开出院带药医嘱
重点医嘱	长期医嘱： □ 肾脏病护理常规 □ 二级护理 □ 低盐、低脂、优质蛋白饮食 □ 患者既往基础用药 □ 酌情使用降压药 □ 酌情用利尿药 临时医嘱： □ 血常规、尿常规、大便常规+OB □ 肝肾功能、电解质、血糖、血脂 □ 24 小时尿蛋白定量 □ 心电图、胸片 □ 必要时检查：T 细胞亚群、CRP、ESR、免疫指标、感染性疾病筛查、ANCA、抗 GBM 抗体、甲状腺功能	长期医嘱： □ 酌情调整基础用药（包括激素） □ 对症支持治疗（维持内环境稳定、控制血压、保护肾功能、改善贫血、降低血脂等） □ 静脉环磷酰胺用药 临时医嘱： □ 其他特殊医嘱	出院医嘱： □ 出院医嘱 □ 出院其他带药
病情变异记录	□ 无 □ 有，原因： 1. 2.	□ 无 □ 有，原因： 1. 2.	□ 无 □ 有，原因： 1. 2.
医师签名			

第十四章
慢性肾衰竭（CKD 5 期）临床路径释义

一、慢性肾衰竭（CKD 5 期）编码
1. 原编码
疾病名称及编码：慢性肾衰竭（ICD-10：N18.902）
2. 修改编码
疾病名称及编码：慢性肾衰竭（ICD-10：N18.0）

二、临床路径检索方法
N18.0

三、国家医疗保障疾病诊断相关分组（CHS-DRG）
MDCL　肾脏及泌尿系统疾病及功能障碍
LR1　肾功能不全

四、慢性肾衰竭（CKD 5 期）临床路径标准住院流程

（一）适用对象

第一诊断为慢性肾衰竭（ICD-10：N18.902），无透析指征，暂不需要行动静脉内瘘手术/腹膜透析置管术者。

> **释义**
>
> ■ 适用对象编码参见第一部分。
> ■ 本路径适用对象为临床诊断为慢性肾衰竭［CKD 5 期，eGFR＜15ml/（min·1.73m^2）］，无透析指征，无危及生命的并发症，暂不需要行动静脉内瘘手术/腹膜透析置管术者。如合并严重肺部感染（如耐药菌或真菌）、严重消化道出血、急性心力衰竭、严重高钾血症伴生命体征不稳定等严重并发症需要紧急抢救的，需进入其他相应路径或中断本路径。

（二）诊断依据

根据中华医学会肾脏病学分会编著的《临床诊疗指南·肾脏病学分册》进行诊断。
（1）慢性肾脏病史超过 3 个月。
（2）GFR＜15ml/min。
（3）在 GFR 下降过程中出现与肾衰竭相关的各种代谢紊乱和临床表现。

> **释义**
>
> ■ 本路径的制订主要参考国内权威参考书籍和诊疗指南。
> ■ 病史和实验室检查是诊断的初步依据。
> 1. 要求患者出现以下任一病史超过 3 个月：①白蛋白尿，AER＞30mg/24h 或 ACR＞30mg/g；②尿沉渣异常；③肾小管病变导致电解质或其他异常；④肾脏组织病理学异常；⑤影像学发现肾脏的结构异常；⑥肾移植病史。且最近一次肾功能检查计算的 eGFR＜15ml/（min·1.73m²），排除急性肾损伤，医师考虑为慢性肾衰竭患者。若病程不足 3 个月，但是有中重度贫血、iPTH（甲状旁腺激素）水平升高、低钙高磷以及双侧肾脏萎缩等提示慢性肾衰竭的证据，可认定为慢性肾衰竭。
> 2. 患者 eGFR＜15 ml/（min·1.73m²），并且出现与肾衰竭相关的各种代谢紊乱和临床表现，如肺部感染、浆膜腔积液、消化道出血、肾性贫血、顽固性高血压、慢性心力衰竭、慢性肾脏病矿物质与骨异常（低钙血症、高磷血症、继发性甲状旁腺功能障碍、肾性骨病、血管钙化等）、营养不良、出血倾向、神经系统改变、代谢性酸中毒和高钾血症等，需要住院治疗。
> 3. 医师认为本次住院暂不考虑启动透析和行动静脉内瘘手术/腹膜透析置管术者；或患者暂不同意启动透析和行动静脉内瘘手术/腹膜透析置管术者，经肾脏专科医师评估，进入该临床路径。
> 若患者 eGFR＜15ml/（min·1.73m²），需要启动透析或需要行动静脉内瘘手术/腹膜透析置管术者，需进入其他相应路径。
> 若患者 eGFR＜15ml/（min·1.73m²），暂不需要启动透析或暂不需要行动静脉内瘘手术/腹膜透析置管术，但伴有危及生命的并发症，如合并严重肺部感染、严重消化道出血、急性心力衰竭等严重并发症需要紧急抢救的，需进入其他相应路径。
> ■ 注意：建议使用 CKD-EPI 或 MDRD 及其衍生公式用血肌酐值计算 eGFR 值。如果实验室 Cystatine C 无标准质控，建议不要使用 Cystatine C 值计算 eGFR 值。

（三）进入路径标准

1. 第一诊断必须符合 ICD-10：N18.902 疾病编码。
2. 当患者同时具有其他疾病诊断，但在住院期间不需要特殊处理，也不影响第一诊断的临床路径流程实施时，可以进入路径。

> **释义**
>
> ■ 进入本路径的患者第一诊断为慢性肾衰竭 [CKD 5 期，eGFR＜15ml/（min·1.73m²）]，需要马上透析、需要行动静脉内瘘手术/腹膜透析置管术者和危及生命的严重并发症需除外，如除外合并严重肺部感染、严重消化道出血、急性心力衰竭等严重并发症需要紧急抢救的。

■ 入院后常规检查发现有基础疾病，如高血压、冠状动脉粥样硬化性心脏病、糖尿病、狼疮性肾炎、ANCA 相关性小血管炎、多发性骨髓瘤、肝功能不全等，经系统评估后对慢性肾衰竭（CKD 5 期）诊断及治疗无特殊影响者，可进入路径。但可能增加医疗费用，延长住院时间。

（四）标准住院日

10~14 天。

释义

■ 患者入院后，辅助检查在 1~3 天完成，同时开始药物治疗。主要观察临床症状的缓解情况和有无药物副作用，预计抗感染、控制心力衰竭、控制血压、输血等并发症处理总住院时间不超过 14 天符合本路径要求。

（五）住院期间的检查项目

1. 必需的检查项目
(1) 血常规、尿常规、粪常规+隐血。
(2) 肝肾功能、电解质、血糖、血脂、铁代谢、钙磷代谢、iPTH。
(3) 胸片、心电图、泌尿系彩超、腹部彩超、超声心动图。
2. 根据患者病情进行的检查项目
(1) 淋巴细胞免疫分型、CMV 抗体测定。
(2) 感染性疾病筛查（乙型肝炎、丙型肝炎、HIV、梅毒等）。

释义

■ 血常规、尿常规、粪常规+隐血是最基本的三大常规检查，进入路径的患者均需完成。大便隐血试验和血红蛋白检测可以进一步了解患者有无急性或慢性失血；肝肾功能、电解质、血糖、凝血功能、心电图、X 线胸片或胸部 CT、泌尿系彩超和心脏彩超可评估有无基础疾病，并确定或排除肺部感染、泌尿系统梗阻、高钾血症、酸中毒或心脏并发症等，关注其是否影响住院时间、费用及其治疗预后；血红蛋白和铁代谢可以评估肾性贫血是否达标并调整治疗方案；钙磷代谢和 iPTH 检查可以了解慢性肾脏病矿物质与骨代谢异常的程度；淋巴细胞免疫分型用于多发性骨髓瘤等血液系统疾病的排除。CMV 抗体测定用于排除患者巨细胞病毒的感染。感染性疾病筛查用于排除乙型肝炎、丙型肝炎、艾滋病或梅毒及其继发的肾小球疾病，又称为输血前全套。

（六）治疗方案的选择

1. 根据病情，积极纠正水、电解质、酸碱平衡紊乱。
2. 控制高血压。

3. 纠正贫血。
4. 治疗低钙血症、高磷血症和肾性骨病。
5. 口服肠道吸附剂、结肠透析治疗。
6. 加强营养支持治疗。

> **释义**
>
> ■ 本病患者入院后应先沿用患者门诊治疗方案或给予基本治疗方案，待检查结果回报后调整治疗方案进行综合性治疗或进行积极抢救，包括内科基本治疗和药物治疗，目的在于缓解临床症状、纠正和减少并发症的发生，延缓肾功能损害的进展。如果患者病情较重，可以入院当天急查血常规、肾功能、电解质和粪常规+隐血排除重度贫血、严重电解质、酸碱失衡和消化道出血，以便及时处理。
>
> ■ 慢性肾衰竭（CKD 5 期）患者的治疗原则：治疗原发疾病及去除疾病进展的可逆性危险因素（危险因素包括肾脏基础疾病的复发或急性加重、严重高血压未能控制、急性血容量不足、肾脏局部血供急剧减少、重症感染、组织创伤、尿路梗阻、严重心力衰竭、严重肝衰竭和肾毒性药物的不当使用等），尽量延缓患者肾功能恶化的进展速度和延缓进入透析治疗。
>
> ■ 内科一般治疗包括调整生活方式（避免劳累、避免感冒和精神紧张），戒烟戒酒、注意饮食和慎用肾损害的药物（如 NSAIDs、有潜在肾毒性的镇痛药、有潜在肾毒性的抗生素/化疗药等）。饮食治疗包括低蛋白饮食［推荐蛋白入量 0.6g/（kg·d）］，并可补充复方 α-酮酸制剂 0.12 g/（kg·d）、低脂饮食、低盐饮食（高血压和/或严重水肿的患者）、低磷饮食（高磷血症患者）、低钾饮食（高钾血症患者）、糖尿病饮食（确诊为糖尿病的患者）。积极控制血压（目标血压 140/90mmHg）和血糖［糖尿病患者，空腹血糖 6~8mmol/L，餐后血糖 8~10mmol/L，糖化血红蛋白＜7%（轻度贫血或无贫血的患者）］。
>
> ■ 治疗慢性肾衰竭（CKD 5 期）的药物主要包括纠正水、电解质、酸碱紊乱药物，降压药，纠正贫血的药物，治疗低钙血症，高磷血症和肾性骨病的药物，口服肠道吸附剂，结肠透析治疗，以及营养支持治疗的药物等。具体治疗方案如下。
>
> 1. 根据病情，积极纠正水、电解质、酸碱紊乱：对有明显失水患者，若无严重高血压和心力衰竭，可视病情需要补液。以口服补液为最佳选择，不能口服的患者，静脉输液时一定要严密观察其血压、心功能状态，以避免水潴留的发生。而严重肾功能障碍合并水潴留或水中毒时应严格限制入水量，以每日排水量加非显性失水量（500~800ml）之和为度。
>
> 高钾血症者应限制钾摄入，并使用促使血钾水平下降的药物及措施：①及时纠正酸中毒，除口服碳酸氢钠外，必要时（血钾＞6mmol/L）可静滴 5% 碳酸氢钠 125~500ml，根据病情需要 4~6 小时后还可重复给予；②给予袢利尿剂，最好静脉注射呋塞米 40~80mg（或丁脲胺 2~4mg），必要时将剂量增至一次 100~200mg；③应用葡萄糖-胰岛素溶液输入（葡萄糖 4~6g 中加胰岛素 1U）；④口服降钾树脂或新型钾离子结合剂如环硅酸锆钠，一般每次 5~20g，每日 3 次，增加肠道钾排出，口服降钾树脂以聚苯乙烯磺酸钙更为适用，因为离子交换过程中只释放离子钙，不增加钠负荷；新型钾离子结合剂环硅酸锆钠具有独特的晶体结构，可选择性捕获胃肠道中的钾离子，促进钾从粪便排出；⑤对病程中发展至严重高钾血症（血钾＞6.5mmol/L），且伴少尿、利尿效果欠佳者，应及时给予血液透析治疗。

轻度酸中毒可酌情给予碳酸氢钠 1.5~3g/d 口服，中重度患者 3~15g/d 口服。若二氧化碳结合力低于 15mmol/L，可用碳酸氢钠 125~250ml 静脉滴注后复查动脉血气，将二氧化碳结合力纠正至 20mmol/L 即可停止。对病程中发展至严重酸中毒（pH<7.2）者应立刻进行透析治疗。治疗过程中要注意防止低钾和低钙，警惕发生高钠血症、高渗血症以及诱发心力衰竭。

2. 控制高血压：慢性肾衰竭（CKD 5 期）的患者血压控制目标是 140/90mmHg。CKD 5 期的患者常需多种降压药物配伍应用，钙通道阻滞剂、利尿剂、β 受体阻断剂或 α 受体阻断剂均能联合应用以达到血压控制的目标。ARB/ACEI 类降压药由于高钾血症的副作用一般不主动新加方案使用。对既往一直长期使用 ARB/ACEI 类降压药的 CKD5 期患者，可在密切监测肾功能和血钾的情况下审慎继续使用。

3. 纠正贫血：慢性肾衰竭（CKD5 期）纠正肾性贫血的目标值是血红蛋白（Hb）100~120g/L，尽量不要超过 130g/L。纠正贫血的药物包括补充叶酸、补充促红细胞生成素或低氧诱导因子脯氨酰羟化酶抑制剂和补充铁剂。

促红细胞生成素（EPO）的给药途径及剂量：EPO 治疗的初始剂量是皮下给药，一周 50~100U/kg，分 2~3 次使用；静脉给药，一周 120~150U/kg，分 3 次使用。Hb<70g/L 的患者，应适当增加初始剂量；对于高血压、伴有严重心血管疾病的患者应从小剂量开始使用。EPO 治疗的常见不良反应有高血压、血栓形成，其他少见不良反应包括头痛、癫痫、肝功能异常、高钾血症、过敏等。使用过程中注意观察药物的副作用。

低氧诱导因子脯氨酰羟化酶抑制剂，以已上市的罗沙司他为例，起始剂量：非透析患者为每次 70mg（体重<60kg）或 100mg（体重≥60kg），口服给药，每周 3 次。但需要结合患者的体重、既往使用 ESAs 剂量以及基础血红蛋白值、铁代谢以及营养状态等多种因素，个体化并以较小的起始剂量开始使用。剂量调整：建议起始治疗阶段每 2 周进行一次血红蛋白检测；根据患者当前的 Hb 水平及过去 4 周内 Hb 的变化，每 4 周进行一次剂量阶梯调整。若患者 Hb 在 2 周内增加>20g/L 且 Hb 值>90g/L，则提早降低一个阶梯治疗。剂量阶梯包括 20、40、50、70、100、120、150、200mg；建议最大剂量为 2.5mg/kg。罗沙司他的主要不良反应包括上呼吸道感染、高血压、高钾血症、外周水肿、代谢性酸中毒、恶心、虚弱及转氨酶异常；目前研究尚未发现罗沙司他加重心血管事件及肿瘤发生风险；其安全性尚需要更长时间和更大受试者应用后来确定。

在铁剂使用前需完善铁三项的检查。若患者转铁饱和度（TSAT）<20%，或血清铁蛋白（SF）<100μg/L 时，应加大口服铁的剂量，或根据公式静脉补铁。当 SF>500μg/L 时停止补铁。第一次静脉输铁的患者注意根据说明书做好过敏试验和抢救准备。在静脉输铁过程中注意观察铁剂的过敏等副作用。

4. 治疗低钙血症、高磷血症和肾性骨病：在低磷饮食治疗的基础上，可口服磷结合剂，包括含钙的磷结合剂（碳酸钙每次 0.5~2g，三餐中嚼服或醋酸钙每次 2 片，三餐中服用）或不含钙磷结合剂（碳酸镧每次 1 片，三餐中嚼服或司维拉姆每次 2 片，三餐中服用）。尽量将血磷控制在正常范围内。合并高钙血症或动脉钙化的患者不能应用含钙磷结合剂。

对于明显低钙血症的患者，可以酌情口服补钙，但钙磷乘积不要超过 4.52mmol^2/L^2，以避免加重钙化。对低钙抽搐的患者给予静脉推注 10% 葡萄糖酸钙 10~20ml 对症处理。

对于慢性肾衰竭（CKD 5 期）伴继发性甲状旁腺亢进的患者，应该先纠正低钙血症或高磷血症。若治疗后 iPTH 仍高于 300pg/ml，可酌情启动骨化三醇治疗（0.25~0.5μg/d）。

5. 口服肠道吸附剂、结肠透析治疗：可口服氧化淀粉或活性炭（药用炭）制剂、大黄制剂或甘露醇（导泻疗法）等，以利用胃肠道途径增加尿毒症毒素的排除，对减轻患者氮质血症起到一定辅助作用。

有条件的单位，也可以给患者进行结肠透析治疗。

6. 加强营养支持治疗：首先对患者营养状态做出客观评估。人体测量包括体重指数、肱三头肌皮褶厚度和上臂肌围等；生化指标包括血清蛋白、转铁蛋白、前白蛋白及血清胆固醇等；主观综合营养评估使用 SGA 量表。

根据患者营养状况进行饮食指导。在优质低蛋白饮食的同时需要保证摄入足量的热卡，一般为 30~35kcal/（kg·d），以使低蛋白饮食的氮得到充分的利用，减少蛋白分解和体内蛋白库的消耗。必要时请营养科会诊制订营养治疗方案。

7. 向患者交代慢性肾衰竭一体化治疗及相关随访：向患者介绍如果药物保守治疗无效，患者需要考虑的终末期肾脏病的肾替代治疗包括血液透析、腹膜透析及肾移植，并向患者介绍每个替代治疗的具体细节供患者做意向性选择，以及相应的随访注意事项。

（七）出院标准

1. 临床病情缓解，肾功能稳定。
2. 没有需要住院处理的并发症和/或合并症。

> **释义**
>
> ■ 患者出院前应完成所有必须检查的项目，且开始药物治疗，根据检查结果调整治疗方案。观察临床症状是否减轻或消失，有无明显药物相关不良反应。
>
> ■ 确定患者已无需要继续住院治疗的贫血、顽固性高血压、心衰、感染和 CKD-MBD 等并发症，可以带方案回门诊继续治疗。确定出院带药和向患者交代慢性肾衰一体化治疗相关随访方案。

（八）变异及原因分析

1. 有紧急透析指征的慢性肾脏病患者，需要紧急透析，不进入本路径。
2. 伴有合并症时，需要进行相关的诊断和治疗。
3. 有明确急性加重可疑因素的患者，不进入本路径。

> **释义**
>
> ■ 按标准治疗方案如患者临床症状缓解不明显，发现其他严重基础疾病，需调整药物治疗或继续其他基础疾病的治疗，则中止本路径。

> ■ 认可的变异原因主要是指患者入选路径后,在检查及治疗过程中发现患者合并存在事前未预知的、对本路径治疗可能产生影响的情况,需要中止执行路径或延长治疗时间、增加治疗费用。医师需在表单中明确说明。
> ■ 因患者方面的主观原因导致执行路径出现变异,需医师在表单中予以说明。
> ■ 若患者住院期间肾功能进一步恶化,经临床医师评估,需要启动透析治疗者,需转入其他路径,或退出本路径。

五、慢性肾衰竭(CKD 5 期)给药方案

(一)用药选择

1. 口服吸附疗法和导泻疗法:包括口服氧化淀粉或活性炭(药用炭)制剂、大黄制剂或甘露醇(导泻疗法),通过胃肠道增加尿毒症毒素的排出,减轻患者的氮质血症。另外 α-酮酸也可以将非必需氨基酸的氮转化为氨基酸,因此可减少尿素合成,减轻氮质血症。

2. 贫血的治疗

(1)铁剂的补充:铁剂的补充是 CRF 患者纠正贫血的重要部分。口服铁剂主要有琥珀酸亚铁、硫酸亚铁等。部分血液透析患者口服铁剂吸收较差,更推荐使用静脉途径补铁,以蔗糖铁的安全性和有效性更好。

(2)重组人红细胞生成素(促红素,rHuEPO)的补充:如排除缺铁等因素,血红蛋白 Hb < 100g/L 或 HCT < 30%时,即可开始启动促红素的治疗。一般开始为 50~100U/kg,分 2~3 次注射(或一次 2000~3000U,每周 2~3 次),皮下或静脉注射,以皮下注射效果更佳。CRF 患者 Hb 的靶目标是 100~120g/L,不超过 130g/L。调整周期为每月调整一次,适当增减促红素的剂量。

(3)低氧诱导因子脯氨酰羟化酶抑制剂,以已上市的罗沙司他为例,起始剂量:非透析患者为每次 70mg(体重< 60kg)或 100mg(体重 ≥ 60kg),口服给药,每周 3 次。但需要结合患者的体重、既往使用 ESAs 剂量以及基础血红蛋白值、铁代谢以及营养状态等多种因素,个体化并以较小的起始剂量开始使用。剂量调整:建议起始治疗阶段每 2 周进行一次血红蛋白检测;根据患者当前的 Hb 水平及过去 4 周内 Hb 的变化,每 4 周进行一次剂量阶梯调整。若患者 Hb 在 2 周内增加> 20g/L 且 Hb 值> 90g/L,则提早降低一个阶梯治疗。剂量阶梯包括 20、40、50、70、100、120、150、200mg;建议最大剂量为 2.5mg/kg。

3. 高血压的治疗

(1)非药物干预:非药物干预,包括:①低盐饮食,推荐非透析患者钠盐(氯化钠)的摄入量为 5~6g/d;②控制体重,维持健康体重(BMI 指数为 20~24kg/m²);③适当运动,推荐非透析 CKD 患者在心血管状况和整体可以耐受的情况下,每周运动 5 次,每次至少 30 分钟;④饮食多样,根据蛋白尿、肾功能、血钾、钙磷代谢等情况具体调整饮食,适当摄入蔬菜、水果,减少饱和脂肪及总脂肪摄入;⑤限制饮酒量或不饮酒;⑥戒烟,明确建议患者戒烟,提供戒烟咨询;⑦调整心理状态,如确诊心理疾病,应专科正规治疗。

(2)药物治疗:CRF 患者降压药物治疗的目的是降低血压、延缓肾功能减退和终末期肾脏病的发生,预防或延缓心脑血管疾病(脑卒中、心肌梗死、心力衰竭等)以及心血管死亡。此外,有效控制血压,还可预防高血压急症、亚急症等重症高血压发生。建议遵循个体化原则选择适合患者的降压药物。

ACEI、ARB、钙通道拮抗剂(CCB)、袢利尿剂、α 受体阻断剂、β 受体阻断剂、血管扩张

剂等均可应用。从蛋白尿和心肾保护的角度，ACEI/ARB 为 CKD 患者降压药的首选。对既往一直长期使用 ARB/ACEI 类降压药的 CKD 5 期患者，可在密切监测肾功能和血钾的情况下审慎继续使用。CFR 患者的肾性高血压可能会需要联用两种或两种以上的降压药。非透析的 CRF 患者血压建议控制在 140/90mmHg 以内。单侧肾动脉狭窄可使用 ACEI 或 ARB 治疗；双侧肾动脉狭窄禁用 ACEI 或 ARB 类药物。

4. CKD-MBD 的治疗

（1）低钙血症：对于轻度的、患者可以耐受的无症状的低钙血症，指南建议无需积极纠正，以尽量避免患者钙负荷的增加。对于血钙低于 1.9mmol/L，或伴有抽搐的低钙血症，可以静脉或口服补钙，必要时可以加用骨化三醇提高肠道对钙的摄取。

（2）高磷血症：除了限制磷的摄入外，可口服磷结合剂、铝制剂。

1）限制饮食中磷的摄入，每日摄入量控制于 800~1000mg 以内。低磷饮食推荐时应合理考虑磷的来源（动物类、植物类食物、蔬菜和添加剂）。同时兼顾食物的磷/蛋白比，在低磷饮食的同时避免营养不良。鼓励患者使用蛋白磷比值高的食物，如鸡蛋白、海参和虾肉。阅读食品成分表能帮助患者减少磷的摄入。

2）对于饮食限磷仍不能控制血磷在靶目标范围者（1.13~1.45mmol/L），可以使用磷的结合剂。①含钙的磷结合剂，如碳酸钙（餐中嚼服）和醋酸钙等，于餐中服用，以最大程度发挥降血磷的作用。为防止高血钙，由含钙的磷结合剂提供的总钙量不应超 1500mg/d，包含饮食在内的总钙摄入量应低于 2000mg/d。有高血钙时应停用含钙的磷结合剂；②为尽可能避免钙化，有条件的患者可选择不含钙的磷结合剂，如碳酸镧咀嚼片和司维拉姆，三餐中服用；③如上述措施仍有严重的高血磷，可短期 3~4 周使用含铝的磷结合剂，然后改用其他制剂。

（3）高钙血症：严重的继发性甲状旁腺功能亢进症，或骨化三醇冲击治疗中，可能会出现高钙血症。血钙高于 2.75mmol/L 可显著增加患者的死亡风险。故指南建议血钙应该控制在 2.5mmol/L 以下。对于高钙血症的治疗，需停用钙剂和含钙的药物或补充剂，必要时骨化三醇减量或停药。西那卡塞和降钙素也有助于纠正高钙血症。高钙危象时要充分水化，必要时利尿。

（4）继发性甲状旁腺功能亢进的治疗：对于慢性肾衰竭患者，PTH 水平轻中度升高可能是机体的适应性反应。故对于全段 PTH（iPTH）水平进行性升高或持续高于正常值上限的患者，建议先评估可修正的因素，包括高磷血症、高磷摄入、低钙血症和维生素 D 缺乏。

对于 CKD 3a~5 期且未接受透析的患者，不建议常规使用骨化三醇和维生素 D 类似物治疗继发性甲状旁腺功能亢进。

骨化三醇有口服和静脉制剂，治疗方案有常规剂量（0.25~0.5μg/d）和冲击剂量（根据不同的 PTH 水平确定骨化三醇冲击的初始剂量）。维生素 D 类似物帕立骨化醇的初始剂量（μg）建议根据患者 PTH 的值（pg/ml）除以 100 来确定。西那卡塞从 25mg 开始使用，未达标者可以加量，最大剂量为 100mg/d。药物使用过程中建议每月查 PTH、血钙和血磷。稳定者每 3 个月一次查血。

经过规范的药物治疗仍不能控制的严重的持续血 iPTH > 800pg/ml，并且有顽固的高钙血症和或高磷血症，对药物治疗抵抗者，以及经同位素或超声检查证实存在甲状旁腺腺瘤或结节者，建议实施甲状旁腺次全切除术或甲状旁腺全切加自体移植术。

5. 纠正水钠潴留、酸中毒和高钾血症：为防止出现水钠潴留，CRF 患者需适当限制钠摄入量，一般 NaCl 摄入量应不超 6g/L。有明显水肿、高血压者，钠摄入量一般为 2~3g/d（NaCl 摄入量 5~7g/d），个别严重病例可限制为 1~2g/d（NaCl 摄入量 2.5~5g/d）。也可根据需要应用袢利尿剂（呋塞米、丁脲胺等，如呋塞米一次 20~160mg，2~3g/d）。对血肌酐大于 220mol/L 的 CRF 患者，不宜应用噻嗪类利尿剂及保钾利尿剂，因为此时疗效差。对病程中发展至严重肺水肿和急性左心衰竭的患者,酌情考虑给予血液透析治疗减轻水负荷,并退出临床路径。

高钾血症:CRF 患者可以从限制钾的摄入、及时纠正酸中毒和适当应用袢利尿剂来预防高钾血症。对已有高钾血症的患者,应采取积极的降钾措施:①及时纠正酸中毒,口服碳酸氢钠,必要时(血钾>6mmol/L)可静滴碳酸氢钠 10~25g,根据病情需要 4~6 小时后还可重复给予;②给予袢利尿剂,静脉或肌注呋塞米 40~80mg(或丁脲胺 2~4mg),必要时将剂量增至一次 100~200mg;③应用葡萄糖-胰岛素溶液输入(葡萄糖 4~6g 中加胰岛素 1 单位);④口服降钾树脂或新型钾离子结合剂如环硅酸锆钠:一般每次 5~20g,每日 3 次,增加肠道钾排出,口服降钾树脂以聚苯乙烯磺酸钙(Sorbisterit 等)更为适用,因为离子交换过程中只释放离子钙,不会增加钠负荷。新型钾离子结合剂环硅酸锆钠具有独特的晶体结构,可选择性捕获胃肠道中的钾离子,促进钾从粪便排出;⑤对病程中发展至严重高钾血症(血钾>6.5mmol/L),且伴有少尿、利尿效果欠佳者,应及时给予血液透析治疗,并退出临床路径。

6. 其他治疗

(1)防治感染:肾衰竭患者免疫力较低,平时应避免感冒,预防各种病原体的感染。抗生素的选择要注意尽量慎用对肾脏有损害的药物。

(2)对症治疗:皮肤瘙痒可以使用抗组胺药物和外用止痒药膏,以及控制高磷血症。糖尿病肾衰竭患者随着 GFR 明显下降,可能需要相应减少胰岛素用量。口服降糖药需要根据 GFR 水平合理选用。瑞格列奈和西格列汀可以在肾功能不全的任何时期使用。慢性肾衰竭合并高尿酸血症通常不需要治疗。合并痛风的患者可以使用别嘌呤醇 0.1g,一天 1~2 次。

(3)中医治疗:本病多为肾病迁延日久,脏腑虚损,复因外邪侵袭、情志内伤、饮食失当、劳累过度等使病情加重,最终导致正虚邪实之证。临床辨证治疗多采用扶正与祛邪兼顾,标本同治。若肺肾两虚,精气不足,可考虑使用金水宝胶囊(片),改善肾功能,延缓疾病进展。

(二)用药提示及注意事项

1. 口服吸附疗法,如活性炭(药用炭)制剂,会吸附并减弱其他药物的作用,影响消化酶,应该和其他药物间隔 1~2 小时服用。

2. 质子泵抑制剂长期用药可能造成骨质疏松症和肠道菌群紊乱。

3. 静脉铁剂的使用需要留意过敏反应:静脉途径补铁,以蔗糖铁的安全性和有效性更好,每周剂量不应超过 500mg。右旋糖酐铁大剂量使用方法可以用到每次 1g。所有的铁剂在第一次使用的时候应该进行过敏试验。以蔗糖铁为例,200mg 的蔗糖铁可稀释于 100ml 的生理盐水。最初 25ml 应作为试验剂量在 30 分钟内以 12 滴/分钟(1 滴/5 秒)的速率输入。如果在此期间未发生不良反应,则将剩余的注射液 75ml 在 30 分钟内以 36 滴/分钟(1 滴/2 秒)的速率输入。特别提醒,100mg 铁剂至多用 200ml 生理盐水稀释。可根据需要配制成更高浓度的溶液。切忌过高的稀释程度,比如,将 100mg 稀释于 500ml 生理盐水,可导致蔗糖铁复合物解离,影响安全性及疗效。

4. 钙剂:平时服用钙剂是补钙作用。餐中服用钙剂有降磷的作用。无论何时使用,钙剂的补充都可能会带来正钙平衡。目前尚未确定安全的含钙磷结合剂的具体剂量。

5. 铝制剂:慢性肾衰竭患者长期服用铝制剂可能会造成铝剂的蓄积和中毒,可短期使用,不要超过 3~4 周。

6. 骨化三醇:骨化三醇可能会增加肠道钙和磷的吸收,加重高钙血症和高磷血症,特别是在冲击治疗中。需要注意定期抽血监测和调整用药方案。

7. 西那卡塞:西那卡塞的主要副作用有低钙血症、恶心、呕吐、眩晕和肌痛。西那卡塞是强效 CYP2D6 抑制剂,可使阿米替林的 AUC 增加 20%。西那卡塞主要经 CYP3A4 代谢,酮康唑、伊曲康唑、琥乙红霉素会增加其药物效能,应严密监测其低钙血症的副作用。

8. α-酮酸制剂：含有元素钙 50 毫克/片，服用时需要留意高钙血症的副作用。同时需配合低蛋白饮食以取得更好的疗效。

9. 抗生素：慢性肾衰竭患者在抗生素选用上，应尽量慎用对肾脏有损害的抗生素，如氨基糖苷类抗生素。并根据 eGFR 调整抗生素的剂量和使用的间隔时间。

10. 胰岛素使用中应该防止低血压的发生：瑞格列奈和西格列汀可以在肾功能不全的任何时期使用，CRF 患者从小剂量开始。西格列汀可以有效减少降糖药的使用和避免低血糖。

11. 别嘌呤醇在慢性肾衰竭患者中应该从小剂量开始使用以减少副作用：别嘌呤醇最严重的副作用是剥脱性皮炎，对基因 HLA B-5801 的筛查可以减少剥脱性皮炎发生的风险。

六、慢性肾衰竭（CKD5 期）护理规范

1. 合理营养膳食，维持营养平衡：改善患者食欲，必要时采用必需氨基酸疗法，同时需定期监测患者的营养状况及肾功能。

2. 对症护理：①纠正水钠平衡失调，有水肿者应限制盐和水的摄入，必要时遵医嘱使用利尿剂。若水肿伴稀释性低钠血症应严格限制摄水量，采取"量入为出"的方法；②严密监测血钾浓度，防止高钾血症的发生；③密切监测患者血清中钙、磷值，指导患者正确口服碳酸钙等药物；④观察患者贫血状况，监测血压，重视患者主诉；⑤预防心血管系统和呼吸系统并发症；⑥预防感染，注意防寒保暖，减少外出，佩戴口罩，指导患者监测体温变化，及早发现感染征象并及时就诊；⑦保护皮肤，清洁干燥，及时涂抹润肤剂，及时修剪指甲，以免因皮肤瘙痒抓破皮肤，造成感染，必要时遵医嘱给予止痒剂等。

3. 合理休息与运动：增加患者舒适度，长期卧床患者可进行适当的床上活动，指导家属协助为患者进行肢体的被动活动；能起床活动者根据患者实际情况进行床旁活动、室内散步，在力所能及的情况下自理生活等，防范跌倒等意外伤害。

4. 心理护理、减轻患者焦虑：仔细倾听患者的感受，稳定情绪，以坦诚的态度，实事求是地帮助患者分析现实健康状况、有利条件及可能产生的预后，帮助患者树立战胜疾病的信心。

5. 介绍替代治疗方案：给患者介绍腹膜透析、血液透析、肾移植，为患者进一步治疗做好准备。

6. 血管保护：患者锻炼握拳运动，增加上肢血管弹性，尽量避免前臂静脉穿刺，为后续建立血管通路做准备。

七、慢性肾衰竭（CKD5 期）营养治疗规范

慢性肾衰竭（CKD 5 期）的患者应充足能量、极低蛋白优质蛋白质饮食，必要时还应采用低磷、低钾饮食以及补充 α-酮酸、必需氨基酸等。具体方案如下：

1. 充足能量：慢性肾衰竭 5 期患者的能量推荐量为 30~35 kcal/（kg·d），患有 2 型糖尿病肥胖者能量应适当减少。可使用淀粉类食物（如粉丝、藕粉、低蛋白大米等）代替普通米、面等主食，以增加能量摄入。

2. 低蛋白优质蛋白质：慢性肾衰竭 5 期患者的蛋白质推荐量为 0.55~0.6g/（kg·d），且至少有一半以上来源于优质蛋白质，优质蛋白质的食物来源主要有鱼、瘦肉、蛋、奶及奶制品、大豆及豆制品。

3. 适宜脂肪：脂肪供能比应占 30%~35%，以达到充足能量需求。

4. 低磷饮食：非透析肾衰竭患者建议全天磷摄入量在 600~1000mg，最好在 600mg 以下或 8~12mg/kg。如发生高磷血症，可考虑短期内使用低磷肠内营养制剂替代膳食。

5. 低钾饮食：当发生高钾血症，应限制含钾丰富的食物摄入。

6. 营养支持：进食差的患者，可使肠内营养制剂行肠内营养支持，或经静脉输入全合一肠外营养液。

八、慢性肾衰竭（CKD5 期）患者健康宣教

1. 社会心理宣教：积极鼓励并取得家属支持，帮助患者进行自我心理调适，使其能够接受疾病进程，顺利完成透析前期到透析期的心理过渡与转变。

2. 开始准备肾脏替代治疗（RRT）相关宣教：根据患者需求，提供肾脏替代治疗方案（包括肾移植术，腹膜透析和血液透析）的详细说明。如告知患者考虑血液透析（在透析中心或在家进行）、腹膜透析（持续性或间歇性）和肾移植（亲属或活体供体）的优缺点等，协助选择适宜自身的替代治疗方案。

3. 血管保护宣教：对于选择血液透析的患者，需要提醒患者尽早转诊至血管通路医生处，以进行评估并建立动静脉（AV）通路。并向患者解释有计划地使用以及尽量保护前臂、肘等部位的大静脉，并做相应的血管锻炼。

4. 疾病症状相关知识宣教：应帮助患者认知 CKD5 期常见合并症并积极预防，如高血钾、肺水肿等。并使患者知晓紧急透析的临床指征及实验室报告结果等，若有需要及时就医。

5. 饮食宣教：帮助患者正确掌握 CKD5 期饮食要点，严格低、优质蛋白，保证充足能量，具体遵照营养医嘱。

6. 药物宣教：CKD5 期患者并发症发生率较高，应加强对其治疗药物的指导及注意事项说明，保障患者用药依从性。

7. 生活行为习惯宣教：了解患者病史，让患者保持良好生活作息，如规律运动及充足睡眠等。

8. 保守治疗宣教：对于不愿意或不能接受 RRT 的患者及家属，应进行保守治疗相关事宜宣教。如若不进行肾脏替代治疗，身体可能出现的不适症状如疲倦感、恶心、水肿等，而后期治疗仅能进行症状缓解。

九、推荐表单

（一）医师表单

慢性肾衰竭（CKD 5 期）临床路径医师表单

适用对象：第一诊断为慢性肾衰竭（ICD-10：N18.902），无透析指征，暂不需要行动静脉内瘘手术/腹膜透析置管术者

患者姓名：	性别：	年龄：	门诊号：	住院号：
住院日期：　年　月　日		出院日期：　年　月　日		标准住院日：10~14 天

时间	住院第 1 天（住院日）	住院第 2~10 天	住院第 10~14 天（出院日）
主要诊疗工作	□ 询问病史及体格检查 □ 完成病历书写 □ 入院记录、首次病程记录 □ 向患者及其家属或委托人交代病情	□ 上级医师查房 □ 完成必要的相关科室会诊 □ 临嘱，院内会诊（主任医师），共 1 次，一次性 □ 临嘱，院内会诊（副主任医师），共 1 次，一次性 □ 临嘱，院内会诊（主治医师），共 1 次，一次性 □ 完成病历书写 □ 主任医师查房	□ 上级医师查房 □ 完成出院记录、病案首页、出院证明书 □ 出院诊断（指导）书、出院小结 □ 向患者交代出院后的注意事项 □ 向患者交代慢性肾衰竭一体化治疗相关随访
重点医嘱	长期医嘱： □ 肾脏病护理常规 □ 长嘱，Ⅰ级护理，持续性 □ 长嘱，Ⅱ级护理，持续性 □ 长嘱，Ⅲ级护理，持续性 □ 饮食护理 □ 长嘱，低盐、低脂饮食，持续性 □ 长嘱，低盐、低脂、糖尿病饮食，持续性 □ 长嘱，低盐饮食，持续性 □ 长嘱，低脂饮食，持续性 □ 长嘱，糖尿病饮食，持续性 □ 患者既往的基础用药 □ 长嘱，长效钙离子拮抗剂，口服 □ 长嘱，β受体阻断剂缓释片，口服 □ 长嘱，重组促红细胞生成素，皮下注射 □ 长嘱，钙片，口服 □ 长嘱，骨化三醇，口服 □ 长嘱，叶酸片，口服 □ 结肠透析 □ 长嘱，结肠透析，每天 2 次 □ 长嘱，一次性注射器（50ml），每次 2 个，每天 2 次 □ 长嘱，吸痰管（12#），每次 1 支，每天 2 次	长期医嘱： □ 肾脏病护理常规 □ 长嘱，Ⅰ级护理，持续性 □ 长嘱，Ⅱ级护理，持续性 □ 长嘱，Ⅲ级护理，持续性 □ 饮食护理 □ 长嘱，低盐、低脂饮食，持续性 □ 长嘱，低盐、低脂、糖尿病饮食，持续性 □ 患者既往的基础用药 □ 长嘱，重组促红细胞生成素，皮下注射 □ 长嘱，骨化三醇，口服 □ 结肠透析 □ 长嘱，结肠透析，每天 2 次 □ 其他医嘱 □ 长嘱，0.9%氯化钠注射液（100ml：0.9 克/袋），每次 100ml，每天 1 次 □ 长嘱，肌氨肽苷注射液（5ml），每次 20ml，每天 1 次 临时医嘱： □ 其他特殊医嘱 □ 临嘱，0.9%氯化钠注射液（100ml：0.9 克/袋），每次 20ml，共 1 袋，一次性	出院医嘱： □ 出院指导医嘱 □ 临嘱，通知出院，共 1 次，一次性

续 表

时间	住院第 1 天（住院日）	住院第 2~10 天	住院第 10~14 天（出院日）
重点医嘱	临时医嘱： □ 常规检查 □ 临嘱，血细胞分析（五分类），共 1 次，一次性 □ 临嘱，尿常规分析，共 1 次，一次性 □ 临嘱，便常规+隐血，共 1 次，一次性 □ 化验检查 □ 临嘱，肝肾糖脂组合，共 1 次，一次性 □ 临嘱，离子，共 1 次，一次性 □ 临嘱，肝肾糖脂+离子，共 1 次，一次性 □ 临嘱，（疗区）肝功能，共 1 次，一次性 □ 临嘱，肾功能，共 1 次，一次性 □ 临嘱，葡萄糖测定（各种酶法），共 1 次，一次性 □ 临嘱，血脂，共 1 次，一次性 □ 临嘱，贫血四项，共 1 次，一次性 □ 临嘱，甲状旁腺激素测定（电化学发光法），共 1 次，一次性 □ 临嘱，淋巴细胞免疫分型（T、B、NK）（中心实验室），共 1 次，一次性 □ 急诊检查 □ 临嘱，急检血细胞分析+超敏 C 反应，共 1 次，一次性 □ 临嘱，急检离子，共 1 次，一次性 □ 临嘱，急检血糖，共 1 次，一次性 □ 辅助检查 □ 临嘱，常规心电图检查（电），共 1 次，一次性 □ 临嘱，胸腹部摄影（门诊），共 1 次，一次性 □ 临嘱，彩超常规检查（泌尿系），共 1 次，一次性 □ 临嘱，彩超常规检查（腹部），共 1 次，一次性 □ 临嘱，彩超常规检查（心脏）（M-2D-CDFI-心功能-室壁运动），共 1 次，一次性		
病情变异记录	□ 无 □ 有，原因： 1. 2.	□ 无 □ 有，原因： 1. 2.	□ 无 □ 有，原因： 1. 2.
医师签字			

（二）护士表单

慢性肾衰竭（CKD 5 期）临床路径护士表单

适用对象：第一诊断为慢性肾衰竭（ICD-10：N18.902），无透析指征，暂不需要行动静脉内瘘手术/腹膜透析置管术者

患者姓名：		性别：	年龄：	门诊号：	住院号：
住院日期：	年 月 日	出院日期：		年 月 日	标准住院日：10~14 天

时间	住院第 1 天（住院日）	住院第 2~10 天	住院第 10~14 天（出院日）
主要护理工作	□ 介绍病房环境、设施和设备 □ 入院护理评估	□ 针对慢性肾脏病饮食、生活方式等进行宣教	□ 指导患者办理出院手续
重点医嘱执行	长期医嘱： □ 肾脏病护理常规 □ 长嘱，Ⅰ级护理，持续性 □ 长嘱，Ⅱ级护理，持续性 □ 长嘱，Ⅲ级护理，持续性 □ 饮食护理 □ 长嘱，低盐、低脂饮食，持续性 □ 长嘱，低盐、低脂、糖尿病饮食，持续性 □ 长嘱，低盐饮食，持续性 □ 长嘱，低脂饮食，持续性 □ 长嘱，糖尿病饮食，持续性 □ 患者既往的基础用药 □ 长嘱，长效钙离子拮抗剂，口服 □ 长嘱，β受体阻断剂缓释片，口服 □ 长嘱，重组促红细胞生成素，皮下注射 □ 长嘱，钙片，口服 □ 长嘱，骨化三醇，口服 □ 长嘱，叶酸片，口服 □ 结肠透析 □ 长嘱，结肠透析，每天 2 次 □ 长嘱，一次性注射器（50ml），每次 2 个，每天 2 次 □ 长嘱，吸痰管（12#），每次 1 支，每天 2 次 临时医嘱： □ 常规检查 □ 临嘱，血细胞分析（五分类），共 1 次，一次性 □ 临嘱，尿常规分析，共 1 次，一次性	长期医嘱： □ 肾脏病护理常规 □ 长嘱，Ⅰ级护理，持续性 □ 长嘱，Ⅱ级护理，持续性 □ 长嘱，Ⅲ级护理，持续性 □ 饮食护理 □ 长嘱，低盐、低脂饮食，持续性 □ 长嘱，低盐、低脂、糖尿病饮食，持续性 □ 患者既往的基础用药 □ 长嘱，重组促红细胞生成素，皮下注射 □ 长嘱，骨化三醇，口服 □ 结肠透析 □ 长嘱，结肠透析，每天 2 次 □ 其他医嘱 □ 长嘱，0.9%氯化钠注射液（100ml：0.9 克/袋），每次 100ml，每天 1 次 □ 长嘱，肌氨肽苷注射液（5ml），每次 20ml，每天 1 次 临时医嘱： □ 其他特殊医嘱 □ 临嘱，0.9%氯化钠注射液（100ml：0.9 克/袋），每次 20ml，共 1 袋，一次性	出院医嘱： □ 出院指导医嘱 □ 临嘱，通知出院，共 1 次，一次性

续 表

时间	住院第1天（住院日）	住院第2~10天	住院第10~14天（出院日）
重点医嘱执行	□ 临嘱，便常规+隐血，共1次，一次性 □ 化验检查 □ 临嘱，肝肾糖脂组合，共1次，一次性 □ 临嘱，离子，共1次，一次性 □ 临嘱，肝肾糖脂+离子，共1次，一次性 □ 临嘱，（疗区）肝功能，共1次，一次性 □ 临嘱，肾功，共1次，一次性 □ 临嘱，葡萄糖测定（各种酶法），共1次，一次性 □ 临嘱，血脂，共1次，一次性 □ 临嘱，贫血四项，共1次，一次性 □ 临嘱，甲状旁腺激素测定（电化学发光法），共1次，一次性 □ 临嘱，淋巴细胞免疫分型（T、B、NK）（中心实验室），共1次，一次性 □ 急诊检查 □ 临嘱，急检血细胞分析+超敏C反应，共1次，一次性 □ 临嘱，急检离子，共1次，一次性 □ 临嘱，急检血糖，共1次，一次性 □ 辅助检查 □ 临嘱，常规心电图检查（电），共1次，一次性 □ 临嘱，胸腹部摄影（门诊），共1次，一次性 □ 临嘱，彩超常规检查（泌尿系），共1次，一次性 □ 临嘱，彩超常规检查（腹部），共1次，一次性 □ 临嘱，彩超常规检查（心脏）（M-2D-CDFI-心功能-室壁运动），共1次，一次性		
病情变异记录	□ 无 □ 有，原因： 1. 2.	□ 无 □ 有，原因： 1. 2.	□ 无 □ 有，原因： 1. 2.
护士签字			

（三）患者表单

慢性肾衰竭（CKD 5 期）临床路径患者表单

适用对象：第一诊断为慢性肾衰竭（ICD-10：N18.902），无透析指征，暂不需要行动静脉内瘘手术/腹膜透析置管术者

患者姓名：		性别： 年龄： 门诊号：	住院号：
住院日期： 年 月 日		出院日期： 年 月 日	标准住院日：10~14 天

时间	住院第 1 天 （住院日）	住院第 2~10 天	住院第 10~14 天 （出院日）
医患配合	□ 配合询问病史、收集资料，请务必详细告知既往史、用药史、过敏史 □ 配合进行体格检查 □ 有任何不适请告知医师	□ 配合完善相关检查、化验，如采血、留尿、心电图、X 线胸片、CT、彩超 □ 医师与患者及家属介绍病情及检查，沟通签字	□ 配合完善相关检查、化验，如采血、留尿、彩超等 □ 配合医师摆好检查体位
护患配合	□ 配合测量体温、脉搏、呼吸 3 次、血压、体重 1 次 □ 配合完成入院护理评估（简单询问病史、过敏史、用药史） □ 接受入院宣教（环境介绍、病室规定、订餐制度、贵重物品保管等） □ 配合执行探视和陪伴制度 □ 有任何不适请告知护士	□ 配合测量体温、脉搏、呼吸 3 次、询问尿量/大便 1 次 □ 接受特殊检查前宣教 □ 接受饮食宣教 □ 接受用药宣教	□ 配合测量体温、脉搏、呼吸 3 次、询问尿量/大便 1 次 □ 送检查前，协助完成核对 □ 接受用药宣教 □ 有任何不适请告知护士
饮食	□ 低盐、低脂饮食，持续性 □ 低盐、低脂、糖尿病饮食，持续性 □ 低盐饮食，持续性 □ 低脂饮食，持续性 □ 糖尿病饮食，持续性 □ 禁饮、禁食	□ 低盐、低脂饮食，持续性 □ 低盐、低脂、糖尿病饮食，持续性 □ 低盐饮食，持续性 □ 低脂饮食，持续性 □ 糖尿病饮食，持续性 □ 禁饮、禁食 □ 特殊饮食调整	□ 出院后饮食调整
排泄	□ 既往尿量记录 □ 既往大便记录	□ 每日尿量记录 □ 每日大便记录 □ 饮水量记录 □ 其他出量记录	□ 出院后出入量注意事项
活动	□ 正常适度活动，避免疲劳	□ 正常适度活动，避免疲劳	□ 正常适度活动，避免疲劳

附：原表单（2016年版）

慢性肾衰竭（CKD 5 期）临床路径表单

适用对象：第一诊断为慢性肾衰竭（ICD-10：N18.902），无透析指征，暂不需要行动静脉内瘘手术/腹膜透析置管术者

患者姓名：		性别：	年龄：	门诊号：	住院号：
住院日期：	年 月 日	出院日期：	年 月 日		标准住院日：10~14 天

时间	住院第 1 天（住院日）	住院第 2~10 天	住院第 10~14 天（出院日）
主要诊疗工作	□ 询问病史及体格检查 □ 完成病历书写 □ 入院记录、首次病程记录 □ 向患者及其家属或委托人交代病情	□ 上级医师查房 □ 完成必要的相关科室会诊 □ 临嘱，院内会诊（主任医师），共 1 次，一次性 □ 临嘱，院内会诊（副主任医师），共 1 次，一次性 □ 临嘱，院内会诊（主治医师），共 1 次，一次性完成病历书写 □ 主任医师查房	□ 上级医师查房 □ 完成出院记录、病案首页、出院证明书 □ 出院诊断（指导）书、出院小结 □ 向患者交代出院后的注意事项 □ 向患者交代慢性肾衰竭一体化治疗相关随访
重点医嘱	长期医嘱： □ 肾脏病护理常规 □ 长嘱，Ⅰ级护理，持续性 □ 长嘱，Ⅱ级护理，持续性 □ 长嘱，Ⅲ级护理，持续性 □ 长嘱，特级护理，持续性 □ 饮食护理 □ 长嘱，低盐、低脂饮食，持续性 □ 长嘱，低盐、低脂、糖尿病饮食，持续性 □ 长嘱，低盐饮食，持续性 □ 长嘱，低脂饮食，持续性 □ 长嘱，糖尿病饮食，持续性 □ 患者既往的基础用药 □ 长嘱，长效钙离子拮抗剂，口服 □ 长嘱，β受体阻断剂缓释片，口服 □ 长嘱，重组促红细胞生成素，皮下注射 □ 长嘱，钙片，口服 □ 长嘱，骨化三醇，口服 □ 长嘱，叶酸片，口服 □ 结肠透析 □ 长嘱，结肠透析，每天 2 次 □ 长嘱，一次性注射器（50ml），每次 2 个，每天 2 次 □ 长嘱，吸痰管（12#），每次 1 支，每天 2 次	长期医嘱： □ 肾脏病护理常规 □ 长嘱，Ⅰ级护理，持续性 □ 长嘱，Ⅱ级护理，持续性 □ 长嘱，Ⅲ级护理，持续性 □ 长嘱，特级护理，持续性 □ 饮食护理 □ 长嘱，低盐低脂饮食，持续性 □ 长嘱，低盐低脂糖尿病饮食，持续性 □ 患者既往的基础用药 □ 长嘱，重组促红细胞生成素皮下注射 □ 长嘱，骨化三醇，口服 □ 结肠透析 □ 长嘱，结肠透析，每天 2 次 □ 其他医嘱 □ 长嘱，0.9%氯化钠注射液（100ml：0.9克/袋），每次 100ml，每天 1 次 □ 长嘱，肌氨肽苷注射液（5ml），每次 20ml，每天 1 次 临时医嘱： □ 其他特殊医嘱 □ 临嘱，0.9%氯化钠注射液（100ml：0.9克/袋），每次 20ml，共 1 袋，一次性	出院医嘱： □ 出院指导医嘱 □ 临嘱，通知出院，共 1 次，一次性

续 表

时间	住院第1天（住院日）	住院第2~10天	住院第10~14天（出院日）
重点医嘱	临时医嘱： □ 常规检查 □ 临嘱，血细胞分析（五分类），共1次，一次性 □ 临嘱，尿常规分析，共1次，一次性 □ 临嘱，便常规，共1次，一次性 □ 化验检查 □ 临嘱，肝肾糖脂组合，共1次，一次性 □ 临嘱，离子，共1次，一次性 □ 临嘱，肝肾糖脂+离子，共1次，一次性 □ 临嘱，（疗区）肝功能，共1次，一次性 □ 临嘱，肾功能，共1次，一次性 □ 临嘱，葡萄糖测定（各种酶法），共1次，一次性 □ 临嘱，血脂，共1次，一次性 □ 临嘱，贫血四项，共1次，一次性 □ 临嘱，甲状旁腺激素测定（电化学发光法），共1次，一次性 □ 临嘱，淋巴细胞免疫分型（T、B、NK）（中心实验室），共1次，一次性 □ 急诊检查 □ 临嘱，急检血细胞分析+超敏C反应，共1次，一次性 □ 临嘱，急检离子，共1次，一次性 □ 临嘱，急检血糖，共1次，一次性 □ 辅助检查 □ 临嘱，常规心电图检查（电），共1次，一次性 □ 临嘱，胸腹部摄影（门诊），共1次，一次性 □ 临嘱，彩超常规检查（泌尿系），共1次，一次性 □ 临嘱，彩超常规检查（腹部），共1次，一次性 □ 临嘱，彩超常规检查（心脏）（M-2D-CDFI-心功能-室壁运动），共1次，一次性		
主要护理工作	□ 介绍病房环境、设施和设备 □ 入院护理评估	□ 针对慢性肾脏病饮食、生活方式等进行宣教	□ 指导患者办理出院手续
护士签字			
医师签字			

第十五章

腹膜透析管置入术临床路径释义

一、腹膜透析管置入术编码

1. 原编码

疾病名称及编码：慢性肾衰竭（ICD-10：N18.900）

尿毒症（ICD-10：N19.x01）

慢性肾脏病5期（ICD-10：N18.001）

手术操作名称及编码：腹膜透析管置入术（ICD-9-CM-3：54.9301）

2. 修改编码

疾病名称及编码：慢性肾脏病5期（ICD-10：N18.0）

手术操作名称及编码：腹膜透析管置入术（ICD-9-CM-3：54.9801）

二、临床路径检索方法

N18.0伴54.9801

三、国家医疗保障疾病诊断相关分组（CHS-DRG）

MDCL　肾脏及泌尿系统疾病及功能障碍

LR1　肾功能不全

四、腹膜透析管置入术临床路径标准住院流程

（一）适用对象

第一诊断为慢性肾衰竭（ICD-10：N18.900），尿毒症（ICD-10：N19.x01），慢性肾脏病5期（ICD-10：N18.001）。拟行腹膜透析管置入术（ICD-9-CM-3：54.9301）或腹膜透析置管复位术的患者。

> **释义**
>
> ■ 适用对象编码参见第一部分。
>
> ■ 本路径适用对象为临床诊断为慢性肾衰竭、尿毒症、慢性肾脏病5期，拟行腹膜透析管置入术或腹膜透析置管复位术的患者，如拟行腹腔镜下腹膜透析管置入术或复位术、腹膜透析管拔除术、前臂动静脉内瘘成形术或颈内静脉半永久置管术等，需进入其他相应路径。

（二）诊断依据

根据中华医学会肾脏病学分会编著的《临床诊疗指南·肾脏病学分册》和《临床技术操作规范·肾脏病学分册》进行诊断。

1. 有或无慢性肾脏病史。
2. 实验室检查：肾小球滤过率或 eGFR 小于 15ml/（min·1.73m^2），残余肾功能每周 KT/V

小于 2.0，可诊断慢性肾衰竭尿毒症期、慢性肾脏病 5 期。

> **释义**
>
> ■ 本路径的制订主要参考国内权威参考书籍和诊疗指南。
> ■ 病史和临床症状及实验室检查是诊断慢性肾脏病的初步依据，多数患者起病隐匿，早期常无特异性的临床表现，当疾病进展至终末期时可出现恶心、呕吐、尿量减少、水肿、贫血、高血压、急性心力衰竭等并发症，结合肾脏 B 超、肾小球滤过率、低钙高磷血症、肾性贫血支持该诊断。

（三）治疗方案的选择

根据中华医学会肾脏病学分会编著的《临床诊疗指南·肾脏病学分册》《临床技术操作规范·肾脏病学分册》和《腹膜透析操作标准规程》进行治疗。
1. 有肾脏替代治疗的适应证，或者有长期血液透析禁忌证，无腹膜透析禁忌证，需要行腹膜透析管置入术或腹膜透析置管复位术入院。
2. 入院评估无其他严重并发症和合并症，无需紧急处理的情况。
3. 征得患者或其代理人的同意，自愿选择腹膜透析治疗。

> **释义**
>
> ■ 本病确诊后即应开始做替代治疗准备：患者无腹膜透析禁忌证，有血液透析相对或绝对禁忌证，或者患者自愿选择腹膜透析治疗，入院评估无其他严重并发症，如重度贫血、严重高血压、急性心力衰竭、严重电解质紊乱酸中毒等需紧急处理的情况，以及肺部感染等合并症。入院时明确患者存在腹膜透析导管功能障碍，并征得患者或其家属同意，同意行腹膜透析置管复位术。

（四）标准住院日为 8~15 天

> **释义**
>
> ■ 确诊慢性肾衰竭尿毒症期的患者入院后，腹膜透析管置入术前准备 1~2 天，第 2~3 天行腹膜透析管置入术，术后住院恢复、相关培训及并发症继续治疗、再评估时间为第 3~15 天，总住院时间不超过 15 天符合本路径要求。

（五）进入路径标准

1. 第一诊断必须符合慢性肾衰竭（ICD-10：N18.900），尿毒症（ICD-10：N19.X01），慢性肾脏病 5 期（ICD-10：N18.001）编码。
2. 当患者同时具有其他疾病诊断，但在住院期间不需要特殊处理也不影响第一诊断的临床路径流程实施时，可以进入路径。

> **释义**
>
> ■ 进入本路径的患者为第一诊断为慢性肾衰竭、尿毒症、慢性肾脏病 5 期。
> ■ 入院后常规检查发现有基础疾病，如高血压、冠状动脉粥样硬化性心脏病、糖尿病、肝功能不全等，经系统评估后对慢性肾衰竭诊断治疗无特殊影响者，可进入路径。但可能增加医疗费用，延长住院时间。

（六）住院期间检查项目

1. 必需的检查项目
（1）血常规、尿常规、便常规+隐血。
（2）肝肾功能、电解质、血糖、血脂、血型、凝血功能、D-二聚体、感染性疾病筛查（乙型肝炎、丙型肝炎、HIV、梅毒等）、铁代谢指标、iPTH。
（3）胸片、心电图、超声心动图、腹部超声。
2. 根据患者病情可进行的检查项目：必要时行胸部 CT 及腹部 CT、24 小时蛋白定量、糖化血红蛋白、血浆蛋白电泳、血清免疫固定电泳、血 ANCA、血 ENA 谱、血双链 DNA、抗 GMB 血抗核抗体、血免疫球蛋白、血肿瘤标志抗原等化验以寻找肾衰竭病因。

> **释义**
>
> ■ 血常规、尿常规、便常规+隐血是最基本的三大常规检查，进入路径的患者均需完成。便隐血试验和血红蛋白检测可以进一步了解患者有无急性或慢性失血；肝功能、电解质、血糖、凝血功能、铁代谢指标、iPTH、心电图、X 线胸片可评估有无基础疾病或并发症，是否影响住院时间、费用及其治疗预后；24 小时蛋白定量、糖化血红蛋白、血浆蛋白电泳、血清免疫固定电泳、血 ANCA、血 ENA 谱、血双链 DNA、血抗核抗体、血免疫球蛋白、抗 GMB 血肿瘤标志抗原等化验以寻找肾衰竭病因；胸部 CT 及腹部 CT 根据患者病情选择性进行，判断是否合并肺水肿、肺部感染等合并症。立位腹平片判断患者是否存在腹膜透析导管功能障碍以及手术后复位效果。

（七）标准药物治疗方案

1. 抗菌药物：按照《抗菌药物临床应用指导原则（2015 年版）》（国卫办医发〔2015〕43 号）执行，腹膜透析置管术前 0.5~1 小时，可选择第一代或第二代头孢菌素预防性抗感染治疗。
术后用药：根据患者情况选择抗菌药物，按照《抗菌药物临床应用指导原则》（卫医发〔2004〕285 号）执行，预防性使用抗生素不超过 24 小时。有明确感染征象根据病情决定抗生素疗程。
2. 尿毒症并发症对症支持药物：纠正肾性贫血、高血压、代谢性酸中毒、继发甲状旁腺功能亢进、低钙血症、高磷血症等药物。
患者既往其他疾病基础用药：如冠心病、糖尿病相关药物等。

> **释义**
> - 预防性抗生素使用原则：参照《中国腹膜透析置管指南》2016版。
> - 尿毒症并发症药物治疗：包括肾性贫血、肾性高血压、继发性甲状旁腺亢进、代谢性酸中毒、钙磷代谢紊乱等并发症，根据病情予以对症支持治疗。既往疾病及合并症的基础药物治疗。

（九）出院标准

1. 伤口愈合好。
2. 无需继续住院诊治的手术并发症或合并症。
3. 指导患者及家属学会腹膜透析操作流程、外口换药及注意事项（腹膜透析），考核合格。

> **释义**
> - 患者出院前应完成所有必需检查的项目，腹透置管手术顺利完成且无手术相关并发症，既往基础疾病病情稳定，患者及家属已学会腹膜透析操作流程、换药等注意事项，考核合格。

（十）变异及原因分析

1. 出现手术并发症，需要进行相关的诊断和治疗。
2. 伴有其他系统合并症时，需要进行相关的诊断和治疗。
3. 临床达到出院标准，但由于患者及家属不合作，拒不出院。
4. 临床情况稳定，暂不需要住院期间透析，需要提前退出临床路径。

> **释义**
> - 按标准治疗方案如患者出现手术相关并发症，①腹腔感染：积极寻找病原菌，并根据药敏选择抗生素，规范治疗；②腹透管失功：明确失功原因（漂管、堵管、包裹），并予以针对性治疗；③伤口出血：明确出血点（腹腔内、腹腔外皮下），针对性止血治疗。上述并发症视病情严重情况决定是否退出临床路径。
> - 发现其他严重基础疾病，需调整药物治疗或继续其他基础疾病的治疗，则中止本路径；出现突发急性心力衰竭、严重电解质、酸碱平衡紊乱，需紧急血液透析治疗者；突发急性心肌梗死、脑梗死等心脑血管意外者需退出本路径。
> - 认可的变异原因主要是指患者入选路径后，在检查及治疗过程中发现患者合并存在事前未预知的、对本路径治疗可能产生影响的情况，需要中止执行路径或延长治疗时间、增加治疗费用。医师需在表单中明确说明。
> - 因患者方面的主观原因导致执行路径出现变异，需医师在表单中予以说明。
> - 置管后患者病情稳定，暂无需住院透析治疗者缩短住院时间，但不需退出临床路径。需医师在表单中予以说明。

五、腹膜透析置管术相关药物给药方案

（一）预防性抗生素使用原则

1. 腹膜透析置管术前 0.5~1 小时，可选择第一代或第二代头孢菌素 1~2g 预防性抗感染治疗。
2. 腹膜透析置管术后不超过 24 小时，有明确感染征象根据病情决定抗生素疗程。
3. 对头孢类抗生素过敏患者可选用喹诺酮类。

（二）药学提示

第一代或第二代头孢菌素不良反应如下：①过敏反应，表现为皮疹、瘙痒、药物热等，严重者可出现过敏性休克甚至死亡；②肝肾功能损害，肝损伤大多数轻微且可逆，大多数头孢菌素由肾排泄，肾功能不全者需调整剂量；③血液系统异常表现，血细胞减少等；④产生耐药株和菌群失调；⑤胃肠道反应，可致恶心、呕吐、食欲缺乏等反应。

（三）注意事项

1. 预防性使用头孢菌素前需进行皮试。
2. 应用头孢菌素或停药后 72 小时内应避免饮酒或含乙醇的食物或药物。

六、腹膜透析置入术护理规范

1. 术前护理：
（1）饮食护理：根据手术麻醉方式（局部麻醉、腹横筋膜神经阻滞、全身麻醉）选择饮食。
（2）完成检查：心电图、胸片、B超、血液检查以及特殊 CT、MRI 等。
（3）执行术前医嘱：纠正患者营养不良、改善机体功能，皮试操作等。
（4）术前健康指导，包括术前准备的目的、注意事项，各种检查、治疗的配合，麻醉的配合、饮食指导等，术前一天进行术前访视。
（5）手术晨的护理：观察生命体征、备皮、准备物品、手术交接、留置静脉针。
（6）心理护理：患者及家属积极应对手术。

2. 术后护理：
（1）安置患者，填写手术护理记录单。
（2）配合麻醉师做好复苏护理，客观填写《手术患者交接核查表》，按照《手术患者安全转运交接程序》将术后患者安全转运至病房。
（3）病房护士与手术室护送人员进行床边交接并记录。
（4）病房监测生命体征，术后予以腹透液进行腹腔冲洗保持腹透管通畅。
（5）饮食护理：按康复进程给予饮食。
（6）卧位护理：根据病情及麻醉方式需要给予适当卧位。
（7）伤口护理：通常切口拆线时再清洁换药，如出现渗血渗液应加强换药；出口处导管制动。
（8）补液及抗生素应用：术后 24 小时抗生素预防及营养支持药物的使用。
（9）休息及活动管理：鼓励患者早期下床活动，保持大便通畅。
（10）病情观察：包括生命体征、并发症的观察。
（11）心理护理：加强情绪护理，安慰患者，消除紧张、恐惧等心理，耐心做好治疗解释工作。
（12）对症护理：伤口疼痛、恶心、呕吐等。
（13）做好病情的观察及记录，书写一般患者护理记录单，落实护理措施及术后健康教育。

七、腹膜透析置入术营养治疗规范

1. 优质高蛋白饮食：1.2~1.5g/（kg·d），其中≥50%为优质蛋白。

2. 每日能量摄入：30~35kcal/kg。
3. 脂肪：占总能量 20%~25%。
4. 碳水化合物：占总能量 60% 左右。
5. 食物纤维：20~25g/d。
6. 钙：1200mg/d；钠：2000mg/d；磷：800~1000mg/d。

八、腹膜透析置入术患者健康宣教
1. 术后保持大便通畅，尽早下床活动，避免屈膝、深蹲等增加腹压的动作。
2. 保持导管制动，避免牵拉，避免渗漏及导管相关感染的发生。
3. 如切口无明显渗血渗液，则避免手术切口及隧道处频繁换药。
4. 平诊患者术后 1 周建议腹透门诊冲管，术后 2 周开始规律腹膜透析治疗。

九、推荐表单

(一) 医师表单

腹膜透析置管术临床路径医师表单

适用对象：第一诊断为慢性肾衰竭、尿毒症、慢性肾脏病 5 期
行腹膜透析管置入术或腹膜透析置管复位术的患者

患者姓名：		性别：	年龄：	门诊号：	住院号：
住院日期：	年 月 日	出院日期：	年 月 日		标准住院日：8~15 天

时间	住院第 1~2 天	住院第 2~3 天 （手术日）	住院第 3~4 天 （术后第 1 日）
主要诊疗工作	□ 询问病史及体格检查 □ 完成病历书写 □ 完善相关检查及并发症治疗 □ 初步判断有无腹透禁忌证 □ 上级医师查房、确定手术方案 □ 完成术前评估与术前准备 □ 向患者及其家属或委托人交代病情及围手术期注意事项，签署腹膜透析治疗协议书、腹膜透析管置入术知情同意书、自费用品协议书	□ 手术 □ 术者完成手术记录 □ 住院医师完成术后病程记录 □ 上级医师查房 □ 向患者及家属交代病情及术后注意事项	□ 上级医师查房，注意病情变化，重点评估患者有无手术并发症 □ 住院医师完成病历书写 □ 注意观察体温、血压、腹膜透析管置入术后伤口情况等并局部换药 □ 开腹透相关医嘱（必要时）
重点医嘱	长期医嘱： □ 肾脏病护理常规 □ 二级护理 □ 低盐、优质低蛋白、低磷饮食 □ 既往的基础用药及对症治疗 临时医嘱： □ 血常规、尿常规、大便常规 □ 肝肾功能、电解质、血糖、血脂、血型、凝血功能、D-二聚体、感染性疾病筛查、铁代谢、iPTH □ 胸片、心电图、超声心动图、腹部 B 超 □ 糖化血红蛋白、血浆蛋白电泳、血清免疫固定电泳、血 ANCA、血 ENA 谱血双链 DNA、血抗核抗体、抗 GBM、血免疫球蛋白、血肿瘤标志抗原等（必要时） □ 腹部 CT、胸部 CT（必要时） 术前医嘱： □ 常规准备明日在局麻下行腹膜透析管置入术 □ 药品及物品准备 □ 其他特殊医嘱（通便、抗生素等）	长期医嘱： □ 腹膜透析管置入术后护理常规 □ 一级或二级护理 □ 低盐、优质低蛋白、低磷饮食 □ 既往的基础用药及对症治疗 □ 通便及胃肠动力药物（必要时） 临时医嘱： □ 其他特殊医嘱 □ 抗菌药物皮试 □ 抗菌药物	长期医嘱： □ 腹膜透析置管入术后护理常规 □ 一级或二级护理 □ 低盐、优质低蛋白、低磷饮食 □ 既往基础用药及对症治疗 □ 停用预防性抗菌药物 □ 通便及胃肠动力药（必要时） 临时医嘱： □ 镇痛（根据情况） □ 腹膜透析（必要时） □ 伤口换药（必要时） □ 立位腹平片（必要时）

续　表

时间	住院第 1~2 天	住院第 2~3 天 （手术日）	住院第 3~4 天 （术后第 1 日）
病情 变异 记录	□无　□有，原因： 1. 2.	□无　□有，原因： 1. 2.	□无　□有，原因： 1. 2.
医师 签名			

时间	住院第 4~5 天 （术后第 2 日）	住院第 5~14 天	住院第 8~15 天 （出院日）
主要诊疗工作	□ 上级医师查房，注意病情变化 □ 住院医师完成病历书写 □ 注意观察体温、血压、腹膜透析管置入术后伤口情况等并局部换药 □ 开腹透相关医嘱（必要时）	□ 上级医师查房，注意病情变化 □ 住院医师完成病历书写 □ 注意观察体温、血压、腹膜透析管置入术后伤口情况等并局部换药 □ 开腹透相关医嘱（必要时）	□ 上级医师查房，进行手术及伤口评估，确定有无手术并发症和切口愈合不良情况，明确是否出院 □ 腹透中心对患者及家属进行相关操作考核 □ 完成出院记录、病案首页、出院证明书等 □ 向患者交代出院后的注意事项
重点医嘱	长期医嘱： □ 腹膜透析管置入术后护理常规 □ 一级或二级护理 □ 低盐、优质低蛋白、低磷饮食 □ 既往基础用药及对症治疗 □ 通便及胃肠动力药（必要时） 临时医嘱： □ 腹膜透析（必要时） □ 伤口换药（必要时）	长期医嘱： □ 腹膜透析管置入术后护理常规 □ 一级或二级护理 □ 低盐、优质低蛋白、低磷饮食 □ 既往基础用药及对症治疗 □ 通便及胃肠动力药（必要时） 临时医嘱： □ 腹膜透析（必要时） □ 伤口换药（必要时）	出院医嘱： □ 出院带药 □ 门诊随诊 □ 术后 14 天拆线
病情变异记录	□无 □有，原因： 1. 2.	□无 □有，原因： 1. 2.	□无 □有，原因： 1. 2.
医师签名			

（二）护士表单

腹膜透析置管术临床路径护士表单

适用对象：第一诊断为慢性肾衰竭、尿毒症、慢性肾脏病 5 期
行腹膜透析管置入术或腹膜透析置管复位术的患者

患者姓名：		性别：	年龄：	门诊号：	住院号：
住院日期：	年 月 日	出院日期：	年 月 日		标准住院日：8~15 天

时间	住院第 1~2 天	住院第 2~3 天 （手术日）	住院第 3~4 天 （术后第 1 日）
健康宣教	入院宣教： □ 介绍主管医师、护士 □ 介绍环境、设施 □ 介绍住院注意事项 □ 介绍探视和陪伴制度 □ 介绍贵重物品制度	□ 手术流程介绍 □ 疼痛知识宣教 □ 术前术后注意事项 □ 用药宣教 □ 治疗宣教 □ 术前准备内容、目的及麻醉方式 □ 术前沐浴、更衣	□ 术后体位 □ 用药宣教 □ 饮食宣教 □ 活动指导 □ 疼痛宣教
护理处置	□ 核对患者，佩戴腕带 □ 建立入院护理病历 □ 协助患者留取各种标本 □ 测量体重	□ 协助医师完成术前化验 □ 术前准备 □ 备皮 □ 清洁卫生 □ 禁食禁水 □ 排空肠道及膀胱	□ 伤口敷料 □ 疼痛评估 □ 跌倒坠床风险 □ 心理状态
基础护理	□ 二级护理 □ 晨晚间护理 □ 排泄管理 □ 患者安全管理	□ 一级护理 □ 晨晚间护理 □ 排泄管理 □ 患者安全管理	□ 二级或一级护理 □ 晨晚间护理 □ 患者安全管理
专科护理	□ 护理查体 □ 病情观察 □ 尿量观察 □ 腹部体征的观察 □ 需要时，填写跌倒及压疮防范表 □ 需要时，请家属陪伴 □ 确定饮食种类 □ 心理护理 □ 腹膜透析换液操作能力评估 □ 术前宣教 □ 居家透析用物准备 □ 灌肠、备皮等术前准备（腹带、碘伏小帽子、手术用物等）	□ 抗生素过敏试验 □ 备皮 □ 清洁卫生 □ 生活护理 □ 心理疏导 术前： □ 确认手术标识 □ 准备术前用药 □ 监测血压、体温 □ 留置外周静脉留置针（必要时） 术后： □ 体位安置 □ 监测血压、体温 □ 术后饮食指导 □ 腹部腹带包扎 □ 观察术后伤口疼痛及敷料有无渗血、渗液 □ 出口护理 □ 腹膜透析护士进行腹透培训计划 □ 遵医嘱给予腹腔冲洗 □ 观察尿量 □ 导管护理	□ 一级护理 □ 二级护理 □ 更换病号服 □ 低盐、优质低蛋白、低磷、低嘌呤饮食 □ 协助并教会患者监测伤口情况 □ 腹膜透析护士进行腹透培训计划

续　表

时间	住院第 1~2 天	住院第 2~3 天 （手术日）	住院第 3~4 天 （术后第 1 日）
重点 医嘱	□ 详见医嘱执行单	□ 详见医嘱执行单	□ 详见医嘱执行单
病情 变异 记录	□ 无　□ 有，原因： 1. 2.	□ 无　□ 有，原因： 1. 2.	□ 无　□ 有，原因： 1. 2.
护士 签名			

时间	住院第 4~5 天 （术后第 2 日）	住院第 5~14 天	住院第 8~15 天 （出院日）
健康宣教	□ 术后体位 □ 用药宣教 □ 饮食宣教 □ 活动指导 □ 疼痛宣教	□ 疼痛知识宣教 □ 用药宣教 □ 腹膜透析治疗宣教	□ 用药宣教 □ 饮食宣教 □ 活动指导
护理处置	□ 伤口敷料 □ 疼痛评估 □ 跌倒坠床风险 □ 心理状态	□ 伤口敷料 □ 疼痛评估 □ 跌倒坠床风险 □ 心理状态	□ 伤口敷料 □ 心理状态
基础护理	□ 一级或二级护理 □ 晨晚间护理 □ 排泄管理 □ 患者安全管理	□ 一级或二级护理 □ 晨晚间护理 □ 排泄管理 □ 患者安全管理	□ 二级护理 □ 晨晚间护理 □ 患者安全管理
专科护理	□ 护理查体 □ 病情观察 □ 尿量观察 □ 腹部体征的观察 □ 需要时，填写跌倒及压疮防范表 □ 需要时，请家属陪伴 □ 手术切口部位的观察 □ 确定饮食种类 □ 心理护理 □ 腹膜透析护士进行腹透培训计划	□ 监测血压、体温 □ 腹部腹带包扎 □ 观察术后伤口疼痛情况 □ 观察尿量 □ 导管护理 □ 腹膜透析护士进行腹透培训计划并考核 □ 遵医嘱行腹膜透析治疗（必要时）	□ 二级护理 □ 低盐、优质低蛋白、低磷、低嘌呤饮食 □ 协助并教会患者监测伤口情况 □ 教会患者腹膜透析操作流程 □ 随访指导 □ 沐浴指导 □ 排泄管理 □ 居家腹膜透析导管及出口护理指导 □ 填写并发放随访单
重点医嘱	□ 详见医嘱执行单	□ 详见医嘱执行单	□ 详见医嘱执行单
病情变异记录	□ 无　□ 有，原因： 1. 2.	□ 无　□ 有，原因： 1. 2.	□ 无　□ 有，原因： 1. 2.
护士签名			

（三）患者表单

腹膜透析置管术临床路径患者表单

适用对象：第一诊断为慢性肾衰竭、尿毒症、慢性肾脏病 5 期
行腹膜透析管置入术或腹膜透析置管复位术的患者

患者姓名：		性别：	年龄：	门诊号：	住院号：
住院日期：	年 月 日	出院日期：	年 月 日		标准住院日：8~15 天

时间	入院	置管术前	置管术当天
医患配合	□ 配合询问病史、收集资料，请务必详细告知既往史、用药史、过敏史 □ 配合进行体格检查 □ 有任何不适请告知医师	□ 配合完善置管术前相关检查、化验，如采血、留尿、心电图、X线胸片 □ 医师与患者及家属介绍病情及腹膜透析及腹膜透析置管术谈话、术前签字	□ 配合完善术前准备 □ 如禁食、禁水，排空膀胱 □ 配合医师摆好手术体位
护患配合	□ 配合测量体温、脉搏、呼吸3次、血压、体重1次 □ 配合完成入院护理评估（简单询问病史、过敏史、用药史） □ 接受入院宣教（环境介绍、病室规定、订餐制度、贵重物品保管等） □ 配合执行探视和陪伴制度 □ 有任何不适请告知护士	□ 配合测量体温、脉搏、呼吸、血压 接受腹膜透析置管前宣教 □ 接受饮食宣教 □ 接受用药宣教 □ 接受腹膜透析治疗流程宣教 □ 准备居家透析用物	□ 配合测量体温、脉搏、呼吸、血压 □ 返回病房后，配合接受生命体征的测量 □ 配合检查意识（全麻者） □ 配合缓解疼痛 □ 接受置管术后宣教 □ 接受伤口护理宣教 □ 接受用药宣教 □ 有任何不适请告知护士
饮食	□ 遵医嘱饮食	□ 遵医嘱饮食	□ 置管术前禁食禁水 □ 置管术后，根据医嘱2小时后进少量饮食
排泄	□ 正常排尿便	□ 正常排尿便	□ 术前排空尿便
活动	□ 正常活动	□ 正常活动	□ 轻微活动

时间	置管术后	出院
医患配合	□ 配合腹部稍加压包扎 □ 配合完善术后检查，如腹部立位平片等	□ 接受出院前指导 □ 知道复查程序 □ 获取出院诊断书
护患配合	□ 配合定时测量生命体征 □ 配合术后腹透液冲洗及性状观察 □ 配合严格出口护理。 □ 配合严格无菌操作，标准化腹膜透析换液操作 □ 接受服药等治疗 □ 接受进食、进水、排便等生活护理 □ 配合活动，预防腹膜透析导管移位 □ 注意活动安全，避免坠床或跌倒 □ 配合执行探视及陪伴	□ 接受出院宣教 □ 办理出院手续 □ 获取出院带药 □ 知道服药方法、作用、注意事项 □ 知道复印病历程序
饮食	□ 遵医嘱饮食	□ 遵医嘱饮食
排泄	□ 正常排尿便	□ 正常排尿便
活动	□ 正常适度活动，避免疲劳	□ 正常适度活动，避免疲劳

附：原表单（2016年版）

腹膜透析管置入术临床路径表单

适用对象：第一诊断为慢性肾衰竭、尿毒症、慢性肾脏病5期拟行腹膜透析管置入术或腹膜透析置管复位术的患者

患者姓名：		性别： 年龄： 门诊号：		住院号：
住院日期： 年 月 日		出院日期： 年 月 日		标准住院日：8~15天

时间	住院第1~2天	住院第2~3天（手术日）	住院第3~4天（术后第1日）
主要诊疗工作	□ 询问病史及体格检查 □ 完成病历书写 □ 完善相关检查及并发症治疗 □ 初步判断有无腹透禁忌证 □ 上级医师查房、确定手术方案 □ 完成术前评估与术前准备 □ 向患者及其家属或委托人交代病情及围术期注意事项，签署腹膜透析治疗协议书、腹膜透析管置入术知情同意书、自费用品协议书	□ 手术 □ 术者完成手术记录 □ 住院医师完成术后病程记录 □ 上级医师查房 □ 向患者及家属交代病情及术后注意事项	□ 上级医师查房，注意病情变化 □ 住院医师完成病历书写 □ 注意观察体温、血压、腹膜透析管置入术后伤口情况等并局部换药 □ 开腹透相关医嘱（必要时）
重点医嘱	长期医嘱： □ 肾脏病护理常规 □ 二级护理 □ 低盐、优质低蛋白、低磷饮食 □ 既往的基础用药及对症治疗 临时医嘱： □ 血常规、尿常规、大便常规 □ 肝肾功能、电解质、血糖、血脂、血型、凝血功能、D-二聚体、感染性疾病筛查、铁代谢、iPTH □ 胸片、心电图、超声心动图、腹部B超 □ 腹部CT、胸部CT（必要时） 术前医嘱： □ 常规准备明日在局麻下行腹膜透析管置入术 □ 药品及物品准备 □ 其他特殊医嘱（通便、抗生素等）	长期医嘱： □ 腹膜透析管置入术后护理常规 □ 一级或二级护理 □ 低盐、优质低蛋白、低磷饮食 □ 既往的基础用药及对症治疗 □ 抗菌药物 □ 通便及胃肠动力药物（必要时） 临时医嘱： □ 其他特殊医嘱 □ 抗菌药物皮试	长期医嘱： □ 腹膜透析管置入术后护理常规 □ 一级或二级护理 □ 低盐、优质低蛋白、低磷饮食 □ 既往基础用药及对症治疗 □ 停用预防性抗菌药物 □ 通便及胃肠动力药（必要时） 临时医嘱： □ 镇痛（根据情况） □ 腹膜透析（必要时） □ 伤口换药（必要时） □ 立位腹平片（必要时）

续　表

时间	住院第1~2天	住院第2~3天 （手术日）	住院第3~4天 （术后第1日）
主要 护理 工作	□ 介绍病房环境、设施和设备 □ 入院护理评估 □ 宣教、备皮等术前准备（腹带、碘伏小帽子、手术用物等）	□ 观察患者病情变化 □ 术后心理与生活护理 □ 腹膜透析宣教及外口护理 □ 腹透护士进行腹透培训计划	□ 观察患者病情变化 □ 术后心理与生活护理 □ 腹膜透析宣教及外口护理 □ 腹透护士进行腹透培训计划
病情 变异 记录	□ 无　□ 有，原因： 1. 2.	□ 无　□ 有，原因： 1. 2.	□ 无　□ 有，原因： 1. 2.
护士 签名			
医师 签名			

时间	住院第 4~5 天 （术后第 2 日）	住院第 5~14 天	住院第 8~15 天 （出院日）
主要诊疗工作	□ 上级医师查房，注意病情变化 □ 住院医师完成病历书写 □ 注意观察体温、血压、腹膜透析管置入术后伤口情况等并局部换药 □ 开腹透相关医嘱（必要时）	□ 上级医师查房，注意病情变化 □ 住院医师完成病历书写 □ 注意观察体温、血压、腹膜透析管置入术后伤口情况等并局部换药 □ 开腹透相关医嘱（必要时）	□ 上级医师查房，进行手术及伤口评估，确定有无手术并发症和切口愈合不良情况，明确是否出院 □ 腹透中心对患者及家属进行相关操作考核 □ 完成出院记录、病案首页、出院证明书等 □ 向患者交代出院后的注意事项
重点医嘱	长期医嘱： □ 腹膜透析管置入术后护理常规 □ 一级或二级护理 □ 低盐、优质低蛋白、低磷饮食 □ 既往基础用药及对症治疗 □ 通便及胃肠动力药（必要时） 临时医嘱： □ 腹膜透析（必要时） □ 伤口换药（必要时）	长期医嘱： □ 腹膜透析管置入术后护理常规 □ 一级或二级护理 □ 低盐、优质低蛋白、低磷饮食 □ 既往基础用药及对症治疗 □ 通便及胃肠动力药（必要时） 临时医嘱： □ 腹膜透析（必要时） □ 伤口换药（必要时）	出院医嘱： □ 出院带药 □ 门诊随诊 □ 术后 14 天拆线
主要护理工作	□ 观察患者病情变化 □ 术后心理与生活护理 □ 腹膜透析宣教及外口护理 □ 腹透护士进行腹透培训计划	□ 观察患者病情变化 □ 术后心理与生活护理 □ 腹膜透析宣教及外口护理 □ 腹透护士进行腹透培训计划	□ 指导患者办理出院手续
病情变异记录	□ 无　□ 有，原因： 1. 2.	□ 无　□ 有，原因： 1. 2.	□ 无　□ 有，原因： 1. 2.
护士签名			
医师签名			

第十六章

腹膜透析行腹膜平衡试验（PET）及透析充分性评估（KT/V）临床路径释义

一、腹膜透析行腹膜平衡试验（PET）及透析充分性评估（KT/V）编码

1. 原编码

疾病名称及编码：慢性肾脏病 5 期（ICD-10：N18.0）

2. 修改编码

疾病名称及编码：慢性肾脏病 5 期（ICD-10：N18.0）

手术操作名称及编码（ICD-9-CM-3：54.9800）

二、临床路径检索方法

N18.0 伴 54.9800

三、国家医疗保障疾病诊断相关分组（CHS-DRG）

MDCL　肾脏及泌尿系统疾病及功能障碍

LR1　肾功能不全

四、腹膜透析行腹膜平衡试验（PET）及透析充分性评估（KT/V）临床路径标准住院流程

（一）适用对象

规律行腹膜透析治疗的慢性肾衰竭、慢性肾脏病 5 期（ICD-10：N18.0），为行腹膜平衡试验（PET）及透析充分性评估（KT/V）的患者。

> **释义**
>
> ■ 本路径适用对象为临床诊断为慢性肾衰竭、慢性肾脏病 5 期，并规律行腹膜透析治疗的患者，应在开始规律腹膜透析 4 周后进行，此后每 6~12 个月或腹膜炎治愈后 1 个月或出现超滤改变时重复进行。

（二）诊断依据

①既往病史中诊断为慢性肾衰竭、慢性肾脏病 5 期；②行规律腹膜透析替代治疗。

> **释义**
>
> ■ 本路径的制订主要参考国内权威肾脏病学专著和诊疗指南。
>
> ■ 病史、肾功能检查及相关临床表现是诊断慢性肾衰竭的初步依据，患者可表现水电解质紊乱，蛋白质、糖类、脂质和维生素代谢紊乱，且多合并心血管病变、呼吸系统症状、胃肠道症状、中枢神经系统障碍等表现，影像学检查（如 B 超、CT）或肾图检查可见双肾体积明显缩小。

■ 临时行血液透析者停止血透，按照医嘱透析方案每日规律行腹膜透析，持续4周。

(三) 进入路径标准

根据中华医学会肾脏病学分会编著的《临床诊疗指南·肾脏病学分册》《临床技术操作规范·肾脏病学分册》和《腹膜透析操作标准规程》进行治疗。
1. 诊断符合。
2. 此次仅为行腹膜平衡 (PET) 试验及透析充分性评估 (KT/V) 入院。
3. 入院评估无其他严重并发症和合并症，无需要特殊处理的情况。

释义

■ 进入本路径的患者为第一诊断为慢性肾衰竭、慢性肾脏病5期持续不卧床腹膜透析，需除外开始规律腹膜透析不足4周或合并腹膜炎、肺部感染等感染性疾病，或存在腹透相关机械性并发症。

■ 平时进行自动化腹膜透析 (APD) 的患者在入院后改行持续不卧床腹膜透析1天后可以进入本路径。

■ 入院后常规检查发现有基础疾病，如高血压、冠状动脉粥样硬化性心脏病、糖尿病等，经系统评估后对腹膜透析治疗无特殊影响者，可进入路径。但可能增加医疗费用，延长住院时间。

(四) 标准住院日 4~6 天

释义

■ 规律行腹膜透析治疗的慢性肾衰竭、慢性肾脏病5期的患者入院后，第1~2天，收集24小时尿液，并在PET开始的前夜灌入2L浓度为2.5%的腹透液，在腹腔内保留8~12小时，第2~3天完善标本收集、计算腹膜平衡试验及透析充分性评估结果，第4天并根据腹膜平衡试验、透析充分性评估结果选择调整腹膜透析治疗方案，总住院时间不超过6天符合本路径要求。

(五) 住院期间的检查项目

1. 必需检查的项目
(1) 血常规，尿常规，便常规。
(2) 0小时血生化，2小时血肌酐和葡萄糖。
(3) 0、2、4小时腹透液肌酐和葡萄糖。
(4) 24小时腹透液及24小时尿液尿素、肌酐、离子全套、葡萄糖。
(5) 24小时腹透液及24小时尿液蛋白定量测定。
2. 根据患者病情可进行的检查项目：铁代谢评估指标、超敏CRP、降钙素原、iPTH、BNP、胸片、心电图、心脏彩超等。

释义

■ 血常规、尿常规、便常规是最基本的三大常规检查，进入路径的患者均需完成。2小时血肌酐和葡萄糖，0、2、4小时腹透液肌酐和葡萄糖是计算腹透平衡试验的必要检查项目；24小时腹透液及24小时尿液尿素、肌酐、离子全套、葡萄糖，24小时腹透液及24小时尿液蛋白定量测定是计算透析充分性评估的必要检查项目。

■ 本病还应完善0小时血生化、铁代谢评估指标、iPTH、BNP、超敏CRP、降钙素原、胸片、心电图、心脏彩超等，以全面评估患者营养状况、电解质、甲状旁腺激素水平，容量状态及是否存在微炎症、感染等。

（六）治疗方案的选择

根据腹膜平衡试验、透析充分性评估的结果选择调整腹膜透析治疗方案。

释义

■ 腹膜透析处方调整的目标是实现最佳的溶质清除和液体平衡。肾脏和腹膜的小分子溶质清除率目标值是每周 KT/V≥1.7，每周肌酐清除率（Ccr）≥50L/$1.73m^2$，低转运患者可放宽至≥45L/$1.73m^2$ 保持液体平衡对改善患者预后至关重要。当目标未达标时，必须监测容量负荷、尿毒症症状和营养情况，同时考虑适当调整腹膜透析处方。

■ 腹膜透析充分性：若评估小分子清除率不达标则应考虑调整透析处方，包括增加透析总剂量、增加透析液单次容量、调整透析模式以增强腹膜透析清除率。

■ 腹膜透析转运特性：①腹膜高转运：腹膜对葡萄糖的平衡作用快，对肌酐清除率强，但超滤能力差。当CAPD治疗患者出现容量超负荷时，可缩短透析液的留腹时间，采用夜间不留腹、间歇性腹膜透析或者选择频繁交换的模式；②腹膜低转运：腹膜透析超滤良好，但腹膜对尿毒症毒素的清除能力差。腹膜低转运者应延长透析液留腹时间以达到充分的溶质清除，或者增加腹腔内透析液留置量，也可采用较大剂量的APD；③腹膜高平均转运和低平均转运：介于腹膜透析高转运和低转运中间，可达到透析效率和超滤兼顾，较为理想。

■ 残余肾功能：在给予初始的腹膜透析处方后，必须密切观察肾脏在水分和溶质清除功能方面的下降情况，及时评估透析充分性，逐步增加透析剂量和透析次数，以弥补残余肾功能的下降。

■ 腹膜透析处方的调整应根据患者临床症状、残肾功能、腹膜转运特性、腹膜透析充分性和容量负荷等方面综合考虑，灵活调整。

（七）出院标准

完成腹膜平衡试验（PET）及透析充分性评估（KT/V）并出具报告；根据结果完成治疗方案的调整。

> **释义**
> ■ 患者出院前应完成所有必需检查的项目，且根据腹膜平衡试验及透析充分性评估结果选择调整腹膜透析治疗方案，出院后持续随访，观察临床症状是否减轻或消失。

（八）变异及原因分析

存在其他需要处理的并发症或合并症，腹膜平衡试验（PET）及透析充分性评估（KT/V）不能完成或住院时间需要延长。

> **释义**
> ■ 入院后完善上述检查前，患者出现肺部感染、腹膜炎、腹膜透析管堵塞、移位、导管相关感染等其他严重并发症，需调整药物治疗或进行其他疾病的治疗，则中止本路径。
> ■ 认可的变异原因主要是指患者入选路径后，在检查过程中发现患者合并存在事前未预知的、对本路径实施可能产生影响的情况，需要中止执行路径或延长治疗时间、增加治疗费用。医师需在表单中明确说明。
> ■ 因患者方面的主观原因导致执行路径出现变异，需医师在表单中予以说明。

五、腹膜透析充分性评估方案

腹膜透析充分性评估及处理流程图如下：

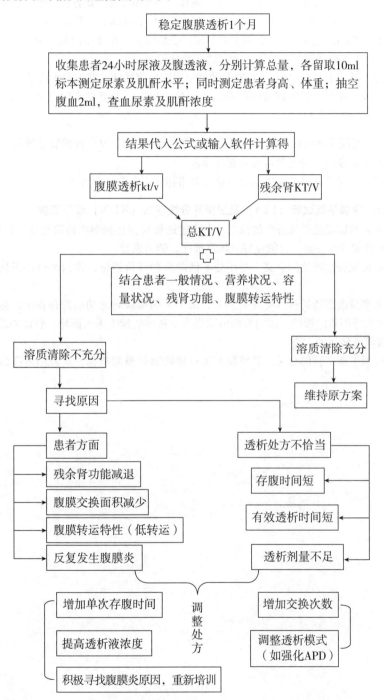

六、腹膜透析行腹膜平衡试验（PET）及透析充分性评估（KT/V）护理规范

1. 收集标本前一天须与患者沟通腹膜平衡试验及透析充分性评估的实施过程，解释评估的意义，并询问患者是否存在出入液不畅或障碍、是否存在腹透液混浊及腹痛等症状。

2. 入院后第 1 天嘱患者收集 24 小时尿液、24 小时腹透液。
3. 第 1 天夜间灌入 2L 浓度为 2.5%的腹透液,在腹腔内保留 8~12 小时。
4. 第 2 天行腹膜平衡试验时嘱患者在交换液体前取坐位,在 20 分钟内引流出前夜灌入的腹透液并测定出液量,将加温至 37℃的 2.5%腹透液以 200ml/min 的速度在 10 分钟内灌入腹腔内,每灌入 400ml 液体时,患者须左右翻转,变换体位,在 0 小时抽取血液生化,并留取患者 0、2、4 小时腹透液用于检测尿素、肌酐和葡萄糖。
5. 取完标本后,患者取坐位,以 20 分钟排空腹腔内腹透液,并测定出液量。
6. 试验过程中观察患者腹透液性状及出入液量、速度,如有异常须向医生报告,中止试验及评估,进入路径变异。

七、腹膜透析行腹膜平衡试验 (PET) 及透析充分性评估 (KT/V) 营养治疗规范

1. 试验及评估期间患者无须特殊补充营养素。
2. 试验后根据充分性评估结果结合其他营养指标制定营养治疗方案。

八、腹膜透析行腹膜平衡试验 (PET) 及透析充分性评估 (KT/V) 健康宣教

1. 向患者宣教腹膜透析充分性的概念,在稳定透析后应达到溶质清除充分、容量清除充分、以及自我感觉身心安泰、食欲良好、体重增加、体力恢复。
2. 宣教透析充分性评估的意义,是小分子清除率的评价指标,作为调整透析处方的参考指标之一。
3. 向患者解释腹膜透析转运特性的涵义,每个人的腹膜转运功能均存在个体差异,而且受到炎症状态等因素的影响,因而腹膜清除毒素及液体的能力因人而异。总体来说分为腹膜高转运和腹膜低转运两大类。
4. 宣教腹膜平衡试验的意义,是辅助判读腹膜转运类型的指标,试验结果有助于透析处方的调整。

九、推荐表单

(一) 医师表单

腹膜透析行腹膜平衡试验 (PET) 及透析充分性评估 (KT/V) 的临床路径医师表单

适用对象：第一诊断为规律行腹膜透析治疗的慢性肾衰竭、慢性肾脏病 5 期 (ICD-10：N18.0)

行腹膜平衡试验 (PET) 及透析充分性评估 (KT/V)

患者姓名：		性别：	年龄：	门诊号：	住院号：
住院日期：	年 月 日	出院日期：	年 月 日		标准住院日：4~6 天

时间	住院第 1 天	住院第 2 天	住院第 3 天
主要诊疗工作	□ 完成询问病史和体格检查，按要求完成病历书写 □ 询问病史及体格检查 □ 完成病历书写 □ 向患者及家属或委托人交代病情、预后及注意事项 □ 签署住院相关文书 □ 了解透析及用药情况 □ 下达长期、临时医嘱	□ 进行血液、尿液、粪便标本采集，完善心电图、X 线胸片、超声心动等 □ 交代病情、预后及注意事项	□ 进行腹透液、24 小时尿液标本的采集 □ 完成三级查房记录
重点医嘱	长期医嘱： □ 肾内科护理常规 □ 二级护理 □ 优质蛋白、低磷饮食 □ 既往的腹膜透析方案 □ 既往的基础用药及对症治疗 □ 护理医嘱 □ 其他腹透医嘱 临时医嘱： □ 血常规, 尿常规、便常规、血生化等检查 □ 腹膜平衡试验及透析充分性评估 □ 测 0、2、4、24 小时腹透液尿素、肌酐、离子全套、葡萄糖 □ 24 小时尿液尿素、肌酐、离子全套 □ 24 小时腹透液及尿蛋白定量测定 □ 心电图、胸片、心脏彩超	长期医嘱： □ 肾内科护理常规 □ 二级护理 □ 优质蛋白、低磷饮食 □ 既往的腹膜透析方案 □ 既往的基础用药及对症治疗 □ 护理医嘱 □ 其他腹透医嘱 临时医嘱： □ 其他医嘱	长期医嘱： □ 肾内科护理常规 □ 二级护理 □ 优质蛋白、低磷饮食 □ 既往的腹膜透析方案 □ 既往的基础用药及对症治疗 □ 护理医嘱 □ 其他腹透医嘱 临时医嘱： □ 其他医嘱
病情变异记录	□ 无 □ 有，原因： 1. 2.	□ 无 □ 有，原因： 1. 2.	□ 无 □ 有，原因： 1. 2.
医师签名			

时间	住院第 4 天	住院第 5~6 天（出院日）
主要诊疗工作	□ 完成腹膜平衡试验及透析充分性评估报告 □ 上级医师查房，向患者交代腹膜平衡试验及透析充分性评估结果，并根据检验报告、腹膜平衡试验结果及透析充分性评估报告调整患者腹膜透析治疗方案及用药 □ 完成查房记录	□ 上级医师查房，确定能否出院 □ 通知出院处 □ 通知患者及家属准备出院 □ 向患者及家属交代出院后注意事项 □ 向患者及家属交代交代腹膜透析平衡实验结果及腹膜透析处方调整方案 □ 将出院记录的副本交给患者 □ 如果患者不能出院，在病程记录中说明原因和继续治疗的方案
重点医嘱	长期医嘱： □ 肾内科护理常规 □ 二级护理 □ 优质蛋白、低磷饮食 □ 调整后腹膜透析方案 □ 既往的基础用药及对症治疗 □ 护理医嘱 □ 腹透医嘱 临时医嘱： □ 其他医嘱	临时医嘱： □ 出院医嘱 □ 出院带药 □ 交代出院注意事项 □ 交代腹膜透析平衡实验结果及腹膜透析处方调整方案 □ 门诊随诊
病情变异记录	□ 无 □ 有，原因： 1. 2.	□ 无 □ 有，原因： 1. 2.
医师签名		

(二) 护士表单

腹膜透析行腹膜平衡试验（PET）及透析充分性评估（KT/V）的临床路径护士表单

适用对象：第一诊断为规律行腹膜透析治疗的慢性肾衰竭、慢性肾脏病 5 期（ICD-10：N18.0）

行腹膜平衡试验（PET）及透析充分性评估（KT/V）

患者姓名：	性别： 年龄： 门诊号：	住院号：
住院日期： 年 月 日	出院日期： 年 月 日	标准住院日：4~6 天

时间	住院第 1 天	住院第 2 天	住院第 3 天
健康宣教	入院宣教： □ 介绍主管医师、护士 □ 介绍环境、设施 □ 介绍住院注意事项 □ 介绍探视和陪伴制度 □ 介绍贵重物品制度	□ 腹膜透析、腹透液、尿液标本留取前宣教 □ 宣教留取腹透液标本的注意事项 □ 告知检查前注意事项（需禁食等） □ 告知体位要求 □ 主管护士与患者沟通，消除患者紧张情绪	□ 告知饮食、体位要求 □ 给予患者及家属心理支持 □ 再次明确探视陪伴须知
护理处置	□ 核对患者，佩戴腕带 □ 建立入院护理病历 □ 协助患者留取各种标本 □ 测量体重	□ 协助患者完成腹膜平衡试验、腹膜透析充分性检查前的相关化验 □ 腹膜平衡试验、腹膜透析充分性评估检查前准备 □ 告知禁食、禁水	□ 协助患者完成腹膜平衡试验、腹膜透析充分性检查 □ 核对患者及资料
基础护理	□ 二级护理 □ 晨晚间护理 □ 排泄管理 □ 患者安全管理	□ 二级护理 □ 晨晚间护理 □ 排泄管理 □ 患者安全管理	□ 二级护理 □ 晨晚间护理 □ 患者安全管理
专科护理	□ 护理查体 □ 病情观察 □ 腹膜透析无菌操作的观察 □ 需要时，填写跌倒及压疮防范表 □ 需要时，请家属陪伴 □ 确定饮食种类 □ 心理护理	□ 病情观察 □ 腹膜透析无菌操作的观察，必要时进行再培训 □ 遵医嘱完成相关检查 □ 心理护理	□ 病情观察 □ 腹膜透析无菌操作的观察，必要时进行再培训 □ 心理护理
重点医嘱	□ 详见医嘱执行单	□ 详见医嘱执行单	□ 详见医嘱执行单
病情变异记录	□ 无 □ 有，原因： 1. 2.	□ 无 □ 有，原因： 1. 2.	□ 无 □ 有，原因： 1. 2.
护士签名			

时间	住院第 4 天	住院第 5~6 天 （出院日）
健康宣教	□ 腹膜平衡试验、腹膜透析充分性检查后宣教 □ 饮食、活动指导	出院宣教： □ 复查时间 □ 服药方法 □ 活动休息 □ 指导饮食 □ 指导办理出院手续
护理处置	□ 遵医嘱完成相关检查	□ 办理出院手续 □ 书写出院小结
基础护理	□ 二级护理 □ 晨晚间护理 □ 排泄管理 □ 患者安全管理	□ 二级护理 □ 晨晚间护理 □ 协助或指导进食、水 □ 协助或指导活动 □ 患者安全管理
专科护理	□ 病情观察 □ 监测生命体征 □ 腹膜透析无菌操作的观察 □ 心理护理	□ 病情观察 □ 监测生命体征 □ 腹膜透析无菌操作的观察 □ 出院指导 □ 心理护理
重点医嘱	□ 详见医嘱执行单	□ 详见医嘱执行单
病情变异记录	□ 无　□ 有，原因： 1. 2.	□ 无　□ 有，原因： 1. 2.
护士签名		

(三) 患者表单

腹膜透析行腹膜平衡试验（PET）及透析充分性评估（KT/V）的临床路径患者表单

适用对象：第一诊断为规律行腹膜透析治疗的慢性肾衰竭、慢性肾脏病 5 期（ICD-10：N18.0）

行腹膜平衡试验（PET）及透析充分性评估（KT/V）

患者姓名：		性别： 年龄： 门诊号：	住院号：
住院日期： 年 月 日		出院日期： 年 月 日	标准住院日：4~6 天

时间	入院	腹膜平衡试验、透析充分性评估前	腹膜平衡试验、透析充分性评估当天
医患配合	□ 配合询问病史、收集资料 □ 配合进行体格检查 □ 有任何不适请告知医师	□ 配合完善腹膜平衡试验及透析充分性评估前相关检查、化验，如采血、留尿、心电图、X线胸片等 □ 医师与患者及家属介绍病情及完善腹膜平衡试验、透析充分性评估的必要性	□ 配合完成腹膜平衡试验、透析充分性评估并留取相关标本 □ 配合医师摆好检查体位
护患配合	□ 配合测量体温、脉搏、呼吸、血压、体重1次 □ 配合完成入院护理评估（简单） □ 询问病史、过敏史、用药史） □ 接受入院宣教（环境介绍、病室规定、订餐制度、贵重物品保管等） □ 配合执行探视和陪伴制度 □ 有任何不适告知护士	□ 配合测量体温、脉搏、呼吸、询问大便1次 □ 接受腹膜平衡试验、透析充分性评估前宣教 □ 接受饮食宣教 □ 接受用药宣教	□ 配合测量体温、脉搏、呼吸、询问大便1次 □ 接受饮食宣教 □ 接受用药宣教 □ 有任何不适请告知护士
饮食	□ 遵医嘱饮食	□ 遵医嘱饮食	□ 腹膜平衡试验、透析充分性评估检查前禁食、禁水
排泄	□ 正常排尿便	□ 正常排尿便	□ 正常排尿便
活动	□ 正常活动	□ 正常活动	□ 正常活动

时间	腹膜平衡试验、透析充分性评估后	出院
医患配合	□ 配合完成腹膜透析治疗	□ 接受出院前指导 □ 知道复查程序 □ 获取出院诊断书
护患配合	□ 配合定时测量生命体征、每日询问超滤量、尿量 □ 接受进食、进水、排便等生活护理 □ 配合活动，预防皮肤压力伤 □ 注意活动安全，避免坠床或跌倒 □ 配合执行探视及陪伴	□ 接受出院宣教 □ 办理出院手续 □ 获取出院带药 □ 知道腹膜透析及服药方法、作用、注意事项 □ 知道复印病历程序
饮食	□ 遵医嘱饮食	□ 遵医嘱饮食
排泄	□ 正常排尿便	□ 正常排尿便
活动	□ 正常适度活动，避免疲劳	□ 正常适度活动，避免疲劳

附：原表单（2016 年版）

腹膜透析行腹膜平衡试验（PET）及透析充分性评估（KT/V）的临床路径表单

适用对象：规律行腹膜透析治疗的慢性肾衰竭、慢性肾脏病 5 期，为行腹膜平衡试验（PET）及透析充分性评估（KT/V）的患者

患者姓名：		性别：	年龄：	门诊号：	住院号：	
住院日期：	年 月 日	出院日期：		年 月 日	标准住院日：4~6 天	

时间	住院第 1 天	住院第 2~3 天	住院第 4~6 天（出院日）
诊疗工作	□ 询问病史及体格检查 □ 完成病历书写 □ 向患者及家属或委托人交代病情、预后及注意事项 □ 签署住院相关文书 □ 了解透析及用药情况 □ 下达长期、临时医嘱	□ 上级医师查房 □ 进行血液、腹透液、尿液标本的采集 □ 交代病情、预后及注意事项 □ 根据检验报告完成平衡试验及透析充分性报告 □ 签署住院相关文书	□ 上级医师查房，根据检验报告，平衡试验结果及透析充分性报告调整患者腹膜透析治疗方案及用药，明确是否出院 □ 完成出院记录、病案首页、出院证明书等 □ 向患者交代出院后注意事项
重点医嘱	长期医嘱： □ 肾内科护理常规 □ 二级护理 □ 优质蛋白、低磷饮食 □ 既往的基础用药及对症治疗 □ 护理医嘱 □ 腹透医嘱 临时医嘱： □ 血常规，尿常规、便常规、血生化等检查 □ 腹膜平衡试验及透析充分性评估 □ 测 0、2、4、24 小时腹透液肾功能、离子全套、葡萄糖 □ 24 小时尿液肾功能、离子全套、葡萄糖 □ 24 小时腹透液及尿液蛋白定量测定 □ 心电图、胸片、心脏彩超	长期医嘱： □ 肾内科护理常规 □ 二级护理 □ 优质蛋白、低磷饮食 □ 既往的基础用药及对症治疗 □ 护理医嘱 □ 腹透医嘱 临时医嘱： □ 其他医嘱	出院医嘱： □ 出院带药 □ 交代出院注意事项 □ 交代腹膜透析平衡实验结果及腹膜透析处方调整方案
护理工作	□ 饮食及生活指导 □ 腹透宣教与在培训	□ 饮食及生活指导 □ 腹透宣教与在培训	□ 指导患者出院 □ 安排出院带药
病情变异记录	□ 无 □ 有，原因： 1. 2.	□ 无 □ 有，原因： 1. 2.	□ 无 □ 有，原因： 1. 2.
护士签名			
医师签名			

第十七章
腹膜透析后腹膜炎临床路径释义

一、腹膜透析后腹膜炎编码
疾病名称及编码：腹膜透析后腹膜炎（ICD-10：T82.711）

二、临床路径检索方法
T82.711

三、国家医疗保障疾病诊断相关分组（CHS-DRG）
MDCS　感染及寄生虫病（全身性或不明确部位的）
SS1　手术后及创伤后感染

四、腹膜透析后腹膜炎临床路径标准住院流程

（一）适用对象
第一诊断为腹膜透析后腹膜炎（ICD-10：T85.711）。

> **释义**
> ■ 本临床路径使用对象是第一诊断为腹膜透析并发腹膜炎的患者。
> ■ 本临床路径的适用对象中不包括单纯腹膜透析导管相关感染（出口处感染和隧道感染）的患者。

（二）诊断依据
根据《血液净化标准操作规程》（陈香美主编，人民军医出版社，2021年）、《腹膜透析标准操作规程》（陈香美主编，人民军医出版社，2010年）、《ISPD Peritonitis Recommendations: 2016 Update on Prevention and Treatment》[Li P K, et al. Perit Dial Int, 2016, 36（5）：481-508.]。
1. 透出液混浊伴或不伴腹痛。
2. 透出液常规 WBC > 100/μl 或 > $0.1×10^9$/L；多形核细胞 > 50%（透出液在腹腔内停留至少2小时）。
3. 透出液病原微生物培养阳性。
上述3条中符合2条可确诊。

> **释义**
> ■ 疑似出现腹膜透析相关腹膜炎时，应及时开始诊治流程直至诊断明确或排除；无论诊断是否明确，均应将流出液送检细胞计数、分类、革兰染色和微生物培养。

- 留取透出液标本。疑似发生腹膜炎时，应尽快采用无菌技术留取透出液标本，以首袋出现浑浊的透出液为佳，检视其性状，送检进行白细胞分类计数、革兰染色和微生物培养+药敏。若不能立即送检，透出液袋应冷藏于冰箱中、已接种标本的血培养瓶应保存在室温或37℃。如患者就医时为干腹，需注入至少1L腹透液留腹2小时再留取标本。
- 透出液细胞分类计数。白细胞总数大于$100/\mu l$或$0.1×10^9/L$、中性粒细胞比例大于50%，表明腹膜炎可能性大。若留腹时间较短，透出液中性粒细胞比例超过50%，即使白细胞总数少于$0.1×10^9/L$，仍需高度考虑腹透相关腹膜炎，应进一步完善检查以明确诊断。
- 透出液涂片革兰染色。有助于早期判断致病原是革兰阳性菌、革兰阴性菌或酵母菌，但阳性率较低。
- 透出液微生物培养及药敏试验。可明确腹膜炎致病原并指导用药。快速明确致病微生物对改善预后至关重要。常规方法为将5~10ml透出液分别注入需氧和厌氧血培养瓶，培养阳性率应大于80%。有条件的单位可将50ml透出液3000g×15分钟旋转离心，取沉淀物加入3~5ml无菌生理盐水中悬浮，再接种到固体培养基或标准血培养瓶中，固体培养基在需氧、微需氧和厌氧的环境中孵育，该方法的培养阳性率应大于95%。对于已开始抗生素治疗的患者，抗生素清除技术可提高透出液的培养阳性率。
- 基质辅助激光解吸飞行时间质谱分析（MALDI-TOF/MS）、聚合酶链反应-电喷雾质谱分析（PCR-ESI/MS）、16S rRNA序列分析等新技术有助于快速鉴别透出液标本中的致病原，有条件的单位可酌情开展。
- 血培养。当出现疑似菌血症或脓毒血症症状时应进行血培养检查。

（三）治疗方案的选择

根据《血液净化标准操作规程》（陈香美主编，人民军医出版社，2021年）、《腹膜透析标准操作规程》（陈香美主编，人民军医出版社，2010年.）、《ISPD Peritonitis Recommendations: 2016 Update on Prevention and Treatment》[Li P K, et al. Perit Dial Int, 2016, 36 (5): 481-508.]。

1. 早期诊断一旦出现腹透液混浊，无论有无腹痛，应怀疑腹膜炎。及时留取第一袋浑浊透出液送检，包括细胞计数和分类、革兰染色、真菌涂片和病原学培养+药敏试验。
2. 一旦考虑为腹膜透析后腹膜炎，留取标本后即应开始经验性抗感染治疗。
3. 初始治疗可经验用药，应联合使用抗菌药物，推荐腹腔给药。经验性抗感染治疗选用覆盖革兰阳性菌和革兰阴性菌的抗菌药物，如万古霉素或第一代头孢菌素覆盖革兰阳性菌，第三代头孢或氨基糖苷类药物覆盖革兰阴性菌抗菌药物。根据透出液培养及药敏试验结果及时调整抗菌药物。尽量选用对残余肾功能影响小的药物。推荐腹腔使用抗菌药物，间歇给药的抗菌药物留腹时间不小于6小时，使用抗菌药物治疗时可使用口服抗真菌药物预防真菌性腹膜炎。凝固酶阴性的葡萄球菌、链球菌抗菌药物疗程为2周；金黄色葡萄球菌、假单胞菌属、除假单胞菌属外的革兰阴性菌、肠球菌、棒状杆菌、多种肠道致病菌、多种革兰阳性菌感染抗菌药物疗程为3周。
4. 发生腹膜透析后腹膜炎时，为避免纤维蛋白凝块形成，可在腹透液中加入适量肝素。
5. 发生腹膜透析相关性腹膜炎时，常出现超滤功能下降，此时可调整腹膜透析处方，如更改腹透液葡萄糖浓度，缩短存腹时间，夜间干腹等措施保证超滤量，避免容量超负荷。

6. 使用合适的抗菌药物规范治疗5天后透出液仍未变清亮定义为难治性腹膜炎,应尽早拔除腹透管。
7. 一旦诊断为真菌性腹膜炎,则应拔除腹透管,并使用敏感抗真菌药物至导管拔除后2周。
8. 结核性腹膜炎一般采取四联疗法,局部和全身用药相结合,无效者拔除导管并继续抗结核治疗。

释义

■ 疑似出现腹透相关腹膜炎时,应在留取标本后尽快开始经验性治疗。临床症状典型者无需等待检查结果即可启动治疗,待确诊或排除后再决定是否继续。

■ 经验性治疗:如腹水混浊明显或疼痛剧烈,可使用1~2袋腹透液冲洗腹腔,并开始经验性抗感染治疗。可选择第一代头孢菌素或万古霉素覆盖革兰阳性菌,同时选择第三代头孢菌素或氨基糖苷类覆盖革兰阴性菌。药物选择根据患者过敏情况、本次腹膜炎诱因及严重程度、既往腹膜炎情况、本地区或本中心致病原谱和药敏情况决定。建议抗生素使用期间口服或静脉使用氟康唑、制霉菌素等预防性抗真菌治疗。

(1) 用药途径、用药方式及注意事项:推荐腹腔使用抗生素;如存在脓毒血症,可采用静脉或腹腔联合静脉用药。腹腔用药可采用连续给药(每次腹透液交换时加药)或间歇给药(每天或每间隔若干天仅在一次交换时加药,至少留腹6小时)。头孢菌素可连续给药或每天给药1次;氨基糖苷类每天给药1次,疗程不超过3周以避免耳、肾毒性;万古霉素每3~5天间歇给药1次,建议监测血浓度,低于15μg/ml需追加给药。加药前充分消毒加药口。头孢菌素、万古霉素、氨基糖苷类抗生素可加入同一袋腹透液,但应使用不同的注射器将药物分别注入。氨基糖苷类与青霉素类不可加入同一袋腹透液。APD患者可调整透析处方(如设置日间长留腹)或暂时调整为CAPD,以满足抗生素留腹时间的要求。

(2) 辅助治疗及注意事项:透出液严重浑浊时,若与抗生素无配伍禁忌,可在腹透液中添加肝素(500~1000U/L)以避免纤维素凝结阻塞腹透管。腹膜炎时腹膜溶质转运速率加快,由此导致超滤减少、血糖升高、蛋白质丢失增加,需给予相应处理。必要时可给予镇痛治疗。治疗过程中及时复查透出液白细胞分类计数。如治疗有效,通常3~4天内腹膜炎症状明显改善,透出液转清,白细胞计数和中性粒细胞比例明显下降。病情无改善者应及时调整用药,症状严重者需考虑提前拔管。尽早获取培养和药敏结果,必要时重复进行培养。

■ 后续治疗:获得透出液微生物培养和药敏试验结果后改用合适的窄谱抗生素继续治疗。如经验性治疗有效但检验结果提示致病原对当前药物耐药,仍应根据药敏结果换用敏感抗生素。

(1) 凝固酶阴性葡萄球菌(CoNS)导致的腹膜炎:CoNS指除金黄色葡萄球菌以外的葡萄球菌,包括表皮葡萄球菌、溶血性葡萄球菌等,通常为皮肤正常菌群。多继发于接触污染。应检查患者腹透操作流程是否符合要求。头孢菌素、万古霉素多有效;但耐甲氧西林的CoNS相关腹膜炎逐渐增多,需使用万古霉素治疗。疗程2周。如出现复发或重现常提示腹透导管生物膜形成,可在透出液转清后在抗生素继续使用的情况下拔管并重置管。

(2) 链球菌导致的腹膜炎：链球菌常定植于口腔，可通过接触污染或牙科操作引起的菌血症导致腹膜炎；部分链球菌（如牛链球菌等）常来源于肠道。第一代头孢菌素及万古霉素多有效。疗程 2 周。草绿色链球菌导致的腹膜炎常表现为难治性腹膜炎。

(3) 金黄色葡萄球菌导致的腹膜炎：常继发于腹透导管相关感染和接触污染。预后较差。如致病菌株对甲氧西林敏感，可选择第一代头孢菌素；如对甲氧西林耐药，可选择万古霉素、替考拉宁或达托霉素。疗程 3 周。疗效欠佳时可加用利福平口服，可能有助于加强疗效、降低复发和再发性腹膜炎的风险，疗程应控制在 1 周内以避免产生耐药。导管相关腹膜炎应拔管。

(4) 肠球菌导致的腹膜炎：肠球菌多来源于消化道，常合并有其他致病原。预后较差。万古霉素常为首选，感染严重者可加用氨基糖苷类。如致病菌株耐万古霉素，可使用利奈唑胺、替考拉宁、达托霉素、奎奴普丁/达福普丁、氨苄西林等。疗程 3 周。

(5) 棒状杆菌导致的腹膜炎：为正常皮肤菌群，致病与接触污染和导管相关感染有关。常导致复发和重现性腹膜炎。使用敏感抗生素 3 周。万古霉素可能较头孢菌素疗效更优。难治性及导管相关腹膜炎应尽早拔管。

(6) 假单胞菌导致的腹膜炎：以铜绿假单胞菌最常见。常与导管相关感染有关，症状重，预后差。联合使用 2 种不同作用机制的敏感抗生素，如腹腔使用氨基糖苷类或口服喹诺酮类，联合腹腔使用第三/四代头孢菌素，疗程 3 周。导管相关腹膜炎需拔管。

(7) 寡养单胞菌导致的腹膜炎：常见于近期使用广谱抗生素的患者。使用 2 种敏感抗生素联合治疗，可选择甲氧苄啶/磺胺甲噁唑、替加环素、多黏菌素 B、黏菌素等，疗程 3~4 周。

(8) 其他革兰阴性菌导致的腹膜炎：此类致病菌包括肠杆菌属、变形杆菌属、柠檬酸杆菌属、沙雷菌属等。根据药敏结果、用药安全性和便利性选择药物，疗程 3 周。超广谱 β-内酰胺酶阳性（ESBLs）的致病菌株通常对碳青霉烯类敏感，对所有头孢菌素耐药；耐碳青霉烯肠杆菌（CRE）通常对多黏菌素和黏菌素敏感，对所有 β-内酰胺类抗生素耐药，对喹诺酮类常耐药，对氨基糖苷类耐药性不一。

(9) 混合感染性腹膜炎：多重肠道菌群混合感染（包括多重革兰阴性菌混合感染、革兰阴性菌/革兰阳性菌混合感染）提示可能存在憩室炎、胆囊炎、阑尾炎、缺血性肠病、腹腔脓肿等病变。当同时出现低血压、脓毒症、乳酸酸中毒、透出液淀粉酶水平升高等表现时应高度怀疑外科急腹症，需及时外科进行干预。此类情况下单纯药物抗感染疗效不佳、拔管率和病死率较高。除相应的抗革兰阴性菌/革兰阳性菌药物外，可加用甲硝唑，疗程至少 3 周。多重革兰阳性菌混合感染多由接触污染引起。使用敏感抗生素治疗 3 周。

(10) 培养阴性的腹膜炎：培养阴性的原因包括培养方法敏感性低、培养前已使用抗生素、标本量过少、标本存放不正确、特殊致病菌感染等。应重复进行腹透液培养，严密监测临床症状和透出液白细胞分类计数以判断初始治疗方案疗效。如经验性抗感染治疗 3~4 天病情缓解，可继续使用原方案，疗程 2 周。如经验性抗感染治疗 5 天后病情无明显改善则应拔管，拔管后继续抗感染治疗至少 2 周。

(11) 真菌性腹膜炎：多见于近期使用广谱抗生素的患者。预后差，病死率高。透出液涂片或微生物培养证实后应立即拔管，并继续使用敏感药物治疗至少 2 周。

氟康唑对念珠菌属和隐球菌有效。伏立康唑和泊沙康唑对丝状真菌有效。棘白菌素类对曲霉菌属和念珠菌属有效。两性霉素腹腔用药可导致化学性腹膜炎，静脉用药生物利用度低。氟胞嘧啶具有骨髓抑制作用。

(12) 结核性腹膜炎：培养阴性的难治性腹膜炎或复发性腹膜炎需考虑致病菌可能为结核杆菌，尤其有结核病史的患者。起病时透出液白细胞分类以中性粒细胞为主，但后期转为淋巴细胞为主。诊断依赖于分枝杆菌培养，方法为50~100ml透出液离心后取沉淀物接种于固体和液体培养基。DNA-PCR技术有助于诊断，但假阳性不鲜见。高度怀疑时可行腹膜活检。

治疗需联合使用利福平、异烟肼、吡嗪酰胺和氧氟沙星。吡嗪酰胺和氧氟沙星疗程2个月，利福平和异烟肼疗程12~18个月，同时给予维生素B_6（50~100mg/d）对抗异烟肼的神经毒性。不建议使用乙胺丁醇或链霉素。早期诊断、疗效理想的患者可继续腹透治疗。

(13) 非结核分枝杆菌导致的腹膜炎：目前治疗经验有限，根据药敏结果选择抗生素，常导致拔管。

■ 纠正原发病因和可逆因素，预防再次感染。
■ 根据病情，积极纠正水、电解质、酸碱平衡紊乱。

（四）标准住院日为15~24天

释义

■ 住院第1天留取腹透液标本送检，同时立即给予经验性抗感染治疗；住院第4~5天根据细菌培养及药敏结果调整使用敏感抗生素；住院第15~24天评估患者临床症状以及实验室检查，符合出院标准即可出院。总住院时间不超过24天符合本路径要求。
■ 以下情况可适当延长住院时间：①腹膜炎治疗效果不佳需要拔管者；②出现腹腔脓肿、败血症、感染性休克、心力衰竭、消化道出血、多脏器衰竭等合并症或其他系统并发症需要延长住院时间者应退出本路径。

（五）进入路径标准

1. 第一诊断必须符合ICD-10：T85.711腹膜透析后腹膜炎疾病编码。
2. 当患者同时具有其他疾病诊断时，但住院期间不需要特殊处理，也不影响第一诊断的临床路径流程实施时，可以进入路径。

释义

■ 进入本临床路径的患者第一诊断需符合腹膜透析并发腹膜炎的诊断标准。
■ 既往存在并发症和/或合并症（如高血压、冠状动脉粥样硬化性心脏病、糖尿病、肝功能异常等）或入院后确诊既往未发现的疾病，经系统评估后不需要特殊处理，也不影响第一诊断的临床路径流程实施时，可进入路径。但可能会增加医疗费用，延长住院时间。

■ 存在腹膜炎并发的其他系统严重病变，影响患者预后，需相应的特殊治疗，则进入相关脏器疾病的临床路径。

（六）住院后 2~7 天（工作日）

1. 必需的检查项目：
（1）血常规、尿常规（如仍有残余肾功能）、大便常规。
（2）肝肾功能、血脂、电解质、血气分析、血糖、CRP、ESR、PCT、血淀粉酶、腹水淀粉酶、BNP、乙型肝炎、丙型肝炎、梅毒、HIV 相关检查及 iPTH。
（3）透出液常规、病原微生物革兰染色及细菌、真菌涂片、培养及药敏试验。
（4）心电图。

2. 根据患者病情必要时的检查项目：
（1）血培养、腹水 CA125、腹水微量白蛋白、凝血功能及纤溶指标、造血原料指标、血真菌葡聚糖。
（2）鼻腔分泌物、手、出口处分泌物培养及药敏试验；透出液抗酸杆菌培养。
（3）营养评估相关指标：如前白蛋白、转铁蛋白。
（4）腹部超声、X 线胸片、腹部 X 线平片、超声心动图、腹部 CT 等。

释义

■ 必查项目检测是为了全面评估患者，从而进行相应的治疗。其中三大常规可以了解患者血、尿、粪的基本情况；肝肾功能、血脂、电解质、血气分析、血糖用来评估患者的肝脏代谢、残肾功能、营养、糖脂代谢和是否存在电解质、酸碱平衡紊乱；BNP、心电图可判断患者心功能状态；CRP、ESR、PCT 可反映患者的炎症和感染状态；血淀粉酶、腹水淀粉酶可协助判断患者有无合并胰腺炎或消化道穿孔；血钙、血磷、iPTH 检测可了解患者是否存在钙磷代谢紊乱和肾性骨病；乙型肝炎、丙型肝炎、梅毒、HIV 检查则可排查有无传染病；透出液常规、病原微生物涂片、培养及药物敏感试验对治疗方案的选择以及评估疗效具有指导意义。

■ 可选项目中，如怀疑患者存在菌血症或脓毒血症时应进行血培养；透出液 CA125 可以协助反映患者腹膜功能；腹水微量白蛋白可用于预测腹膜炎的治疗效果；凝血功能及纤溶指标是拔管手术前和进行临时血液透析治疗的常规监测；造血原料指标可指导贫血的治疗；血真菌葡聚糖可除外有无合并真菌感染；行鼻腔分泌物、手、出口处分泌物培养及药敏试验以明确是否接触污染；透出液抗酸杆菌培养排查结核性腹膜炎；前白蛋白、转铁蛋白等用来判断患者的营养状态；腹部超声、X 线胸片、腹部 X 线平片、超声心动图、腹部 CT 等可明确有无合并其他器官、系统病变。

（七）治疗方案与药物选择

1. 纠正原发病因和可逆因素，预防再次感染。
2. 根据病情，积极纠正水、电解质及酸碱平衡紊乱，加强营养支持等对症治疗。
3. 必要时拔除腹透管行血液透析治疗。

释义

■ 可能的诱因：接触污染、导管相关感染、便秘、消化道或泌尿生殖道感染、菌血症、消化道/泌尿生殖道内镜及牙科操作等医源性操作、低钾血症等。应积极寻找并纠正原发病病因和可逆因素，以防再次感染。推荐在腹透管植入前全身性预防性使用抗生素；推荐每日在导管出口处局部使用抗生素乳膏或软膏（莫匹罗星或庆大霉素）；建议及时治疗出口处或隧道感染以降低继发性腹膜炎的风险；推荐在肠镜检查及侵入性妇科检查前预防性使用抗生素。

■ 腹膜炎期间常出现腹膜超滤功能下降，可能出现容量超负荷，必要时需改变透析处方，由此可能导致水、电解质、酸碱平衡紊乱，因此需常规监测电解质、血气分析，以及评估患者的容量，一旦发生上述代谢紊乱应及时纠正。

■ 由于炎症、慢性酸中毒、营养元素摄入不足以及疾病本身的消耗，腹膜炎患者易发生营养不良，需根据患者实际情况给予科学和密切的营养摄食指导，补充高生物效价的蛋白质。

■ 腹膜炎相关的腹透管拔除：腹透相关腹膜炎的治疗原则是挽救生命、保护腹膜，而非保留腹透管。除非存在反指征，难治性腹膜炎、复发性腹膜炎、真菌性腹膜炎应拔管，再现性腹膜炎、分枝杆菌相关腹膜炎和多重肠道细菌混合感染所致腹膜炎需考虑拔管。拔管时行腹透管残端培养和药敏试验有助于指导后续用药。难治性腹膜炎及真菌性腹膜炎拔管后应继续抗感染治疗至少2周。

（八）出院标准

1. 腹膜炎症状缓解，腹透液常规白细胞< 100/μl，多核细胞< 50%。
2. 没有需要住院处理的并发症和/或合并症。

释义

■ 出院标准以患者临床症状、体征和实验室检查为评判标准，包括腹透流出液转清，腹膜炎症状及体征缓解，腹透液常规监测结果恢复正常。

■ 如果住院期间出现并发症和/或合并症，需要继续留院观察治疗，则应先处理并发症并符合出院条件后再准许患者出院。

（九）变异及原因分析

1. 新出现其他系统合并症，需要其他专科治疗。
2. 确诊难治性腹膜炎、真菌性腹膜炎、结核性腹膜炎、培养第3天仍为阴性的腹膜炎，退出本临床路径。

释义

■ 变异是指入选临床路径的患者未能按照路径流程完成医疗行为或未达到预期的医疗质量控制目标。包含以下情况：

(1) 患者在腹膜炎住院过程中新出现其他系统合并症如心功能不全、败血症感染性休克、腹腔脓肿、糖尿病、高血压、脑血管意外、消化道出血等，病情较重需要住院治疗的患者应退出本路径。

(2) 出现治疗相关的并发症如过敏性休克、肝损害、皮疹、胃肠道反应、血常规改变等，病情较重需要住院治疗的患者应退出本路径。需医师在表单中予以说明。

(3) 确诊难治性腹膜炎、真菌性腹膜炎应及早拔管；结核性腹膜炎治疗疗程较长，无效者考虑拔管；培养阴性的腹膜炎如经验性抗感染治疗5天后病情无明显改善则应拔管。以上情况均可考虑退出本路径。

(4) 因患者方面的主观原因导致执行路径出现变异，需医师在表单中予以说明。

五、腹膜透析后腹膜炎护理规范

1. 心理护理：护理人员要多与患者交谈，耐心向患者介绍腹膜炎的相关知识以及治疗方法和过程，消除患者紧张、焦虑的心情，使患者树立战胜疾病的信心，积极配合治疗。

2. 严密监测病情变化：患者的生命体征，记录呼吸、脉搏、体温的变化，观察腹部的变化。

3. 疼痛护理：严密观察腹痛的性质、特点，正确评估病程进展状况。护理人员应与患者多交流，分散其注意力，或者采用热敷、按摩、针灸方法缓解疼痛。必要时遵医嘱给予患者解痉、镇痛。

4. 发热护理：对于发热的患者，应卧床休息，以减少耗氧量。体温在39℃以上者，可采用头置冰袋、酒精擦浴等物理降温方法，必要时遵医嘱给予药物降温。

5. 用药护理：遵医嘱给予抗感染等药物治疗，并观察药物的疗效和不良反应。

6. 并发症护理：密切观察患者的病情变化，若出现弥散性血管内凝血、多器官衰竭、严重脱水和电解质紊乱，应立即报告医生，并配合抢救。

六、腹膜透析后腹膜炎营养治疗规范

1. 由于炎症、慢性酸中毒、营养元素摄入不足以及疾病本身的消耗，蛋白质-能量消耗状态在腹透相关腹膜炎患者中十分普遍，因此推荐腹膜透析患者高蛋白饮食，每日饮食蛋白质摄入量为1.0~1.2g/kg体重，每日热量摄入量为25~35kcal/kg体重（包括腹透液糖吸收产生的热量）。

2. 需定期评估患者营养状态，以便早期发现营养不良。监测体重变化，行主观综合性营养评估（SGA）和营养不良-炎症评分（MIS）筛查蛋白质-能量消耗患者，对可疑患者进一步检测血清白蛋白、前白蛋白、肌肉含量，并评估饮食蛋白质、热量摄入值。

3. 对明确营养不良的腹膜透析患者应排除感染、炎症、酸中毒、慢性消耗性疾病等因素，并优化透析方案以提高透析充分性，同时给予科学和密切的营养摄食指导，补充高生物效价的蛋白质如牛奶、鲜蛋、牛肉等饮食，必要时服用安素，从而纠正或改善营养不良。应避免高磷饮食。对于体重迅速增加、浮肿或高血压者，需限制水和钠的摄入。

七、腹膜透析后腹膜炎患者健康宣教

1. 保持良好的个人卫生习惯。

2. 严格按照操作规程进行腹透操作，操作前洗手、戴口罩，仔细检查透析液内有无杂质、沉淀、透析袋有无破损等。

3. 保持操作环境清洁，定期紫外线消毒。

4. 透析液温度适宜,用恒温箱加温,勿用热水加湿。
5. 腹透管出口处定期清洁,更换敷料。
6. 提高机体免疫力,鼓励锻炼身体,预防感冒,除去忧郁等心理因素。
7. 保持大便通畅,不吃生冷及不洁食物,预防肠道感染。

八、推荐表单

（一）医师表单

腹膜透析后腹膜炎（凝固酶阴性的葡萄球菌、链球菌感染腹膜炎）临床路径医师表单

适用对象：第一诊断为腹膜透析后腹膜炎（ICD-10：T85.711）

患者姓名：	性别：	年龄：	门诊号或 ID 号：	住院号：
住院日期： 年 月 日	出院日期： 年 月 日			标准住院日：15~17 天

时间	住院第 1 天	住院第 2~3 天
主要诊疗工作	□ 询问病史及体格检查 □ 完成病历书写 □ 完善入院检查 □ 及时处理各种临床危重情况（如脓毒血症，严重水、电解质、酸碱失衡，贫血，容量超负荷，高血压等） □ 向患方交代病情	□ 上级医师查房 □ 观察患者腹痛情况及腹部体征，查看腹透液常规，及时与患方沟通 □ 根据情况调整基础用药 □ 完成必要的相关科室会诊 □ 对症支持治疗 □ 签署各种必要的知情同意书、自费用品协议书
重点医嘱	**长期医嘱：** □ 肾脏病护理常规 □ 二级护理 （危重患者一级护理） □ 心电监护（危重患者） □ 低盐饮食 □ 记出入量 □ 监测血压 □ 既往基础用药 □ 经验性抗菌药物（留取培养后） □ 规律腹透 **临时医嘱：** □ 血常规、尿常规（如仍有残余肾功能）、大便常规 □ 肝肾功能、血脂、电解质、血气分析、血糖、CRP、ESR、PCT、血淀粉酶、腹水淀粉酶、凝血功能、纤溶指标及乙型肝炎、丙型肝炎、梅毒、HIV 相关检查、iPTH、BNP □ 透出液常规、病原微生物涂片、培养及药敏试验 □ 心电图 □ 根据病情需要查血培养，腹水 CA125，腹水微量白蛋白，凝血功能及纤溶指标，鼻腔分泌物、手、出口处分泌物培养及药敏试验、腹部超声、胸部 CT、超声心动图、腹部 CT、立位腹平片等	**长期医嘱：** □ 肾脏病护理常规 □ 根据病情酌情改为二级护理 （危重患者一级护理） □ 心电监护（危重患者） □ 低盐饮食 □ 记出入量 □ 监测血压 □ 既往基础用药 □ 经验性抗菌药物（根据药敏试验结果） □ 根据超滤调整腹透方案 □ 对症治疗（维持内环境稳定、降压、纠正贫血、营养支持等） **临时医嘱：** □ 透出液常规 □ 监测电解质 □ 其他特殊医嘱
病情变异记录	□ 无 □ 有，原因： 1. 2.	□ 无 □ 有，原因： 1. 2.
医师签名		

时间	住院第 4~16 天	住院第 15~17 天 （出院日）
主要 诊疗 工作	□ 上级医师查房，根据细菌检查及药敏结果制订下一步诊疗方案 □ 观察病情变化，及时与患方沟通 □ 并发症的治疗 □ 对需要拔出腹膜透析导管、深静脉置管行临时血液透析的患者进行术前谈话，签署知情同意书	□ 上级医师查房，评估临床一般情况、透出液常规，明确是否出院 □ 完成出院记录、出院证明书、出院病历等 □ 向患者交代出院后的注意事项 □ 随访复查并继续抗感染治疗至疗程结束
重点 医嘱	长期医嘱： □ 肾脏病护理常规 □ 根据病情酌情改为二级护理 　（危重患者一级护理） □ 心电监护（危重患者） □ 低盐饮食 □ 记出入量 □ 监测血压 □ 既往基础用药 □ 后续抗菌药物（根据药敏试验结果） □ 根据超滤调整腹透方案 □ 对症治疗（维持内环境稳定、降压、纠正贫血、营养支持等） 临时医嘱： □ 透出液常规 □ 透出液常规、病原微生物涂片、培养及药敏试验（必要时） □ 血常规、CRP、PCT、ESR □ 监测电解质 □ 必要时拔除腹透管行血液透析	出院医嘱： □ 预约门诊 □ 出院医嘱 □ 出院带药 □ 随访复查
病情 变异 记录	□ 无　□ 有，原因： 1. 2.	□ 无　□ 有，原因： 1. 2.
医师 签名		

腹膜透析后腹膜炎（金黄色葡萄球菌、假单胞菌属、除假单胞菌属外的革兰阴性菌、肠球菌、棒状杆菌、多种肠道致病菌、多种革兰阳性菌感染腹膜炎）临床路径医师表单

适用对象：第一诊断为腹膜透析后腹膜炎（ICD-10：T85.711）

患者姓名：		性别：	年龄：	门诊号或 ID 号：	住院号：
住院日期：	年 月 日	出院日期：	年 月 日		标准住院日：22~24 天

时间	住院第 1 天	住院第 2~3 天
主要诊疗工作	□ 询问病史及体格检查 □ 完成病历书写 □ 完善入院检查 □ 及时处理各种临床危重情况（如脓毒血症，严重水、电解质、酸碱失衡，贫血，容量超负荷，高血压等） □ 向患方交代病情	□ 上级医师查房 □ 观察患者腹痛情况及腹部体征，查看腹透液常规，及时与患方沟通 □ 根据情况调整基础用药 □ 完成必要的相关科室会诊 □ 对症支持治疗 □ 签署各种必要的知情同意书、自费用品协议书
重点医嘱	长期医嘱： □ 肾脏病护理常规 □ 二级护理 （危重患者一级护理） □ 心电监护（危重患者） □ 低盐饮食 □ 记出入量 □ 监测血压 □ 既往基础用药 □ 经验性抗菌药物（留取培养后） □ 规律腹透 临时医嘱： □ 血常规、尿常规（如仍有残余肾功能）、大便常规 □ 肝肾功能、血脂、电解质、血气分析、血糖、CRP、ESR、PCT、血淀粉酶、腹水淀粉酶、凝血功能、纤溶指标及乙型肝炎、丙型肝炎、梅毒、HIV 相关检查、iPTH、BNP □ 透出液常规、病原微生物涂片、培养及药敏试验 □ 心电图 □ 根据病情需要查血培养，腹水 CA125，腹水微量白蛋白，凝血功能及纤溶指标，鼻腔分泌物、手、出口处分泌物培养及药敏试验、腹部超声、胸部 CT、超声心动图、腹部 CT、立位腹平片等	长期医嘱： □ 肾脏病护理常规 □ 根据病情酌情改为二级护理 （危重患者一级护理） □ 心电监护（危重患者） □ 低盐饮食 □ 记出入量 □ 监测血压 □ 既往基础用药 □ 经验性抗菌药物（根据药敏试验结果） □ 根据超滤调整腹透方案 □ 对症治疗（维持内环境稳定、降压、纠正贫血、营养支持等） 临时医嘱： □ 透出液常规 □ 监测电解质 □ 其他特殊医嘱
病情变异记录	□ 无　□ 有，原因： 1. 2.	□ 无　□ 有，原因： 1. 2.
医师签名		

时间	住院第 4~23 天	住院第 21~24 天（出院日）
主要诊疗工作	□ 上级医师查房，根据细菌检查及药敏结果制订下一步诊疗方案 □ 观察病情变化，及时与患方沟通 □ 并发症的治疗 □ 对需要拔出腹膜透析导管、深静脉置管行临时血液透析的患者进行术前谈话，签署知情同意书	□ 上级医师查房，评估临床一般情况、透出液常规，明确是否出院 □ 完成出院记录、出院证明书、出院病历等 □ 向患者交代出院后的注意事项 □ 随访复查并继续抗感染治疗至疗程结束
重点医嘱	长期医嘱： □ 肾脏病护理常规 □ 根据病情酌情改为二级护理（危重患者一级护理） □ 心电监护（危重患者） □ 低盐饮食 □ 记出入量 □ 监测血压 □ 既往基础用药 □ 后续抗菌药物（根据药敏试验结果） □ 根据超滤调整腹透方案 □ 对症治疗（维持内环境稳定、降压、纠正贫血、营养支持等） 临时医嘱： □ 透出液常规 □ 透出液常规、病原微生物涂片、培养及药敏试验（必要时） □ 血常规、CRP、PCT、ESR □ 监测电解质 □ 必要时拔除腹透管行血液透析	出院医嘱： □ 预约门诊 □ 出院医嘱 □ 出院带药 □ 随访复查
病情变异记录	□ 无　□ 有，原因： 1. 2.	□ 无　□ 有，原因： 1. 2.
医师签名		

（二）护士表单

腹膜透析后腹膜炎（凝固酶阴性的葡萄球菌、链球菌感染腹膜炎）临床路径护士表单

适用对象：第一诊断为腹膜透析后腹膜炎（ICD-10：T85.711）

患者姓名：		性别：	年龄：	门诊号或ID号：	住院号：
住院日期：	年 月 日	出院日期：	年 月 日		标准住院日：15~17天

时间	住院第1天	住院第2~16天	住院第15~17天（出院日）
健康宣教	□ 入院宣教（环境、设施、人员、规章制度） □ 介绍主管医师、护士、病房环境、设施、设备和住院注意事项	□ 采用无菌操作在腹膜透析液中加入抗生素 □ 腹膜透析操作再培训 □ 对需要拔出腹膜透析导管、深静脉置管行临时血液透析的患者进行术前宣教和围手术期护理 □ 预防腹膜透析相关性腹膜炎的健康宣教 □ 主管护士与患者沟通了解患者病情和心理	□ 出院宣教 □ 门诊随访时间 □ 服药方法、频率 □ 腹透液加药方法、频率 □ 用药自我观察方法 □ 活动注意事项 □ 饮食指导 □ 指导办理出院手续 □ 给予患者和家属心理支持
护理处置	□ 核对患者，佩戴腕带 □ 建立入院护理病历 □ 卫生处置：沐浴、剪指（趾）甲、更换病号服	□ 协助医师完成检查、化验 □ 汇总检查结果 □ 监测血压，透出液常规	□ 完成出院记录，整理护理病历 □ 指导患者办理出院手续
基础护理	□ 一级或二级护理 □ 早晚间护理 □ 患者安全管理	□ 一级或二级护理 □ 早晚间护理 □ 患者安全管理	□ 二级护理 □ 早晚间护理 □ 患者安全管理
专科护理	□ 护理查体 □ 意识、神经系统体征、定向力、计算力、精神状态 □ 评估水肿情况，皮肤及皮疹、皮损情况 □ 评估腹膜透析导管情况 □ 透出液常规、培养留取 □ 需要时，填写跌倒和压疮防范表 □ 需要时，留家属陪伴 □ 心理护理	□ 监测患者血压、意识情况 □ 遵医嘱完成相关检查 □ 腹膜透析相关知识再培训 □ 心理护理 □ 用药后观察药物副作用 □ 观察疾病并发症 □ 记录出入量及监测体重的指导 □ 透出液常规留取 □ 腹膜透析导管护理	□ 监测患者生命体征变化 □ 腹膜透析再培训考核 □ 预约门诊随访或治疗时间 □ 出院宣教 □ 心理护理
重点医嘱	□ 详见医嘱执行单	□ 详见医嘱执行单	□ 详见医嘱执行单
病情变异记录	□ 无　□ 有，原因： 1. 2.	□ 无　□ 有，原因： 1. 2.	□ 无　□ 有，原因： 1. 2.
护士签名			

腹膜透析后腹膜炎（金黄色葡萄球菌、假单胞菌属、除假单胞菌属外的革兰阴性菌、肠球菌、棒状杆菌、多种肠道致病菌、多种革兰阳性菌感染腹膜炎）临床路径护士表单

适用对象：第一诊断为腹膜透析后腹膜炎（ICD-10：T85.711）

患者姓名： 性别： 年龄： 门诊号或ID号： 住院号：

住院日期： 年 月 日 出院日期： 年 月 日 标准住院日：22~24天

时间	住院第1天	住院第2~23天	住院第21~24天（出院日）
健康宣教	□ 入院宣教（环境、设施、人员、规章制度） □ 介绍主管医师、护士、病房环境、设施、设备和住院注意事项	□ 采用无菌操作在腹膜透析液中加入抗生素 □ 腹膜透析操作再培训 □ 对需要拔出腹膜透析导管、深静脉置管行临时血液透析的患者进行术前宣教和围术期护理 □ 预防腹膜透析相关性腹膜炎的健康宣教 □ 主管护士与患者沟通了解患者病情和心理	□ 出院宣教 □ 门诊随访时间 □ 服药方法、频率 □ 腹透液加药方法、频率 □ 用药自我观察方法 □ 活动注意事项 □ 饮食指导 □ 指导办理出院手续 □ 给予患者和家属心理支持
护理处置	□ 核对患者，佩戴腕带 □ 建立入院护理病历 □ 卫生处置：沐浴、剪指（趾）甲、更换病号服	□ 协助医师完成检查、化验 □ 汇总检查结果 □ 监测血压，透出液常规	□ 完成出院记录，整理护理病历 □ 指导患者办理出院手续
基础护理	□ 一级或二级护理 □ 早晚间护理 □ 患者安全管理	□ 一级或二级护理 □ 早晚间护理 □ 患者安全管理	□ 二级护理 □ 早晚间护理 □ 患者安全管理
专科护理	□ 护理查体 □ 意识、神经系统体征、定向力、计算力、精神状态 □ 评估水肿情况，皮肤及皮疹、皮损情况 □ 评估腹膜透析导管情况 □ 透出液常规、培养留取 □ 需要时，填写跌倒和压疮防范表 □ 需要时，留家属陪伴 □ 心理护理	□ 监测患者血压，意识情况 □ 遵医嘱完成相关检查 □ 腹膜透析相关知识再培训 □ 心理护理 □ 用药后观察药物副作用 □ 观察疾病并发症 □ 记录出入量及监测体重的指导 □ 透出液常规留取 □ 腹膜透析导管护理	□ 监测患者生命体征变化 □ 腹膜透析再培训考核 □ 预约门诊随访或治疗时间 □ 出院宣教 □ 心理护理
重点医嘱	□ 详见医嘱执行单	□ 详见医嘱执行单	□ 详见医嘱执行单
病情变异记录	□无 □有，原因： 1. 2.	□无 □有，原因： 1. 2.	□无 □有，原因： 1. 2.
护士签名			

（三）患者表单

腹膜透析后腹膜炎（凝固酶阴性的葡萄球菌、链球菌感染腹膜炎）临床路径患者表单

适用对象：第一诊断为腹膜透析后腹膜炎（ICD-10：T85.711）

患者姓名：		性别：	年龄：	门诊号或ID号：	住院号：
住院日期：	年 月 日	出院日期：	年 月 日		标准住院日：15~17天

时间	入院第1天	住院2~16天	出院15~17天
医患配合	□ 配合询问病史、收集资料，请务必详细告知既往史、用药史、过敏史 □ 明确告知过敏史 □ 配合进行体格检查 □ 有任何不适请告知医师	□ 配合完成相关检查、化验（如抽血，留取腹透液、尿、粪等标本，X线胸片，心电图，B超） □ 医师与家属介绍病情，签同意书 □ 需要拔出腹膜透析导管、进行深静脉置管临时血液透析的患者，了解手术风险，配合签署知情同意书	□ 接受出院前指导 □ 知道复查程序 □ 获取出院诊断书
护患配合	□ 配合完成入院护理评估（简单询问病史、过敏史、用药史） □ 接受入院宣教（环境介绍、病室规定、订餐制度、贵重物品保管、查房、探视制度、陪伴制度） □ 配合测量生命体征、体重、身高 □ 配合护理简单查体 □ 配合清洁护理 □ 有任何不适告知护士	□ 配合接受腹透培训 □ 腹透操作 □ 自行沐浴 □ 配合出口处护理 □ 需要拔出腹膜透析导管、进行深静脉置管临时血液透析的患者按照术前宣教和围术期护理的注意事项进行配合 □ 家属配合腹透培训 □ 配合观察生命体征 □ 配合陪伴执行探视制度 □ 接受注意事项的指导 □ 有任何不适及时告知护士	□ 接受出院宣教 □ 办理出院手续 □ 获取出院带药，必要时门诊继续治疗 □ 知晓服药方法、作用 □ 配合进行腹透再培训考核 □ 知道复印病历的方法
饮食	□ 根据医嘱饮食	□ 根据医嘱饮食	□ 根据医嘱饮食
排泄	□ 正常尿便	□ 正常尿便	□ 正常尿便
活动	□ 正常活动	□ 正常活动	□ 正常活动

腹膜透析后腹膜炎（金黄色葡萄球菌、假单胞菌属、除假单胞菌属外的革兰阴性菌、肠球菌、棒状杆菌、多种肠道致病菌、多种革兰阳性菌感染腹膜炎）临床路径患者表单

适用对象：第一诊断为腹膜透析后腹膜炎（ICD-10：T85.711）

患者姓名： 性别： 年龄： 门诊号或ID号： 住院号：
住院日期： 年 月 日 出院日期： 年 月 日 标准住院日：22~24天

时间	入院第1天	住院2~23天	出院21~24天
医患配合	□ 配合询问病史、收集资料，请务必详细告知既往史、用药史、过敏史 □ 明确告知过敏史 □ 配合进行体格检查 □ 有任何不适请告知医师	□ 配合完成相关检查、化验（如抽血，留取腹透液、尿、粪等标本，X线胸片，心电图，B超） □ 医师与家属介绍病情，签同意书 □ 需要拔出腹膜透析导管、进行深静脉置管临时血液透析的患者，了解手术风险，配合签署知情同意书	□ 接受出院前指导 □ 知道复查程序 □ 获取出院诊断书
护患配合	□ 配合完成入院护理评估（简单询问病史、过敏史、用药史） □ 接受入院宣教（环境介绍，病室规定、订餐制度、贵重物品保管、查房、探视制度、陪伴制度） □ 配合测量生命体征、体重、身高 □ 配合护理简单查体 □ 配合清洁护理 □ 有任何不适告知护士	□ 配合接受腹透培训 □ 腹透操作 □ 自行沐浴 □ 配合出口处护理 □ 需要拔出腹膜透析导管、进行深静脉置管临时血液透析的患者按照术前宣教和围术期护理的注意事项进行配合 □ 家属配合腹透培训 □ 配合观察生命体征 □ 配合陪伴执行探视制度 □ 接受注意事项的指导 □ 有任何不适及时告知护士	□ 接受出院宣教 □ 办理出院手续 □ 获取出院带药，必要时门诊继续治疗 □ 知晓服药方法，作用 □ 配合进行腹透再培训考核 □ 知道复印病历的方法
饮食	□ 根据医嘱饮食	□ 根据医嘱饮食	□ 根据医嘱饮食
排泄	□ 正常尿便	□ 正常尿便	□ 正常尿便
活动	□ 正常活动	□ 正常活动	□ 正常活动

附：原表单（2019年版）

腹膜透析后腹膜炎（凝固酶阴性的葡萄球菌、链球菌感染腹膜炎）临床路径表单

适用对象：第一诊断为腹膜透析后腹膜炎（ICD-10：T85.711）

患者姓名：　　　　　性别：　　年龄：　　门诊号或ID号：　　住院号：

住院日期：　年　月　日　　出院日期：　年　月　日　　标准住院日：15~17天

时间	住院第1天	住院第2~16天	住院第14~17天（出院日）
主要诊疗工作	□ 询问病史及体格检查 □ 完成病历书写 □ 完善入院检查 □ 及时处理各种临床危重情况（如脓毒血症，严重水、电解质、酸碱失衡，贫血，容量超负荷，高血压等）	□ 上级医师查房，根据初步的检查结果制订下一步诊疗方案 □ 观察病情变化，及时与患方沟通 □ 根据病情变化调整治疗用药 □ 签署各种必要的知情同意书	□ 完成出院记录、出院证明书、出院病历等 □ 向患者交代出院后的注意事项 □ 随访复查并继续抗感染治疗至疗程结束
重点医嘱	长期医嘱： □ 肾脏病护理常规 □ 二级护理 （危重患者一级护理） □ 心电监护（危重患者） □ 低盐饮食 □ 记出入量 □ 监测血压 □ 既往基础用药 □ 抗菌药物（留取培养后） □ 规律腹透 临时医嘱： □ 血常规、尿常规（如仍有残余肾功能）、大便常规 □ 肝肾功能、血脂、电解质、血气分析、血糖、CRP、ESR、PCT、血淀粉酶、腹水淀粉酶、凝血功能、纤溶指标及乙型肝炎、丙型肝炎、梅毒、HIV相关检查、iPTH、BNP □ 透出液常规、病原微生物涂片、培养及药敏试验 □ 心电图 □ 根据病情需要查血培养，腹水CA125，腹水微量白蛋白，凝血功能及纤溶指标，鼻腔分泌物、手、出口处分泌物培养及药敏试验、腹部超声、胸部CT、超声心动图、腹部CT、立位腹平片等	长期医嘱： □ 肾脏病护理常规 □ 根据病情酌情改为二级护理（危重患者一级护理） □ 心电监护（危重患者） □ 低盐饮食 □ 记出入量 □ 监测血压 □ 既往基础用药 □ 抗菌药物（根据药敏试验结果） □ 根据超滤调整腹透方案 □ 对症治疗（维持内环境稳定、降压、纠正贫血、营养支持等） 临时医嘱： □ 透出液常规 □ 透出液常规、病原微生物涂片、培养及药敏试验（必要时） □ 血常规、CRP、PCT、ESR □ 监测电解质 □ 必要时拔除腹透管行血液透析	出院医嘱： □ 预约门诊 □ 出院医嘱 □ 出院带药 □ 随访复查

续　表

时间	住院第 1 天	住院第 2~16 天	住院第 14~17 天（出院日）
主要护理工作	□ 入院宣教 □ 介绍主管医师、护士、病房环境、设施、设备和住院注意事项 □ 入院护理评估	□ 采用无菌操作在腹膜透析液中加入抗生素 □ 腹膜透析操作再培训 □ 对需要拔出腹膜透析导管、深静脉置管行临时血液透析的患者进行术前宣教和围手术期护理 □ 预防腹膜透析相关性腹膜炎的健康宣教	□ 指导患者办理出院手续
病情变异记录	□无　□有，原因： 1. 2.	□无　□有，原因： 1. 2.	□无　□有，原因： 1. 2.
护士签名			
医师签名			

腹膜透析后腹膜炎（金黄色葡萄球菌、假单胞菌属、除假单胞菌属外的革兰阴性菌、肠球菌、棒状杆菌、多种肠道致病菌、多种革兰阳性菌感染腹膜炎）临床路径表单

适用对象：第一诊断为腹膜透析后腹膜炎（ICD-10：T85.711）

患者姓名： 　　　性别： 　　年龄： 　　门诊号或ID号： 　　住院号：

住院日期： 年 月 日 　　出院日期： 年 月 日 　　标准住院日：22~24天

时间	住院第1天	住院第2~23天	住院第21~24天（出院日）
主要诊疗工作	□ 询问病史及体格检查 □ 完成病历书写 □ 完善入院检查 □ 及时处理各种临床危重情况（如严重水、电解质、酸碱失衡、容量超负荷、高血压等）	□ 上级医师查房，根据初步的检查结果制订下一步诊疗方案 □ 观察病情变化，及时与患方沟通 □ 根据病情变化调整治疗用药 □ 签署各种必要的知情同意书	□ 完成出院记录、出院证明书、出院病历等 □ 向患者交代出院后的注意事项
重点医嘱	长期医嘱： □ 肾脏病护理常规 □ 二级护理 （危重患者一级护理） □ 心电监护（危重患者） □ 低盐饮食 □ 记出入量 □ 监测血压 □ 既往基础用药 □ 抗菌药物 □ 规律腹透 临时医嘱： □ 血常规、尿常规（如仍有残余肾功能）、大便常规 □ 肝肾功能、血脂、电解质、血气分析、血糖、CRP、ESR、PCT、血淀粉酶、腹水淀粉酶及iPTH、BNP □ 透出液常规、病原微生物涂片、培养及药敏试验 □ 心电图 □ 根据病情需要查血培养、腹水CA125、腹水微量白蛋白、凝血功能及纤溶指标、鼻腔分泌物、手、出口处分泌物培养及药敏试验、腹部超声、X线胸片、腹部X线平片、超声心动图、腹部CT等	长期医嘱： □ 肾脏病护理常规 □ 二级护理 （危重患者一级护理） □ 心电监护（危重患者） □ 低盐饮食 □ 记出入量 □ 监测血压 □ 既往基础用药 □ 抗菌药物（根据药敏试验结果） □ 根据超滤调整腹透方案 □ 对症治疗（维持内环境稳定、降压、纠正贫血、营养支持等） 临时医嘱： □ 透出液常规 □ 透出液常规、病原微生物涂片、培养及药敏试验（必要时） □ 血常规、CRP、PCT、ESR □ 监测电解质 □ 必要时拔除腹透管行血液透析	出院医嘱： □ 预约门诊 □ 出院医嘱 □ 出院带药 □ 随访复查

续　表

时间	住院第 1 天	住院第 2~16 天	住院第 14~17 天（出院日）
主要护理工作	□ 入院宣教 □ 介绍主管医师、护士、病房环境、设施、设备和住院注意事项 □ 入院护理评估	□ 采用无菌操作在腹膜透析液中加入抗生素 □ 腹膜透析操作再培训 □ 对需要拔出腹膜透析导管、深静脉置管行临时血液透析的患者进行术前宣教和围术期护理 □ 预防腹膜透析后腹膜炎的健康宣教	□ 指导患者办理出院手续
病情变异记录	□ 无　□ 有，原因： 1. 2.	□ 无　□ 有，原因： 1. 2.	□ 无　□ 有，原因： 1. 2.
护士签名			
医师签名			

第十八章

终末期肾脏病（自体动脉-静脉内瘘成形术）临床路径释义

一、终末期肾脏病编码

疾病名称及编码：终末期肾脏病（ICD-10：N18.0）

手术操作名称及编码：自体动脉-静脉内瘘成形术（ICD-9-CM-3：39.27）

二、临床路径检索方法

N18.0伴（39.27）

三、国家医疗保障疾病诊断相关分组（CHS-DRG）

MDCL　肾脏及泌尿系统疾病及功能障碍

LR1　肾功能不全

四、终末期肾脏病临床路径标准住院流程

（一）适用对象

第一诊断为终末期肾脏病（ICD-10：N18.0）。

行自体动脉-静脉内瘘成形术（ICD-9-CM-3：39.27）。

> **释义**
>
> ■ 适用对象编码参见第一部分。
>
> ■ 本路径适用对象为临床诊断为终末期肾脏病的患者，如合并严重容量负荷、电解质紊乱等并发症，需要紧急透析患者需进入其他相应路径。
>
> ■ 本路径适用对象中不包含急性肾损伤、慢性肾衰竭急性加重、急进性肾炎等。

（二）诊断依据

根据中华医学会肾脏病学分会编著的《临床诊疗指南·肾脏病学分册》和《临床技术操作规范·肾脏病学分册》进行诊断。

1. 有或无慢性肾脏病史。
2. 实验室检查：eGFR 小于 10~15ml/（min·1.73m^2），残余肾功能每周 KT/V 小于 2.0。

> **释义**
>
> ■ 终末期肾脏病的诊断依据参考《临床诊疗指南·肾脏病学分册》中终末期肾脏病的诊治指南。终末期肾脏病要具有慢性肾脏病的临床表现和生化改变。大多数患者有各种肾脏病（包括原发与继发性）史，可有乏力、食欲缺乏、恶心和/或呕

吐、水肿、皮肤瘙痒、高血压等。少数患者可无上述表现，但生化和影像学改变符合终末期肾脏病的诊断。
- 肾小球滤过率（GFR）降低是终末期肾病的特征性改变，也是诊断终末期肾病的必要诊断条件，但需要 GFR ＜ 15ml/（min·1.73m^2）。也需鉴别引起 GFR 降低的其他因素（如急性肾损伤或慢性肾衰竭急性加重）。绝大多数患者存在程度不等的贫血、钙磷紊乱（如低钙、高磷血症）、代谢性酸中毒等。
- 大多数终末期肾病患者影像学（B超或CT）可提示患者肾脏缩小甚至萎缩。

（三）选择治疗方案的依据

根据中华医学会肾脏病学分会编著的《临床诊疗指南·肾脏病学分册》和《临床技术操作规范·肾脏病学分册》进行治疗。
1. 血液透析：有腹膜透析绝对禁忌证，需要建立血液透析通路。对于糖尿病肾病、伴严重心血管并发症等患者，可酌情提早建立血管通路。
2. 征得患者或者其代理人的同意，自愿选择。

释义
- 透析（包括血液透析和腹膜透析）是治疗终末期肾病的主要措施。透析方式的选择与多种因素相关。如导致终末期肾病的原发病、患者外周血管条件、患者文化水平和对疾病的认知程度、家庭的人文和自然环境、终末期肾病各种并发症的严重程度、患者的意愿以及医师的建议等诸多因素均影响透析方式的选择。
- 对腹膜透析有相对禁忌证者（如广泛肠粘连及梗阻、腹部皮肤广泛感染无法植管、严重肺功能不全、腹腔内血管疾患、腹腔内巨大肿瘤或多囊肾、疝未修补等），则宜选用血液透析，征得患者及其代理人同意，适时建立血管通路（自体动脉-静脉内瘘成形术），择期透析。
- 在为透析做准备的同时，继续控制终末期肾病的各种并发症，如肾性贫血、肾性高血压、钙磷代谢紊乱及肾性骨病、水电解质紊乱及酸中毒等。出现高磷血症时要严格控制磷摄入量，必要时可服用醋酸钙或其他降磷药等，以减少磷的吸收。
- 条件许可，也可行肾脏移植。

（四）标准住院日为5~7天

释义
- 进入本临床路径的患者总的住院天数为5~7天，包括自体动脉-静脉内瘘成形术的术前评估与准备、手术以及术后急性并发症的处理。
- 自体动静脉内瘘成形术后的手术刀口拆线与功能训练，可在出院后实施。

（五）进入路径标准

1. 第一诊断必须符合 ICD-10：N18.0 疾病编码。

2. 当患者同时具有其他疾病诊断，但在住院期间不需要特殊处理也不影响第一诊断的临床路径流程实施时，可以进入路径。

> **释义**
>
> ■ 进入本临床路径的患者需符合终末期肾病的诊断标准。
>
> ■ 患者可具有其他疾病诊断，如高血压、糖尿病、冠心病等，但如果其他疾病病情稳定，在住院期间不需要特殊处理，也不影响第一诊断的临床路径流程实施时，则可以进入路径。但可能增加医疗费用，延长住院时间。

（六）术前准备1~2天（工作日）完善检查

1. 必需完成的检查
（1）血常规、尿常规、便常规+隐血。
（2）肝肾功能、电解质、血糖、血脂、血型、凝血功能、感染性疾病筛查（乙型肝炎、丙型肝炎、艾滋病、梅毒等）、铁代谢指标（血清铁、总铁结合力、转铁蛋白饱和度、血清铁蛋白）、iPTH。
（3）胸片、心电图、超声心动图。
（4）双上肢动脉、静脉彩超（血液透析）。
2. 根据患者病情，必要时行静脉DSA、MRA或CTA。

> **释义**
>
> ■ 必查项目检测是为了评估患者是否具备自体动脉-静脉内瘘成形术的适应证和手术条件，评价手术的风险，保障患者医疗安全。主要了解患者心、肺、肝、肾、凝血等重要器官状态，是否存在感染、传染性疾病以及尿毒症并发症情况，以便做好手术预案和并发症防治预案。
>
> ■ 血管的影像学检查是为了评估患者的血管条件，为评价某些疑难患者是否具备手术适应证，以及为动脉-静脉内瘘成形手术方式的选择提供帮助。
>
> ■ 如患者双上肢动脉、静脉彩超存在疑义或既往有中心静脉侵入史如中心静脉置管、起搏器置入等可行静脉DSA、MRA或CTA检查进行评估。

（七）选择用药

根据临床情况可使用无肾毒性的抗菌药物，按照《抗菌药物临床应用指导原则（2015年版）》（国卫办医发〔2015〕43号）执行，预防性使用抗菌药物。

> **释义**
>
> ■《抗菌药物的应用应遵循抗菌药物临床应用指导原则（2015年版）》（国卫办医发〔2015〕43号）执行，结合患者的病情决定抗菌药物的选择与使用时间，并根据肾功能（GFR）水平调整剂量或间隔时间。

（八）手术日为入院第 2~3 天（视病情决定）

1. 麻醉方式：局部麻醉。疑难上臂内瘘可采用臂丛麻醉
2. 术中用药：常规局部麻醉用药，肝素，生理盐水。

> **释义**
>
> ■ 路径规定的自体动脉-静脉内瘘成形术是在局部麻醉下实施，复杂术式可以在臂丛麻醉下实施。
> ■ 术前用抗生素参考《抗菌药物临床应用指导原则》执行。
> ■ 手术是否输血依照术中出血量而定，可根据医院条件采用自体血回输系统，必要时输异体血。

（九）术后住院恢复 1~2 天

术后用药：自体动静脉瘘原则上不需要使用抗菌素，特殊情况选择抗菌药物，按照《抗菌药物临床应用指导原则》（卫医发〔2004〕285 号）执行，用药时间 1~2 天。

> **释义**
>
> ■ 术后住院康复时间主要是观察自体动脉-静脉内瘘是否通畅，有无自体动脉-静脉内瘘成形术的急性并发症，并给予处理；同时培训患者自行识别动脉-静脉内瘘通畅方法，以及进行自体动静脉内瘘的功能训练方法。
> ■ 根据病情决定是否使用抗菌药物及使用时间等。

（十）出院标准

1. 伤口愈合好。
2. 无需要继续住院诊治的手术并发症或合并症。
3. 指导患者学会内瘘的保养（血液透析）。

> **释义**
>
> ■ 创口愈合好是指自体动脉-静脉内瘘成形术的手术创口基本愈合，无感染和血肿；自体动静脉内瘘通畅。
> ■ 需要继续住院诊治的手术并发症包括：术后伤口出血、血肿与感染，自体动静脉内瘘血栓或狭窄，合并心功能不全或加重、合并透析通路相关性肢端缺血综合征。单纯合并内瘘侧肢体肿胀者可以出院，但需要限期复查。
> ■ 患者培训主要内容包括：自体动静脉内瘘的日常保养（避免手术一侧肢体受压、静脉输液，沐浴后伤口消毒及着宽松内衣等），如何自测自体动静脉内瘘功能，以及正确的自体动静脉内瘘功能训练等。

（十一）变异及原因分析

1. 有紧急透析指征的慢性肾脏病患者，需要紧急透析，不进入本路径。

2. 达到慢性肾脏病 5 期，但尿量不少、营养良好、没有症状，预计 1 年内不会进入透析者，不进入本路径。
3. 出现手术并发症，需要进行相关的诊断和治疗。
4. 伴有合并症时，需要进行相关的诊断和治疗。

> **释义**
>
> ■ 变异是指选临床路径的患者未能按路径流程完成医疗行为或未达到预期的医疗质量控制目标。包含以下情况：①按路径流程完成治疗，但超出了路径规定的时限或限定的费用；②不能按路径流程完成治疗，患者需要中途退出路径。如治疗过程中病情恶化，发生严重的高钾血症和/或代谢性酸中毒（一般内科治疗后血清钾水平仍大于 6.5mmol/L，血清二氧化碳结合力小于 13mmol/L），急性肺水肿或急性左心衰竭，尿毒症脑病等需要紧急透析患者，并在临床路径的表单中予以说明。
>
> ■ 进入慢性肾脏病 5 期，但若患者保持一定尿量，无终末期肾病症状，且预计 1 年内残存肾功能平稳者，可不进入本路径。
>
> ■ 出现手术并发症，如严重创口出血或血肿、创口感染、自体动静脉内瘘血栓形成或狭窄、并发功能不全或加重、并发缺血综合征患者，对本路径可能产生影响，则需要终止执行路径。
>
> ■ 若尿毒症并发症或合并症严重，如严重高血压、严重肾性贫血、消化道出血等，需要延长治疗时间者，则需要退出转入相应路径。
>
> ■ 因患者方面的主观原因导致执行路径出现变异，需医师在表单中予以说明。

五、终末期肾脏病（自体动脉-静脉内瘘成形术）给药方案

（一）用药选择

透析是治疗终末期肾脏病的主要措施之一。在为终末期肾脏病患者透析做准备（建立透析通路）的同时，需要延续营养治疗，控制终末期肾病的各种并发症，如高血压、肾性贫血、钙磷代谢紊乱及肾性骨病、水电解质紊乱及酸中毒等。

1. 营养治疗：限制蛋白质饮食是治疗 CKD、特别是慢性肾衰竭的一个重要环节。在实行低蛋白饮食，尤其极低蛋白饮食治疗时，为防止营养不良，可给患者同时补充复方 α-酮酸制剂。对终末期肾脏病患者，若患者对更严格蛋白限制能够耐受，则蛋白入量还可减至 0.4g/(kg·d) 左右，并补充复方 α-酮酸制剂 0.20 g/(kg·d)。

终末期肾病实施低蛋白饮食治疗时，热量摄入需维持于 30~35kal/(kg·d)。各种维生素及叶酸应充分补充。出现高磷血症时磷摄入量应限制在 800mg/d 以下（最佳摄入量为 500mg/d），必要时服用醋酸钙片，以减少磷的吸收。

2. 控制高血压：迄今为止，没有任何前瞻性、随机对照试验评价终末期肾脏病患者目标血压硬终点，如心肌梗死、卒中和病死率。目前终末期肾脏病患者的推荐目标血压为非老年患者低于 140/90mmHg，老年患者低于 150/90mmHg。降压药物可使用钙离子拮抗剂和/或 α、β 受体阻断剂等，无高钾血症的患者，也可使用 ACEI/ARB，但需要监测肾功能变化。

3. 部分纠正贫血：对伴有贫血的终末期肾病非透析患者，可应用促红细胞生成素每周 50~100U/kg 皮下注射和铁剂（口服或静脉）进行治疗，也可服罗沙司他（HIF-PHI）；可减轻贫血症状，提高生存质量，改善预后。治疗后血红蛋白应控制在什么水平，应该个体化。一般认为，血红蛋白控制在 100~115g/L 为宜。对贫血症状明显的年轻肾衰患者，血红蛋白可升高至 115g/L 以上，但不超过 130g/L。同时，使患者血清铁蛋白维持在 100~

500ng/ml（不宜超过 800ng/ml），转铁蛋白饱和度维持在 30%~50%。

4. 治疗骨矿物质代谢异常：通过限制饮食磷的摄入和磷结合剂的使用等降磷，使血磷水平控制在 0.87~1.45mmol/L。酌情使用钙剂和/或活性维生素 D，使血钙维持在正常范围（2.10~2.50mmol/L）；甲状旁腺激素水平维持在正常高值的 2~9 倍。

5. 维持水、电解质及酸碱平衡

（1）维持体液平衡：终末期肾病患者对水负荷的调节能力下降，如水摄入过多，易加重水肿，甚至导致肺水肿，可适当使用呋塞米、托拉塞米等袢利尿剂。如发生急性心衰，则需紧急透析。如限制水摄入过严，则易发生脱水，可进一步加重肾功能损害。

（2）纠正高钾血症：当血钾超过 6.0mmol/L，应密切检测心率和心电图，并予紧急处理：10%葡萄糖酸钙缓慢静注；伴代谢性酸中毒者可给予 5%的碳酸氢钠静脉滴注；25%葡萄糖 200ml 加普通胰岛素静脉滴注；应用口服降钾树脂类药物或呋塞米、托拉塞米等排钾利尿剂促进尿钾排泄。如以上措施无效，尽早进行透析治疗。

（3）纠正代谢性酸中毒：可根据情况选用 5%碳酸氢钠静脉滴注，并序贯以碳酸氢钠口服，使血清碳酸氢根浓度达到 22mmol/L 以上。对于严重酸中毒患者，应立即开始透析治疗。

（二）药学提示

1. 经过肾脏途径代谢的药物，在肾功能下降时清除减慢，半衰期延长，应根据肾功能的变化及时调整用药剂量，以免药物在体内蓄积。
2. 尽量避免肾毒性药物使用。

（三）注意事项

1. 对终末期肾病，是否使用 ACEI 或 ARB 类，认识尚未统一。有资料报道，此时应用（尤其原已用 ACEI 者继续应用）ACEI 仍有可能延缓肾损害进展，不过用量需相应减少，且需高度警惕高钾血症和/或肾小球滤过率急性下降。
2. 促红细胞生成素的剂量不宜过大，否则，有可能加重高血压，发生中风，促进高凝和高钾血症等的发生。
3. 活性维生素 D 使用过程中，应严密监测血钙、磷水平，一旦发生高钙血症，活性维生素 D 应减量或停用。
4. 利尿剂使用过程中，应严密监测血电解质、酸碱平衡及肾功能，注意利尿剂副作用，如低钾血症、低钠血症、代谢性碱中毒以及肾功能损害急性加重等。

六、终末期肾脏病（自体动脉-静脉内瘘成形术）护理规范

1. 确定手术部位后，要注意保护手术侧肢体血管，避免在该侧输液、抽血等。
2. 必要时术前做抗菌药物皮试、备皮。
3. 手术当天应清洗手术侧肢体，更换衣袖比较宽松的病号服，防止术后挤压伤口导致内瘘堵塞。
4. 术后注意伤口局部情况，如术后轻度疼痛或少量渗血属于正常现象，若疼痛剧烈或渗血较多应立即告知医生。
5. 术后适当抬高患肢，防止内瘘受压并减轻肢体水肿。若内瘘侧肢体肿胀不减轻或持续加重，或出现皮温变化、发凉、疼痛等，及时告知医生。
6. 每日至少 4 次触诊、听诊内瘘震颤及杂音，必要时请手术医师评估内瘘。
7. 术后 2 周后可在患肢量血压。但永久禁止在患肢输液、抽血等。

七、终末期肾脏病（自体动脉-静脉内瘘成形术）营养治疗规范

1. 未进入透析患者，每千克体重给予 30~35kcal 以上的热量，在保证足够热量的前提下应实施低蛋白饮食，同时补充复方 α-酮酸制剂。对于肥胖 2 型糖尿病患者需适当限制能量，同

时需要监测血糖，调整注射胰岛素用量，保证碳水化合物利用和血糖水平的稳定。

2. 已开始维持性血液透析治疗患者，透析患者每千克体重给予 30~35kcal 以上的热量，在保证热量足够的前提下一般透析患者每天每千克标准体重的蛋白质摄入量为 1.0~1.2g，各种维生素及叶酸应充分补充。

八、终末期肾脏病（自体动脉-静脉内瘘成形术）患者健康宣教

1. 动静脉内瘘是一个小手术，手术中可能出现疼痛等不适。请做好心理准备，积极配合，坦然面对手术。

2. 注意保持内瘘侧手臂的清洁，切勿抓伤，碰伤皮肤，以防术后感染。保护内瘘侧手臂血管，避免在内瘘侧手臂进行动静脉穿刺。

3. 术前进行皮肤准备，用肥皂水彻底清洗造瘘侧手臂，并剪短指甲。

4. 术后要保持内瘘侧手臂、敷料清洁、干燥、防止伤口感染。

5. 内瘘侧手臂的衣袖要宽松，防止内瘘侧手臂受压、持重物、佩戴过紧的饰物等。

6. 每日行 3~4 次自我监测，判断动静脉内瘘是否通畅。

7. 术后 1 天如无出血、感染等并发症，即可开始进行握掌运动，术后第 2 周每日用内瘘侧手臂捏橡皮健身圈促进内瘘成熟。

九、推荐表单

（一）医师表单

终末期肾脏病临床路径医师表单

适用对象：第一诊断为终末期肾脏病（ICD-10：N18.0）
　　　　　行自体动脉-静脉内瘘成形术（ICD-9-CM-3：39.27）

患者姓名：		性别：	年龄：	门诊号：	住院号：
住院日期：	年　月　日	出院日期：		年　月　日	标准住院日：5~7天

时间	住院第1天	住院第2~4天	住院第3~5天
主要诊疗工作	□ 询问病史及体格检查 □ 完成病历书写 □ 上级医师查房与术前评估 □ 初步确定内瘘建立部位和日期 □ 向患者及其家属或委托人交代病情	□ 上级医师查房 □ 完成术前准备与术前评估 □ 根据彩超检查结果确定手术方案 □ 完成必要的相关科室会诊 □ 完成病历书写 □ 签署手术知情同意书、自费用品协议书 □ 向患者及家属交代围术期注意事项	□ 手术 □ 术者完成手术记录 □ 住院医师完成术后病程记录 □ 上级医师查房 □ 向患者及家属交代病情及术后注意事项
重点医嘱	长期医嘱： □ 肾脏病护理常规 □ 二级护理 □ 低盐、优质低蛋白、低磷、低嘌呤饮食 □ 患者既往的基础用药 临时医嘱： □ 血常规、尿常规、大便常规 □ 肝肾功能、电解质、血糖、血脂、血型、凝血功能、感染性疾病筛查、铁代谢、iPTH □ 胸片、心电图、超声心动图 □ 双上肢动脉、静脉彩超 □ 静脉DSA、MRA或CTA（必要时）	长期医嘱： □ 肾脏病护理常规 □ 二级护理 □ 低盐、优质低蛋白、低磷、低嘌呤饮食 □ 患者既往基础用药 临时医嘱： □ 术前医嘱： 　（1）常规准备明日在局麻下行上肢动脉-静脉内瘘成形术 　（2）药品及物品准备 □ 备术前抗菌药物 □ 其他特殊医嘱	长期医嘱： □ 自体动脉-静脉内瘘成形术后护理常规 □ 一级或二级护理 □ 低盐、优质低蛋白、低磷、低嘌呤饮食 □ 明日恢复因手术停用的药物 □ 抗菌药物 医临时医嘱： □ 其他特殊医嘱
主要护理工作	□ 介绍病房环境、设施和设备 □ 入院护理评估	□ 宣教、备皮等术前准备	□ 观察患者病情变化 □ 术后心理与生活护理
病情变异记录	□ 无 □ 有，原因： 1. 2.	□ 无 □ 有，原因： 1. 2.	□ 无 □ 有，原因： 1. 2.
医师签名			

时间	住院第 2~3 天 (术后第 1 日)	住院第 3~4 天 (术后第 2 日)	住院第 5~7 天 (出院日)
主要诊疗工作	□ 上级医师查房，注意病情变化 □ 住院医师完成病历书写 □ 注意观察体温、血压、动脉-静脉内瘘部位血管杂音、震颤、肢体水肿、皮肤颜色、皮温等	□ 上级医师查房 □ 住院医师完成病历书写 □ 换药	□ 上级医师查房，进行手术及伤口评估，确定有无手术并发症和切口愈合不良情况，明确是否出院 □ 完成出院记录、病案首页、出院证明书等 □ 向患者交代出院后的注意事项
重点医嘱	长期医嘱： □ 自体动脉-静脉内瘘成形术后护理常规 □ 一级或二级护理 □ 低盐、优质低蛋白、低磷、低嘌呤饮食 □ 患者既往基础用药 临时医嘱： □ 镇痛（根据情况） □ 抗菌药物（根据情况）	长期医嘱： □ 自体动脉-静脉内瘘成形术后护理常规 □ 二级护理 □ 低盐、优质低蛋白、低磷、低嘌呤饮食 □ 患者既往基础用药 临时医嘱： □ 换药	出院医嘱： □ 出院带药 □ 门诊随诊 □ 拆线
主要护理工作	□ 观察患者病情 □ 术后心理与生活护理 □ 指导术后患者功能锻炼	□ 观察患者病情 □ 术后心理与生活护理 □ 指导术后患者功能锻炼	□ 指导患者办理出院手续
病情变异记录	□ 无 □ 有，原因： 1. 2.	□ 无 □ 有，原因： 1. 2.	□ 无 □ 有，原因： 1. 2.
医师签名			

(二) 护士表单

终末期肾脏病临床路径护士表单

适用对象：第一诊断为终末期肾脏病（ICD-10：N18.0）
行自体动脉-静脉内瘘成形术（ICD-9-CM-3：39.27）

患者姓名：		性别：	年龄：	门诊号：	住院号：
住院日期：	年 月 日	出院日期：		年 月 日	标准住院日：5~7 天

时间	住院第 1 天	住院第 2~4 天	住院第 3~5 天
健康宣教	□ 入院宣教（环境、设施、人员、规章制度） □ 介绍主管医师护士 □ 介绍环境、设施 □ 介绍住院注意事项 □ 上级医师查房与术前评估 □ 初步确定内瘘建立部位和日期 □ 向患者及其家属或委托人交代病情	□ 术前宣教 □ 宣教疾病知识、用药，饮食，安全宣教，术前准备（术区备皮），手术过程，如何配合手术 □ 告知准备用物，洗澡 □ 术前术后饮食、活动及陪伴注意事项 □ 告知术后可能出现的情况及应对方式 □ 主管护士与患者沟通了解患者病情和心理	□ 术后当日宣教 □ 告知饮食、体位、时间要求 □ 告知可能出现的情况的应对方式 □ 告知患者自我观察、自我保护具体方式及内容 □ 给予患者和家属心理支持 □ 再次明确探视须知
护理处置	□ 核对患者、佩戴护腕 □ 建立入院护理记录 □ 卫生处置：沐浴、剪指（趾）甲、更换病号服	□ 协助医师完成术前检查及实验室检查 □ 汇总检查结果 □ 完成术前评估 □ 术前准备用物 □ 配血、监测血压	□ 核对患者、送手术 □ 带病历，若需要，带药
基础护理	□ 二级护理 □ 早晚间护理 □ 患者安全管理	□ 二级护理 □ 早晚间护理 □ 患者安全管理	□ 一级或二级护理 □ 体位指导护理 □ 患者安全管理 □ 协助进食、饮水
专科护理	□ 护理查体 □ 意识、神经系统体征、定向力、计算力、精神状态 □ 评估水肿情况、皮肤及皮疹、皮损情况 □ 需要时，填写跌倒和压疮防范表 □ 需要时，留家属陪伴 □ 心理护理	□ 监测患者血压、意识情况 □ 遵医嘱完成相关检查 □ 动脉-静脉内瘘成形术相关知识宣教 □ 心理护理 □ 用药后观察药物副作用 □ 观察疾病并发症 □ 记录出入量及监测体重的指导	□ 监测患者生命体征变化 □ 观察手术部位有无渗血并及时更换敷料 □ 观察术侧肢体皮温变化 □ 听诊手术部位血管杂音、触摸震颤，如有异常，及时处理 □ 抬高术侧肢体，禁止包扎过紧及患肢穿刺
重点医嘱	□ 详见医嘱执行单	□ 详见医嘱执行单	□ 详见医嘱执行单
病情变异记录	□ 无 □ 有，原因： 1. 2.	□ 无 □ 有，原因： 1. 2.	□ 无 □ 有，原因： 1. 2.
护士签名			

时间	住院第 2~3 天 （术后第 1 日）	住院第 3~4 天 （术后第 2 日）	住院第 5~7 天 （出院日）
健康宣教	术后宣教： □ 指导患者功能训练 □ 动静脉瘘保护注意事项 □ 饮食及活动指导 □ 药物作用及频率 □ 复查患者对术前宣教的掌握程度	术后宣教： □ 指导患者功能训练 □ 活动指导 □ 复查药物宣教的掌握程度	出院宣教： □ 复查动静脉内瘘相关知识及内瘘自我保护宣教掌握程度 □ 服药方法频率 □ 用药自我观察方法 □ 活动注意事项 □ 饮食指导 □ 指导办理患者出院
护理处置	□ 创口更换敷料	□ 遵医嘱完成相关检查 □ 观察并发症的发生并及时处理	□ 完成出院记录、整理护理病历 □ 办理出院手续
基础护理	□ 一级护理~二级护理 □ 晨晚间护理 □ 患者安全管理	□ 二级护理 □ 晨晚间护理 □ 患者安全管理	□ 二级护理 □ 晨晚间护理 □ 患者安全管理
专科护理	□ 病情观察 □ 注意观察患者生命体征变化 □ 观察动静脉内瘘创口渗血情况 □ 听诊动静脉内瘘血管杂音，触摸动静脉内瘘震颤 □ 心理支持	□ 观察创口情况 □ 观察患者有无动脉-静脉内瘘成形术后并发症 □ 遵医嘱给予相关治疗、用药 □ 心理护理	□ 病情观察 □ 心理护理
重点医嘱	□ 详见医嘱执行单	□ 详见医嘱执行单	□ 详见医嘱执行单
病情变异记录	□ 无 □ 有，原因： 1. 2.	□ 无 □ 有，原因： 1. 2.	□ 无 □ 有，原因： 1. 2.
护士签名			

(三) 患者表单

终末期肾脏病临床路径患者表单

适用对象：第一诊断为终末期肾脏病（ICD-10：N18.0）
          行自体动脉-静脉内瘘成形术（ICD-9-CM-3：39.27）

患者姓名：		性别：	年龄：	门诊号：	住院号：
住院日期：	年 月 日	出院日期：	年 月 日		标准住院日：5~7 天

时间	入院	手术前
医患配合	□ 配合询问病史、收集资料，请务必详细告知既往史、用药史、过敏史 □ 如服用抗凝药物请明确告知 □ 配合进行体格检查 □ 有任何不适请告知医师	□ 配合完成术前相关检查：实验室检查（如抽血，留取尿、粪等标本）、X 线胸片、心电图、B 超 □ 医师与患者及家属介绍病情及术前谈话，签同意书
护患配合	□ 配合完成入院护理评估（简单询问病史、过敏史、用药史） □ 接受入院宣教（环境介绍、病室规定、订餐制度、贵重物品保管、查房、探视制度、陪伴制度） □ 配合测量生命体征、体重、身高 □ 配合清洁护理 □ 有任何不适告知护士	□ 配合接受术前宣教 □ 术区备皮 □ 自行沐浴
饮食	□ 低盐、低脂、低蛋白（优质蛋白）	□ 低盐、低脂、低蛋白（优质蛋白）
排泄	□ 正常大小便	□ 正常大小便
活动	□ 正常活动	□ 正常活动

时间	手术当日	手术后	出院
医患配合	□ 配合术前医师查体及询问 □ 配合医师进行动静脉内瘘成形术 □ 配合采血等实验室检查 □ 有任何不适及时告知医师	□ 配合检查体征 □ 需要时配合创口更换敷料 □ 配合采血	□ 接受出院前指导 □ 知道复查程序 □ 获取出院诊断书
护患配合	□ 清晨测量血压1次 □ 手术前完成核对、带病历 □ 配合观察生命体征 □ 配合陪伴执行探视制度	□ 配合定时监测生命体征 □ 配合换药 □ 接受注意事项的指导 □ 有任何不适及时告知护士	□ 接受出院宣教 □ 办理出院手续 □ 获取出院带药 □ 知晓服药方法、作用 □ 注意事项、用药后观察要点、知晓内瘘自我观察、自我保护相关知识 □ 知道复印病历的方法
饮食	□ 低盐、低脂、低蛋白（优质蛋白）	□ 低盐、低脂、低蛋白（优质蛋白）	□ 低盐、低脂、低蛋白（优质蛋白）
排泄	□ 正常大小便	□ 正常大小便	□ 正常大小便
活动	□ 正常活动	□ 正常活动	□ 正常活动

附：原表单（2016 年版）

终末期肾脏病（自体动脉-静脉内瘘成形术）的临床路径表单

适用对象：第一诊断为终末期肾脏病（ICD-10：N18.0）
　　　　　行自体动脉-静脉内瘘成形术（ICD-9-CM-3：39.27）

患者姓名：		性别：	年龄：	门诊号：	住院号：
住院日期：	年 月 日	出院日期：		年 月 日	标准住院日：7~10 天

时间	住院第 1 天	住院第 2~7 天	住院第 3~8 天（手术日）
主要诊疗工作	□ 询问病史及体格检查 □ 完成病历书写 □ 上级医师查房与术前评估 □ 初步确定内瘘建立部位和日期 □ 向患者及其家属或委托人交代病情	□ 上级医师查房 □ 完成术前准备与术前评估 □ 根据彩超检查结果确定手术方案 □ 完成必要的相关科室会诊 □ 完成病历书写 □ 签署手术知情同意书、自费用品协议书 □ 向患者及家属交代围手术期注意事项	□ 手术 □ 术者完成手术记录 □ 住院医师完成术后病程记录 □ 上级医师查房 □ 向患者及家属交代病情及术后注意事项
重点医嘱	长期医嘱： □ 肾脏病护理常规 □ 二级护理 □ 低盐、优质低蛋白、低磷、低嘌呤饮食 □ 患者既往的基础用药 临时医嘱： □ 血常规、尿常规、大便常规 □ 肝肾功能、电解质、血糖、血脂、血型、凝血功能、感染性疾病筛查、铁代谢、iPTH □ 胸片、心电图、超声心动图 □ 双上肢动脉、深静脉彩超 □ 浅静脉 DSA、MRA 或 CTA（必要时）	长期医嘱： □ 肾脏病护理常规 □ 二级护理 □ 低盐、优质低蛋白、低磷、低嘌呤饮食 □ 患者既往基础用药 临时医嘱： □ 术前医嘱： （1）常规准备明日在局麻下行上肢动脉-静脉内瘘成形术 （2）药品及物品准备 □ 备术前抗菌药物 □ 其他特殊医嘱	长期医嘱： □ 自体动脉-静脉内瘘成形术后护理常规 □ 一级或二级护理 □ 低盐、优质低蛋白、低磷、低嘌呤饮食 □ 明日恢复因手术停用的药物 □ 抗菌药物 临时医嘱： □ 其他特殊医嘱
主要护理工作	□ 介绍病房环境、设施和设备 □ 入院护理评估	□ 宣教、备皮等术前准备	□ 观察患者病情变化 □ 术后心理与生活护理
病情变异记录	□ 无　□ 有，原因： 1. 2.	□ 无　□ 有，原因： 1. 2.	□ 无　□ 有，原因： 1. 2.
护士签名			
医师签名			

时间	住院第 4~9 天 （术后第 1 日）	住院第 5~10 天 （术后第 2 日）	住院第 10~14 天 （出院日）
主要诊疗工作	□ 上级医师查房，注意病情变化 □ 住院医师完成病历书写 □ 注意观察体温、血压、动脉静脉内瘘部位血管杂音等	□ 上级医师查房 □ 住院医师完成病历书写 □ 换药	□ 上级医师查房，进行手术及伤口评估，确定有无手术并发症和切口愈合不良情况，明确是否出院 □ 完成出院记录、病案首页、出院证明书等 □ 向患者交代出院后的注意事项
重点医嘱	长期医嘱： □ 自体动脉-静脉内瘘成形术后护理常规 □ 一级或二级护理 □ 低盐、优质低蛋白、低磷、低嘌呤饮食 □ 患者既往基础用药 临时医嘱： □ 镇痛（根据情况） □ 抗菌药物（根据情况）	长期医嘱： □ 自体动脉-静脉内瘘成形术后护理常规 □ 二级护理 □ 低盐、优质低蛋白、低磷、低嘌呤饮食 □ 患者既往基础用药 临时医嘱： □ 换药	出院医嘱： □ 出院带药 □ 门诊随诊 □ 拆线
重点护理工作	□ 观察患者病情 □ 术后心理与生活护理 □ 指导术后患者功能锻炼	□ 观察患者病情 □ 术后心理与生活护理 □ 指导术后患者功能锻炼	□ 指导患者办理出院手续
病情变异记录	□ 无 □ 有，原因： 1. 2.	□ 无 □ 有，原因： 1. 2.	□ 无 □ 有，原因： 1. 2.
护士签名			
医师签名			

第十九章
终末期肾病常规血液透析导入治疗临床路径释义

一、终末期肾病常规血液透析导入治疗编码
疾病名称及编码：终末期肾病（ICD-10：N18.0）
手术操作名称及编码：常规血液透析（ICD-9-CM-3：39.95）

二、临床路径检索方法
N18.0伴39.95

三、国家医疗保障疾病诊断相关分组（CHS-DRG）
MDCL　肾脏及泌尿系统疾病及功能障碍
LF1　建立、设置、移除肾辅助装置
LR1　肾功能不全

四、终末期肾病常规血液透析导入治疗临床路径标准住院流程

（一）适用对象
第一诊断为终末期肾病（ICD-10：N18.0）。
行常规血液透析治疗（ICD-9-CM-3：39.951）。

> **释义**
> ■ 本临床路径适用对象是各种病因导致的慢性肾脏病5期、终末期肾病、慢性肾衰竭（尿毒症期），且需接受常规血液透析治疗的患者。
> ■ 本临床路径适用对象中不包括各种病因导致的急性肾损伤以及慢性肾衰竭基础上发生急性肾损伤的患者。
> ■ 本临床路径适用对象中不包括实施连续性肾脏替代治疗以及杂合式血液净化等治疗的患者，但包括实施常规血液滤过和血液透析滤过治疗的。

（二）诊断依据
根据《临床诊疗指南·肾脏病学分册》（中华医学会编著，人民卫生出版社，2011年）、《临床技术操作规范·肾脏病学分册》（中华医学会编著，人民军医出版社，2009年）。
1. 终末期肾病或慢性肾脏病5期。
2. 实验室检查：肾小球滤过率或eGFR小于15ml/（min·1.73m^2）或残余肾功能每周KT/V小于2.0。
3. 已有血液透析通路：自体动静脉内瘘，移植物动静脉内瘘，或者带隧道和涤纶套的透析导管。

> **释义**
>
> ■ 终末期肾病的诊断依据参考《临床诊疗指南·肾脏病学分册》中终末期肾病的诊治指南。终末期肾病需具有慢性肾脏病的临床症状、体征、实验室指标及影像学改变，包括原发性、继发性和遗传性肾脏疾病史，乏力、食欲减退、恶心呕吐、水肿、皮肤瘙痒以及贫血、高血压等症状和体征，血红蛋白水平降低、低钙血症、高磷血症、高钾血症、低钠/高钠血症、代谢性酸中毒及高 iPTH 血症等实验室检测异常，肾脏慢性病变的影像学征象。少数患者可症状不明显，但实验室指标和影像学改变符合终末期肾病的诊断。
>
> ■ eGFR<15ml/（min·1.73m^2）是终末期肾病特征性改变，也是诊断终末期肾病的必要条件。但是，需要鉴别、并纠正引起 eGFR 降低的诱因（循环容量不足、肾后性梗阻、肾毒性药物等诱发急性肾损伤等）后，仍然 eGFR<15ml/（min·1.73m^2）才可诊断终末期肾病。
>
> ■ eGFR<15ml/（min·1.73m^2）是常规血液透析导入的必要条件，但不是决定性条件。应综合评估患者尿毒症症状，水、电解质、酸碱平衡紊乱，高血压，心力衰竭，继发性甲状旁腺功能亢进等并发症是否难以控制、是否影响患者生存后，再决定是否需要血液透析导入。
>
> ■ 医护人员应详细告知患者及其家属有关血液透析治疗的必要性和各种风险，患者及其家属签署知情同意后，才能进行血液透析治疗。并且，是否血液透析导入，患者及其家属具有最终决定权。
>
> ■ 自体动静脉内瘘成熟至少需要4周，最好等待8~12周后再开始穿刺。理想内瘘成熟的标志：①内瘘血流量>600ml/min；②皮下可见静脉血管直径>6mm；③血管处在皮下深度<6mm；④可供穿刺血管60mm以上，血管边界清晰可见。对个别身材瘦小的患者，前三项也可以放宽到500ml/min，5mm和6mm。
>
> ■ 人造血管一般4~6周血清性水肿消退后开始穿刺使用；即穿型人工血管，术后次日即可穿刺使用；自体移植血管成熟时间6~8周，建议2~3个月后使用。
>
> ■ 带隧道带涤纶套中心静脉导管经检查确认位置合适后即可使用；但放置后立即使用时应注意减少血液透析治疗时抗凝剂的使用剂量。

（三）治疗方案的选择

根据《临床诊疗指南·肾脏病学分册》（中华医学会编著，人民卫生出版社，2011年）、《临床技术操作规范·肾脏病学分册》（中华医学会编著，人民军医出版社，2009年）、《血液净化标准操作规程》（陈香美主编，人民军医出版社，2010年）。

行常规血液透析治疗（ICD-9-CM-3：39.951）。

> **释义**
>
> ■ 血液透析导入时建议选择低通量血液透析治疗，但心血管状态不稳定的患者，建议选择血液滤过治疗。
>
> ■ 血液透析治疗稳定后，依据患者预期寿命、并发症程度以及医疗机构透析用水的质量，选择血液透析、血液滤过或血液透析滤过治疗。

■ 对于无明显的营养不良（血清白蛋白＞40g/L）、非糖尿病以及贫血、骨矿物质代谢、心血管合并症较轻的患者，或者医疗机构不具备高通量透析条件（透析液细菌＜0.1CFU/ml且内毒素＜0.03EU/ml），可维持低通量血液透析治疗。

■ 对于预期寿命较长、合并营养不良（血清白蛋白＜40g/L）、肌肉量多且活跃或糖尿病患者，以及贫血、骨矿物质代谢、心血管合并症较重，对低通量透析反应不佳患者，透析导入稳定后可变更为高通量血液透析治疗。

■ 对于高龄、心血管状态不稳定或者营养不良、贫血、骨矿物质代谢、心血管合并症较重患者，可选择血液滤过或血液透析滤过治疗。

■ 依据患者是否合并活动性出血/高危出血风险以及血栓栓塞疾病及其风险，结合患者凝血状态评估结果及是否具有抗凝药物的使用禁忌，选择抗凝治疗方案。

■ 对于合并凝血活性亢进和/或血栓栓塞风险或疾病的患者：除外肝素类药物禁忌的患者，推荐使用普通肝素或低分子肝素进行抗凝治疗，其中脂代谢和骨代谢的异常程度较重的患者，选择低分子肝素；既往发生或合并肝素诱发血小板减少症或者抗凝血酶活性＜50%的患者，除外阿加曲班禁忌后，推荐选择阿加曲班进行抗凝治疗。

■ 对于伴有活动性出血或高危出血风险的患者：除外枸橼酸盐禁忌，首选局部枸橼酸盐抗凝治疗；存在枸橼酸盐禁忌且除外阿加曲班禁忌，选择阿加曲班抗凝治疗；同时存在枸橼酸盐或阿加曲班禁忌、且除外甲磺酸奈莫司他禁忌，选择甲磺酸奈莫司他抗凝治疗；同时存在枸橼酸盐、阿加曲班或甲磺酸奈莫司他禁忌，采用无抗凝药物进行血液透析治疗。

■ 给予患者低盐、优质蛋白、低磷、低嘌呤饮食。对于合并营养不良的患者，给予营养治疗（参见"七、终末期肾病常规血液透析导入治疗营养治疗规范"）。

■ 对于合并高血压的患者，依据患者干体重是否达标以及透析间期、透析前、透析过程中和透析后血压变化特点，并结合血液透析对降压药物代谢影响，选择合适的降压治疗方案。

■ 对于合并肾性贫血的患者，评估患者是存在脑卒中、心力衰竭、恶性肿瘤病史或活动性肿瘤及其风险，结合血红蛋白、铁代谢指标（血清铁蛋白、转铁蛋白饱和度等）水平，给予红细胞生成刺激剂（重组人红细胞生成素、达依泊汀α和持续性红细胞生成素受体激活剂）或者低氧诱导因子脯氨酰羟化酶抑制剂以及铁剂治疗。

■ 对于合并慢性肾脏病矿物质与骨异常的患者，依据血钙、血磷、血清iPTH、血清25羟维生素D水平及软组织与血管钙化评估结果，选择降磷药物、维生素D及其类似物及拟钙剂治疗。

■ 对于合并感染、心律失常、心力衰竭等患者，给予抗感染、抗心律失常及抗心力衰竭治疗。

（四）标准住院日为 7~14 天

> **释义**
>
> ■ 进入本临床路径的患者总住院天数为 7~14 天。患者住院期间应完成血液透析导入及其急性并发症（失衡综合征、透析器反应等）控制，完成对患者及其家属的血管通路护理和保养、血液透析治疗必要性及其风险、血液透析治疗后饮食等生活方式以及血液透析相关治疗药物使用注意事项的宣教与培训，并针对营养不良、高血压、心律失常、心力衰竭以及贫血、慢性肾脏病矿物质与骨异常等并发症给予治疗。

（五）进入路径标准

1. 第一诊断必须符合 ICD-10：N18.001 终末期肾病疾病编码。
2. 当患者合并终末期肾脏病并发症的相关诊断且住院需要相关处理，但不影响第一诊断的临床路径流程实施时，可以进入路径。

> **释义**
>
> ■ 进入本临床路径的患者需符合终末期肾病的诊断标准。
>
> ■ 患者可同时具有其他疾病诊断，如糖尿病、冠心病等；也可合并慢性肾脏病并发症，如营养不良、高血压、心律失常、心力衰竭、贫血、慢性肾脏病矿物质与骨异常等。针对合并疾病以及并发症，应给予积极治疗。但是，合并疾病与并发症不影响血液透析导入时，则可以进入本临床路径。

（六）透析治疗前准备（透析治疗前评估）2~5 天

1. 必需的检查项目：
（1）血常规+网织红细胞计数、尿常规、大便常规+隐血。
（2）肝肾功能、碱性磷酸酶、电解质、酸碱平衡、血糖、血脂、血型、凝血功能、传染性疾病筛查（乙型肝炎、丙型肝炎、HIV、梅毒等）、营养指标、铁代谢指标、iPTH。
（3）X 线胸片、心电图、泌尿系超声波检查、超声心动图。
2. 根据患者病情，必要时行动静脉内瘘或移植物动静脉内瘘的血管彩超、结核相关标志物、肺部 CT、腹部超声、BNP 检查。
3. 患者或者其监护人签署透析治疗知情同意书。

> **释义**
>
> ■ 临床检验与检查是为了全面、系统评估患者病情，以决定治疗方案。
>
> ■ 血常规、尿常规、肾功能、电解质、酸碱平衡、营养指标、iPTH、BNP、泌尿系超声、心电图、超声心动图检查，是为了明确终末期肾病诊断及其并发症诊断与程度，并评估患者是否需要血液透析导入治疗。
>
> ■ 传染性疾病筛查用于评估患者是否合并血行性传染病，并决定血液透析分区，防治医源性感染。

■ 既往合并活动性结核或者合并消瘦、盗汗、咳嗽、咯血等呼吸道结核症状的患者，应检测结核相关标志物及 X 线胸片、肺部 CT 检查，明确患者是否合并传染性结核，决定患者进行血液透析的医疗机构。

■ 血小板（血常规）、大便常规+隐血、凝血功能及肝功能检测，是为了评估患者的凝血状态或是否存在活动性出血以及抗凝药物的使用禁忌，指导血液透析抗凝药物及其剂量选择。

■ 检测血糖、血脂、电解质、酸碱平衡及营养指标（血清白蛋白、前白蛋白、转铁蛋白等），是为了评估患者的营养状态；建议进行饮食评估、人体测量（体重指数、肱三头肌皮褶厚度、上臂肌围等）、主观综合性评估（主观综合营养评估、营养不良炎症评分）及人体成分分析等，指导确定营养治疗方案。

■ 血常规+网织红细胞计数与铁代谢指标（血清铁蛋白、转铁蛋白饱和度等）检测，是为了评估肾性贫血，指导红细胞生成刺激剂、低氧诱导因子脯氨酰羟化酶抑制剂及铁剂治疗。

■ 血钙与血磷（电解质）、血清 iPTH 检测，是为了评估患者慢性肾脏病矿物质与骨异常程度，建议检测血清 25 羟维生素 D 水平及软组织与血管钙化影像学检查，指导降磷药物、维生素 D 及其类似物及拟钙剂的选择与治疗。

■ 肝功能指标检测，是为了指导各种并发症治疗药物的选择与应用。

■ 根据对患者已经建立的血管通路评估（震颤、血管杂音及血液透析治疗时血流量等）结果，必要时动静脉内瘘或移植物动静脉内瘘的血管彩超检查，评估患者血管通路情况，指导血管通路的维护与血管通路并发症的处理。

■ 血液透析导入应获得患者或者其监护人签署的透析治疗知情同意书。医护人员应详细告知患者及其家属有关血液透析治疗的必要性和各种风险，是否血液透析导入，患者及其家属具有最终决定权。

（七）开始血液透析日为入院第 3~5 天（视病情决定）

1. 一般首次透析时间不超过 2~3 小时，以后根据病情逐渐延长每次透析时间，直至达到设定的要求（每周 2 次透析者 5.0~5.5 小时/次，每周 3 次透析者 4.0~4.5 小时/次；每周总治疗时间不低于 10 小时）。
2. 选择合适的透析器，诱导透析期间一般首次透析选用低通量、膜面积较小的透析器。
3. 首次透析时血流速度宜适当减慢，一般可设定为 150~200ml/min，以后可以根据病情进行个体化调整。

释义

■ 为预防失衡综合征、透析器反应等血液透析急性并发症的发生，血液透析导入初期采用低效有效模式。首次透析时使用低通量、膜面积较小的透析器，血流量设定为 150~200ml/min，透析时间不超过 2~3 小时。

■ 为保障血液透析疗效，血液透析导入初期采用高频次透析模式，每周透析次数 4~6 次；并逐渐延长每次血液透析时间，一般经过 3~5 次短时透析后，延长至每次透析 4 小时。

■ 经过3~5次血液透析后，依据患者病情、治疗需求及医疗机构透析用水质量，选择适合于患者的血液透析方案：治疗模式可选择低通量透析、高通量透析、血液滤过或血液透析滤过；依据患者体表面积和KT/V结果，选择透析器面积；透析时血流量延长至200~350ml/min，并个体化调整；每周2次透析者5.0~5.5小时/次，每周3次透析者4.0~4.5小时/次，每周总治疗时间不低于10小时。

（八）出院标准

1. 自体动静脉内瘘、移植物动静脉内瘘或带隧道和涤纶套的透析导管透析过程中使用顺利，无需继续住院诊治的手术并发症/合并症。
2. 指导患者学会血液透析开始后的自体动静脉内瘘、移植物动静脉内瘘或带隧道和涤纶套的透析导管的护理和保养。
3. 指导患者改变饮食为优质蛋白高蛋白饮食［每日蛋白摄入量：1.2g/（kg·d）］；指导患者控磷饮食。
4. 确定透析方案，出院后进行维持性血液透析。

释义

■ 进入本临床路径的患者符合以下标准可以出院：①完成血液透析导入，患者一般状态明显好转，生命体征稳定；②失衡综合征、透析器反应等血液透析急性并发症得到有效控制；③血管通路（自体动静脉内瘘、移植物动静脉内瘘或带隧道带涤纶套中心静脉导管）功能良好，无需要处理的并发症；④针对营养不良、高血压、心律失常、心力衰竭以及贫血、慢性肾脏病矿物质与骨异常等并发症给予治疗，并获得初步疗效。

■ 患者住院期间应完成对患者心理、饮食、运动等生活指导、血液透析相关治疗药物以及血管通路护理和保养的宣教与培训。患者及其家属应掌握血管通路观察方法、保养措施以及紧急情况下的处理原则；初步适应血液透析后的心理与生活方式的变化。

■ 患者出院时应初步确定透析治疗模式和透析治疗处方（抗凝方案、血流量、透析液流量、透析治疗时间、透析频率等），出院后继续透析治疗，并个体化调整。

■ 维持性血液透析患者易发生贫血、心律失常、钙磷代谢紊乱和肾性骨病等并发症，可根据患者情况进行相应治疗。

■ 贫血的纠正与患者的预后直接相关，应用促红细胞生成素，补充铁剂、叶酸、维生素B_{12}、左卡尼汀等对贫血改善有益。对于继发肉碱缺乏产生的心肌病、骨骼肌病、心律失常等，可适当补充左卡尼汀。

（九）变异及原因分析

1. 发生紧急血管通路并发症，需要进行相关的诊断和治疗。
2. 发生血液透析急性并发症，需要进行相关的诊断和治疗。
3. 伴有其他合并症时，需要进行相关的诊断和治疗。

> **释义**
>
> ■ 变异是指进入临床路径的患者未能按路径流程完成医疗行为或未达到预期的医疗质量控制目标。包含以下情况：①按路径流程完成治疗，但超出了路径规定的时限或限定的费用；②不能按路径流程完成治疗，患者需要中途退出路径。
>
> ■ 进入本临床路径的患者，住院期间出现急性左心衰竭、顽固性心力衰竭、难以控制的严重心律失常、急性心脑血管并发症（急性心肌梗死、脑卒中等）、急性感染等，需要进一步住院治疗，则需要中止执行路径。
>
> ■ 进入本临床路径的患者，住院期间出现血管通路出血、栓塞、感染或失功，需要进一步血管造影、介入手术或重新建立血管通路者，则需要中止执行路径。
>
> ■ 进入本临床路径的患者，住院期间出现失衡综合征、透析中低血压、透析中高血压、心律失常、发热、肌肉痉挛、溶血等急性透析并发症，并且未能有效控制，需要进一步住院治疗，则需要中止执行路径。
>
> ■ 患者合并难以控制的高血压、严重贫血及严重继发性甲状旁腺功能亢进等，经治疗后效果不佳，需要进一步住院明确诊断与治疗，则需要中止执行路径。

五、终末期肾病常规血液透析导入治疗护理规范

1. 患者入院第1天：①向患者及其家属介绍住院环境、设施、人员、规章制度及注意事项等入院宣教；②建立护理病历；③协助患者完成沐浴、剪指（趾）甲、更换病号服等卫生处置；④执行医嘱等护理工作。

2. 患者血液透析导入前：①协助医师和患者完成各项检验和检查；②评估血管通路情况，建立护理计划，对患者及其家属进行血管通路护理和保养的宣教与培训，需要时进行血管通路的换药及抗凝剂封管（放置带隧道带涤纶套中心静脉导管的患者）；③对患者及其家属进行血液透析治疗必要性、注意事项以及血液透析相关感染、心血管事件等并发症发生风险的宣教，并给予心理护理；④对患者及其家属进行血液透析治疗后饮食、运动等生活方式以及相关治疗药物使用注意事项的宣教与培训；⑤执行医嘱。

3. 患者透析导入日：①透析治疗过程中，执行医生的透析处方及医嘱，评估血管通路，完成透析操作，处理各种透析机报警，监测生命体征，密切观察透析急性并发症的发生，并协助医生处理，完成透析治疗单记录；②透析治疗后密切观察患者病情变化，监测生命体征，特别是发生透析急性并发症的患者，并协助医师治疗；③评估血管通路，及时发现血管通路并发症，并协助医师进行处理；④对患者及其家属进行透析急性并发症、注意事项、应对方式的宣教，并给予心理护理；⑤执行医嘱。

4. 患者透析导入后至出院前：①透析治疗日护理工作同"3. 患者透析导入日"①~③；②协助医师和患者完成各项检验和检查；③继续对患者及其家属进行血管通路护理和保养的宣教与培训，需要时完成血管通路的换药及抗凝剂封管（放置带隧道带涤纶套中心静脉导管的患者）；④继续对患者及其家属进行血液透析治疗后饮食与运动等生活方式、相关治疗药物以及生活中注意事项的宣教与培训；⑤继续对患者及其家属进行心理护理；⑥执行医嘱。

5. 患者出院日：①完成出院宣教，包括血液透析日程安排、服药方法频率、血压自我监测、饮食指导、日常生活注意事项及血液透析治疗日注意事项等；②建立患者及其家属联系方式；③指导患者及其家属关于血管通路监测、保养及突发事件处理方法等；④指导办理出院手续。

六、终末期肾病常规血液透析导入治疗营养治疗规范

1. 血液透析患者营养治疗目的是预防和纠正营养不良和蛋白质-能量消耗,从而改善矿物质与骨代谢异常、微炎症状态、高血压、感染等并发症,减少心血管事件风险,降低患者全因和心血管死亡率。

2. 血液透析患者需要全面评估患者的营养状况,包括检测血糖、血脂、电解质、酸碱平衡及营养指标(血清白蛋白、前白蛋白、转铁蛋白等),并建议进行饮食评估、人体测量(体重指数、肱三头肌皮褶厚度、上臂肌围等)、主观综合性评估(主观综合营养评估、营养不良炎症评分)及人体成分分析等。

3. 血液透析患者应综合患者年龄、生理需求及原发疾病等因素,在充分评估患者营养状况的基础上,制订包括能量、蛋白质、脂肪、碳水化合物、维生素及水电解质等个体化的营养治疗方案,并通过定期监测进行调整。

4. 充足能量摄入是血液透析患者营养治疗基础,应依据患者年龄、性别、体力活动水平、身体成分、目标体重、并发疾病和炎症水平等,制定个体化热量平衡计划。能量摄入量一般为35kcal/(kg·d);60岁以上、活动量较小、营养状况良好(血清白蛋白>40g/L,SGA评分A级)患者可减少至30~35kcal/(kg·d)。

5. 血液透析患者蛋白质摄入量一般为1.0~1.2g/(kg·d),其中高生物价蛋白质>50%,必要时可补充复方α-酮酸制剂0.12g/(kg·d)。

6. 血液透析患者每日脂肪供能比25%~35%,其中饱和脂肪酸不超过10%,反式脂肪酸不超过1%。可适当提高n-3多不饱和脂肪酸和单不饱和脂肪酸摄入量。

7. 血液透析患者一般膳食钠盐<5g/d;无尿患者钾摄入量<2000mg/d,尿量>1500ml/d,可适当放宽控;磷摄入量600~1000mg/d,合并高磷血症患者<800mg/d;元素钙摄入量<1500mg/d(包含各种药物中的元素钙)。

8. 血液透析患者应适当补充多种水溶性维生素和必需微量元素。合并维生素D不足或缺乏的患者,应补充普通维生素D;补充适量的维生素C、维生素B_6以及叶酸,其中维生素C的推荐摄入量为男性90mg/d,女性75mg/d,不推荐合并高同型半胱氨酸的血液透析患者常规补充叶酸。

9. 血液透析患者若单纯饮食指导不能达到上述日常膳食推荐摄入量,可给予口服营养补充剂;必要时选用低磷、低钾、高能量密度的营养补充剂管饲喂食或肠外营养。

七、终末期肾病常规血液透析导入治疗患者健康宣教

1. 充分理解血液透析治疗的必要性及其带来的风险,保持良好心理状态。

2. 在医生、护士指导下,按照上述营养治疗规范合理膳食,避免暴饮暴食;特别是控制好食盐摄入,合并透析前低钠血症时控制水摄入。

3. 适当运动,并力所能及地参加家务劳动及社会工作。

4. 做好血管通路的日常保养:

(1)以自体动静脉内瘘或移植物静脉内瘘作为血管通路的患者:①保持个人卫生,衣袖宽松防止动静脉内瘘受压,避免血管通路侧肢体负重以及睡眠时受压;②每日检查动静脉内瘘处皮肤有无红、肿、热、痛,有无异常搏动,并触诊震颤、听诊杂音情况;③发现动静脉内瘘异常情况及时向血液透析室(中心)的医护人员汇报,并到医院就诊;④每次血液透析前用肥皂水清洗动静脉内瘘处皮肤,透析后穿刺点敷料应第2日撤除,避免穿刺点沾水(洗澡时以防水贴保护)。

(2)以带隧道带涤纶套中心静脉导管作为血管通路的患者:①注意局部卫生,保持导管周围的皮肤清洁;②避免导管受压及扭曲;③每日观察导管局部敷料有无出血及渗出,发现异常情况及时向血液透析室(中心)的医护人员汇报,并到医院就诊。

5. 血液透析日早餐/午餐应吃好，透析治疗期间不进食正餐；呼吸道传染病疫情期间不聚会、不聚餐，建议乘坐私家车或个人交通工具往返医院；进入血液透析室（中心）后应遵守医院各项规章制度，配合医护人员完成透析治疗；透析结束回到家中后应注意身体状况，发现异常情况及时向血液透析室（中心）的医护人员汇报，并到医院就诊。

6. 合并高血压的患者，建议家中自行监测血压；呼吸道传染病疫情期间每日测量体温；监测每日体重，控制体重增加<1kg/d。

7. 按照医生医嘱，定期完成血液透析治疗相关的各种检验和检查，按时服药。

八、推荐表单

(一) 医师表单

终末期肾病常规血液透析导入治疗临床路径医师表单

适用对象：第一诊断为终末期肾脏病（ICD-10：N18.001）
　　　　　行常规血液透析治疗（ICD-9-CM-3：39.951）

患者姓名：		性别：	年龄：	门诊号：	住院号：
住院日期：	年　月　日	出院日期：	年　月　日		标准住院日：7~14 天

时间	住院第 1 天	住院第 2~4 天
主要诊疗工作	□ 询问病史及体格检查 □ 完成首次病程记录书写 □ 向患者及其家属或委托人告知病情	□ 完成住院病历书写 □ 上级医师查房 □ 完成必要的相关科室会诊 □ 评估患者营养状态（建议） □ 向患者及家属告知血液透析治疗必要性及其相关风险以及注意事项 □ 患者及其家属签署知情同意书
重点医嘱	长期医嘱： □ 肾脏病护理常规 □ 二级护理 □ 低盐、优质低蛋白、低磷、低嘌呤饮食 □ 依据病情选择降压药、降磷药、维生素 D 及其类似物、拟钙剂、红细胞生成刺激剂、低氧诱导因子脯氨酰羟化酶抑制剂及铁剂等慢性肾脏病并发症治疗用药 □ 血管通路状态评估与护理 临时医嘱： □ 血常规、尿常规、粪常规+粪隐血 □ 血液生化 □ 血型、凝血功能、感染性疾病筛查、铁代谢、iPTH 及 25 羟维生素 D（建议） □ 胸片、心电图、超声心动图 □ 动静脉内瘘、移植物血管或中心静脉导管超声检查（必要时） □ 建议血管钙化评估	长期医嘱： □ 肾脏病护理常规 □ 二级护理 □ 低盐、优质低蛋白、低磷、低嘌呤饮食 □ 依据检验结果，调整慢性肾脏病并发症用药 □ 血管通路状态评估与护理 临时医嘱： □ 血管通路换药与抗凝药物封管（必要时）等
主要护理工作	□ 入院宣教 □ 完成护理病历书写 □ 协助患者个人卫生处理 □ 执行医嘱	□ 协助医师和患者完成各项检验与检查 □ 评估血管通路情况，建立护理计划 □ 协助医师进行血管通路的换药以及抗凝剂封管（必要时） □ 对患者及其家属进行血管通路护理和保养的宣教与培训 □ 对患者及其家属进行血液透析治疗必要性、注意事项以及其风险的宣教

续　表

时间	住院第 1 天	住院第 2~4 天
主要护理工作		□ 对患者及其家属进行血液透析治疗后饮食、运动等生活方式以及相关治疗药物使用注意事项的宣教与培训 □ 心理护理 □ 执行医嘱
病情变异记录	□ 无　□ 有，原因： 1. 2.	□ 无　□ 有，原因： 1. 2.
医师签名		

时间	住院第3~5天（透析导入日）	住院第6~14天
主要诊疗工作	□ 评估血管通路功能，必要时给予处理 □ 上级医师查房，确定患者血液透析导入处方 □ 血液透析导入，必要时处理血液透析急性并发症 □ 血液透析治疗后的急性并发症治疗（需要时）	□ 上级医师查房，确定血液透析频率及处方 □ 评估血管通路功能，必要时给予处理 □ 血液透析治疗后的急性并发症治疗（需要时） □ 各种并发症相关指标的复检
重点医嘱	长期医嘱： □ 肾脏病护理常规 □ 二级护理 □ 低盐、优质高蛋白、低磷、低嘌呤饮食 □ 慢性肾脏病并发症治疗用药 □ 血管通路状态评估与护理 临时医嘱： □ 血液透析急性并发症相关检验与检查（必要时） □ 血液透析急性并发症治疗用药（必要时）等	长期医嘱： □ 肾脏病护理常规 □ 二级护理 □ 低盐、优质高蛋白、低磷、低嘌呤饮食 □ 慢性肾脏病并发症治疗用药 □ 血液透析急性并发症（必要时）治疗用药 □ 血管通路状态评估与护理 临时医嘱： □ 血管通路换药与抗凝药物封管（必要时） □ 血常规、血液生化、凝血检验等
主要护理工作	□ 执行医师的透析处方及医嘱，完成透析操作 □ 观察患者病情变化，监测生命体征 □ 观察血管通路并发症，并协助医师进行处理 □ 对患者及其家属进行透析急性并发症、注意事项、应对方式的宣教，并给予心理护理 □ 执行医嘱	□ 透析治疗日同透析导入日 □ 协助完成各项检验和检查 □ 协助医师血管通路的换药及抗凝剂封管（必要时） □ 对患者及其家属进行血管通路护理和保养的宣教与培训 □ 对患者及其家属进行血液透析治疗后饮食与运动等生活方式、相关治疗药物以及生活中注意事项的宣教与培训 □ 心理护理 □ 执行医嘱
病情变异记录	□ 无　□ 有，原因： 1. 2.	□ 无　□ 有，原因： 1. 2.
医师签名		

时间	住院第 7~14 天（出院日）
主要诊疗工作	□ 上级医师查房，确定出院后血液透析治疗频次及处方 □ 上级医师查房，确定慢性肾脏病并发症治疗方案 □ 上级医师查房，评估透析急性并发症情况，明确是否达到出院标准 □ 完成出院体检 □ 完成出院记录、病案首页、出院证明书等 □ 向患者告知出院后血液透析治疗方案及注意事项
重点医嘱	出院医嘱： □ 出院带药 □ 门诊继续血液透析治疗
主要护理工作	□ 完成出院宣教，包括服药方法、频率、血压自我监测、饮食指导、日常生活注意事项等 □ 建立患者及其家属联系方式 □ 指导患者及其家属关于血管通路监测、保养及突发事件处理方法等 □ 告知患者及其家属出院后血液透析日程安排及注意事项等 □ 指导办理出院手续
病情变异记录	□ 无 □ 有，原因： 1. 2.
医师签名	

(二) 护士表单

终末期肾病常规血液透析导入治疗临床路径护士表单

适用对象：第一诊断为终末期肾脏病（ICD-10：N18.001）

行常规血液透析治疗（ICD-9-CM-3：39.951）

患者姓名：	性别：	年龄：	门诊号：	住院号：
住院日期：　年　月　日	出院日期：　年　月　日			标准住院日：7~14天

时间	住院第1天	住院第2~5天
健康宣教	□ 入院宣教 □ 介绍环境设施 □ 介绍住院规章制度及注意事项 □ 介绍主管医师、护士	□ 宣教疾病知识、用药知识及特殊检查操作过程 □ 血管通路护理和保养宣教与培训 □ 血液透析治疗必要性、注意事项以及其风险的宣教 □ 血液透析治疗后饮食、运动等生活方式以及相关治疗药物使用注意事项的宣教与培训
护理处置	□ 核对患者，佩戴腕带 □ 完成护理病历 □ 卫生处置：沐浴、剪指（趾）甲、更换病号服	□ 协助医师和患者完成各项检验和检查 □ 协助医师血管通路的换药及抗凝剂封管（必要时）
基础护理	□ 二级护理 □ 早晚间护理 □ 患者安全管理	□ 二级护理 □ 早晚间护理 □ 患者安全管理
专科护理	□ 护理查体 □ 评估记录生命体征、意识精神状态 □ 评估水肿及皮疹、皮损等情况 □ 评估血管通路情况 □ 需要时，填写跌倒和压疮防范表 □ 心理护理 □ 需要时，留家属陪伴	□ 同入院第1天 □ 评估血管通路情况，建立护理计划
重点医嘱	□ 详见医嘱执行单	□ 详见医嘱执行单
病情变异记录	□ 无　□ 有，原因： 1. 2.	□ 无　□ 有，原因： 1. 2.
护士签名		

时间	住院第 3~5 天（透析导入日）	住院第 6~14 天
健康宣教	□ 血液透析前后注意事项宣教 □ 透析急性并发症、注意事项、应对方式宣教 □ 血液透析后血管通路的观察与保养宣教 □ 给予患者和家属心理支持	□ 血管通路护理和保养的宣教与培训 □ 血液透析治疗后饮食与运动等生活方式、相关治疗药物以及生活中注意事项的宣教与培训
护理处置	□ 执行医师的透析处方及医嘱，完成透析操作 □ 协助医师进行处理血管通路并发症（必要时） □ 协助医师和患者完成检验与检查 □ 协助医师治疗透析急性并发症	□ 透析治疗日执行医生的透析处方及医嘱，完成透析操作 □ 协助医生血管通路的换药及抗凝剂封管（必要时） □ 协助医师和患者完成检验与检查 □ 协助医师治疗透析急性并发症
基础护理	□ 二级护理 □ 早晚间护理 □ 患者安全管理	□ 二级护理 □ 早晚间护理 □ 患者安全管理
专科护理	□ 同入院第 1 天 □ 监测生命体征 □ 观察患者病情变化及不适主诉 □ 观察血管通路并发症	□ 同入院第 1 天 □ 透析治疗日同透析导入日
重点医嘱	□ 详见医嘱执行单	□ 详见医嘱执行单
病情变异记录	□ 无　□ 有，原因： 1. 2.	□ 无　□ 有，原因： 1. 2.
护士签名		

时间	住院第 7~14 天（出院日）
健康宣教	□ 出院宣教，包括服药方法、频率、血压自我监测、饮食指导、日常生活注意事项等 □ 出院后血管通路监测、保养及突发事件处理方法等宣教 □ 出院后血液透析日程安排及注意事项等宣教
护理处置	□ 办理出院手续，整理护理病历 □ 书写出院护理病历
基础护理	□ 二级护理 □ 早晚间护理 □ 患者安全管理
专科护理	□ 完成出院护理体检，重点评估患者生命体征等 □ 建立患者及其家属联系方式
重点医嘱	□ 指导患者及其家属办理出院手续
病情变异记录	□ 无　□ 有，原因： 1. 2.
护士签名	

(三) 患者表单

终末期肾病常规血液透析导入治疗临床路径患者表单

适用对象：第一诊断为终末期肾脏病（ICD-10：N18.001）
　　　　　行常规血液透析治疗（ICD-9-CM-3：39.951）

患者姓名：		性别：	年龄：	门诊号：	住院号：
住院日期：	年　月　日	出院日期：	年　月　日		标准住院日：7~14 天

时间	住院第 1 天	住院第 2~5 天
医患配合	□ 配合医生询问病史、收集病例资料，请务必详细告知身体不适、病情变化、既往病史、用药史、过敏史等 □ 配合进行体格检查 □ 签署各种必要的知情同意书 □ 出现任何新的身体不适告知医师	□ 配合完成采血、留尿、心电图、X 线胸片等相关检验与检查 □ 配合用药及治疗 □ 配合医师评估营养状态 □ 医师向患者及家属介绍病情 □ 医师向患者及家属告知血液透析治疗必要性及其相关风险以及注意事项 □ 签署血液透析知情同意书 □ 出现任何新的身体不适告知医师
护患配合	□ 配合护士护理体检 □ 配合完成入院护理评估单 □ 接受入院宣教 □ 出现任何新的身体不适告知护士	□ 配合护士护理体检 □ 配合完成护理病历记录 □ 接受相关化验检查宣教，正确留取血液和尿液标本 □ 接受输液、服药治疗 □ 接受疾病及用药相关知识指导 □ 接受血液透析治疗必要性、注意事项以及其风险的宣教 □ 接受血液透析治疗后饮食、运动等生活方式以及相关治疗药物使用注意事项的宣教与培训 □ 接受血管通路护理和保养宣教与培训 □ 注意活动安全，避免坠床或跌倒； □ 配合执行探视及陪伴 □ 出现任何新的身体不适告知护士
饮食	□ 低盐、优质高蛋白、低磷、低嘌呤饮食 □ 合并低钠血症时控制水分摄入	□ 同入院第 1 天
排泄	□ 正常排尿便 □ 记录出入液量	□ 同入院第 1 天
活动	□ 适当活动	□ 同入院第 1 天

时间	住院第3~5天（透析导入日）	住院第6~14天
医患配合	□ 遵守医院血液透析室规章制度，配合血液透析治疗 □ 配合完成相关检验与检查 □ 透析治疗后观察血管通路变化 □ 出现任何身体不适告知医师	□ 血液透析治疗同透析导入日 □ 配合完成相关检验与检查 □ 透析治疗后观察血管通路变化 □ 配合医师共同制订长期血液透析治疗方案 □ 出现任何身体不适告知医师
护患配合	□ 配合护士护理体检 □ 配合完成护理病历记录 □ 配合相关检验与检查 □ 接受输液、服药治疗 □ 接受血液透析前后注意事项宣教 □ 接受血液透析后血管通路的观察与保养宣教 □ 接受透析急性并发症、注意事项、应对方式宣教 □ 出现任何身体不适告知护士	□ 配合护士护理体检 □ 配合完成护理病历记录 □ 血液透析治疗日同透析导入日 □ 配合相关检验与检查 □ 接受输液、服药治疗 □ 接受血管通路护理和保养的宣教与培训 □ 接受血液透析治疗后饮食与运动等生活方式、相关治疗药物以及生活中注意事项的宣教与培训 □ 出现任何身体不适告知护士
饮食	□ 低盐、优质高蛋白、低磷、低嘌呤饮食	□ 同透析导入日 □ 合并低钠血症时控制水分摄入
排泄	□ 正常排尿便 □ 记录出入液量	□ 正常排尿便 □ 记录出入液量
活动	□ 适当活动	□ 适当活动

时间	住院第 7~14 天（出院日）
医患配合	□ 配合医师完成出院体检 □ 接受出院后医疗指导 □ 知晓出院后血液透析治疗日程安排以及血液透析注意事项 □ 获取出院诊断书
护患配合	□ 配合护士完成护理体检 □ 接受出院宣教 □ 接受出院后血管通路监测、保养及突发事件处理方法等宣教 □ 接受出院后血液透析日程安排及注意事项等宣教 □ 办理出院手续 □ 获取出院带药，知晓服药方法、作用、注意事项 □ 知晓复印病历的方法
饮食	□ 低盐、优质高蛋白、低磷、低嘌呤饮食 □ 合并低钠血症时控制水分摄入
排泄	□ 正常排尿便 □ 记录出入液量
活动	□ 适当活动

附：原表单（2019年版）

终末期肾脏病常规血液透析导入治疗临床路径表单

适用对象：第一诊断为终末期肾脏病（ICD-10：N18.001）
行常规血液透析治疗（ICD-9-CM-3：39.951）

患者姓名：　　　　　　性别：　　年龄：　　门诊号：　　住院号：

住院日期：　年　月　日　　出院日期：　年　月　日　　标准住院日：7~14 天

时间	住院第 1 天	住院第 2~5 天
主要诊疗工作	□ 询问病史及体格检查 □ 完成病历书写 □ 向患者及其家属或委托人交代病情	□ 上级医师查房 □ 完成必要的相关科室会诊 □ 完成病程书写 □ 签署血液透析知情同意书 □ 向患者及家属交代血液透析注意事项 □ 评估合并症及并发症
重点医嘱	长期医嘱： □ 肾脏病护理常规 □ 二级护理 □ 低盐、优质低蛋白、低磷、低嘌呤饮食 □ 患者既往的基础用药 □ 自体动静脉内瘘或移植物动静脉内瘘侧血管保护及封管医嘱 临时医嘱： □ 血常规+网织红细胞计数、尿常规、便常规+隐血 □ 肝肾功能、营养指标、电解质、血糖、血脂、血型、凝血功能、BNP、感染性疾病筛查（包括乙型肝炎、丙型肝炎、HIV、梅毒等）、铁代谢、iPTH □ X 线胸片、泌尿系统超声、心电图、超声心动图 □ 自体动静脉内瘘或移植物动静脉内瘘彩超、肺部 CT、结核相关标志物、腹部超声检测（必要时）	长期医嘱： □ 肾脏病护理常规 □ 二级护理 □ 低盐、优质低蛋白、低磷、低嘌呤饮食 □ 患者既往基础用药 □ 自体动静脉内瘘或移植物动静脉内瘘侧血管保护及封管医嘱 临时医嘱： □ 其他特殊医嘱
主要护理工作	□ 介绍病房环境、设施和设备 □ 入院护理评估	□ 针对自体动静脉内瘘、移植物动静脉内瘘或带隧道和涤纶套的透析导管的保养和护理进行宣教 □ 透析患者饮食及生活方式教育
病情变异记录	□ 无　□ 有，原因： 1. 2.	□ 无　□ 有，原因： 1. 2.
护士签名		
医师签名		

时间	住院第 6~9 天	住院第 7~14 天（出院日）
主要诊疗工作	□ 开始血液透析 □ 上级医师查房，确定患者诱导透析及维持性血液透析方案 □ 完成病历书写	□ 上级医师查房，进行血管通路评估，确定有无并发症；评估透析情况，确定有无急性并发症，评估血压、贫血和 CKD-MBD 等控制情况，调整治疗方案；明确是否出院 □ 完成出院记录、病案首页、出院证明书等 □ 向患者交代出院后的注意事项 □ 向患者交代维持性血液透析治疗方案
重点医嘱	**长期医嘱:** □ 肾脏病护理常规 □ 二级护理 □ 低盐、优质高蛋白、低磷、低嘌呤饮食 □ 自体动静脉内瘘或移植物动静脉内瘘侧血管保护 □ 患者既往的基础用药 **临时医嘱:** □ 其他特殊医嘱	**出院医嘱:** □ 出院带药 □ 门诊随诊
主要护理工作	□ 观察患者病情变化及心理情绪变化 □ 针对血液透析开始后的自体动静脉内瘘、移植物动静脉内瘘或带隧道和涤纶套的透析导管的保养和护理进行进一步的宣教 □ 针对血液透析的急性并发症进行宣教	□ 指导患者办理出院手续
病情变异记录	□ 无　□ 有，原因： 1. 2.	□ 无　□ 有，原因： 1. 2.
护士签名		
医师签名		

第二十章
慢性肾脏病贫血临床路径释义

一、慢性肾脏病贫血编码
1. 原编码
疾病名称及编码：慢性肾脏病贫血（ICD-10：N18↑D63.8*）
2. 修改编码
疾病名称及编码：慢性肾脏病5期贫血（ICD-10：N18.002†D63.8*）
　　　　　　　　慢性肾脏病贫血（ICD-10：N18.810†D63.8*）

二、临床路径检索方法
（N18.002†/ N18.810†）伴 D63.8*

三、国家医疗保障疾病诊断相关分组（CHS-DRG）
MDCL　肾脏及泌尿系统疾病及功能障碍
LS1　肾炎及肾病
LR1　肾功能不全
LL1　肾透析

四、慢性肾脏病贫血临床路径标准住院流程

（一）适用对象
第一诊断为慢性肾脏病贫血（ICD-10：N18↑D63.8*）。

> **释义**
> ■ 本临床路径针对由于各种慢性肾脏病引起贫血并发症的诊断、确定治疗方案及初步治疗。

（二）诊断依据
根据《临床诊疗指南·肾脏病学分册》（中华医学会肾脏病学分会编著）、《临床技术操作规范·肾脏病学分册》（中华医学会肾脏病学分会编著）、《肾性贫血诊断与治疗中国专家共识》和《慢性肾脏病诊治指南》（2006年美国 K/DOQI 工作组）。
1. 有慢性肾脏病史。
2. 实验室检查：成人男性血红蛋白小于 130g/L，成年非妊娠女性小于 120g/L，成年妊娠女性小于 110g/L。
3. 排除失血性、营养不良性、溶血性、再生障碍性贫血及其他非慢性肾脏病贫血。

> **释义**
> ■ 根据《中国肾性贫血诊治临床实践指南》（中华医学杂志，2021年，中国医师协会肾脏内科医师分会肾性贫血指南工作组编著）和国家卫生健康委"十三五"全国高等学校规划教材《内科学》（人民卫生出版社，2018年，第9版，葛均波、徐永健、王辰主编）。
> ■ 该诊断标准主要参考WHO推荐（https：//www.who.int/nutrition/publications/en/ida_assessment_prevention_control.pdf），年龄>15岁的CKD贫血诊断标准，排除其他原因引起的贫血。
> ■ 诊断时应考虑患者年龄、种族、居住地的海拔高度对Hb的影响。居住海平面地区的成年人，男性Hb<130g/L，非妊娠女性Hb<120g/L，妊娠女性Hb<110g/L，可诊断贫血。排除失血性、营养不良性、溶血性、血液系统疾病导致贫血及其他非慢性肾脏病贫血。

（三）治疗方案的选择

根据《临床诊疗指南·肾脏病学分册》（中华医学会肾脏病学分会编著）、《临床技术操作规范·肾脏病学分册》（中华医学会肾脏病学分会编著）和《慢性贫血诊断与治疗中国专家共识》。

1. 增加铁储备：可选用口服或静脉铁剂增加铁储备，血液透析患者优先选择静脉使用铁剂，非透析患者或腹膜透析患者，可以静脉或口服使用铁剂。静脉铁剂补充剂量根据患者转铁蛋白饱和度（TSAT）和血清铁蛋白水平，若患者TSAT<20%和/或血清铁蛋白<100ng/ml，需静脉补铁100~125毫克/周，若患者TSAT<20%，血清铁蛋白≥100ng/ml，则每周一次静脉补铁25~125mg。
2. 使用促红细胞生成素：根据治疗初期患者的实际情况，一般采用100~150U/（kg·w）的剂量，每周1~3次皮下或静脉注射。

> **释义**
> ■ 根据《中国肾性贫血诊治临床实践指南》（中华医学杂志，2021年）和国家卫生健康委"十三五"全国高等学校规划教材（人民卫生出版社，2018年，第9版）。
> ■ 肾性贫血治疗的Hb靶目标为Hb≥110g/L，但不超过130g/L。
> ■ 铁剂治疗：铁代谢指标的靶目标为血清铁蛋白（SF）>100μg/L且转铁蛋白饱和度（TSAT）>20%。应维持SF 200~500μg/L，TSAT 20%~50%。可选用口服或静脉铁剂增加铁储备，血液透析患者优先选择静脉使用铁剂，非透析患者或腹膜透析患者，可以静脉或口服使用铁剂。静脉铁剂补充剂量根据患者转铁蛋白饱和度（TSAT）和血清铁蛋白水平，若患者TSAT<20%和/或血清铁蛋白<100ng/ml，需静脉补铁100~125毫克/周，若患者TSAT<20%，血清铁蛋白≥100ng/ml，则每周一次静脉补铁25~125mg。

- 非透析患者及腹膜透析患者可先口服途径补铁或根据铁缺乏状态应用静脉铁剂治疗。血液透析患者由于透析管路或透析器中的残留血液以及血液采样等血液丢失较多、具有血管通路优势，应优先选择静脉途径补铁，因为口服铁剂往往难以达到足够的铁储备。
- 给予初始剂量静脉铁剂治疗时，在输注60分钟内，应对患者进行监护，需配有抢救设备及药物。由受过专业培训的医护人员对其严重不良反应进行评估。有全身活动性感染时，禁用静脉铁剂治疗。
- 促红细胞生成素治疗：纠正绝对铁缺乏后Hb＜100g/L的患者，给予促红细胞生成素治疗。
- 接受促红细胞生成素治疗过程中，应权衡纠正贫血相关症状带来的利与弊，以及可能导致的合并风险（如高血压、血栓栓塞发生卒中、血管通路功能不良等）；应处理好各种导致贫血的可逆性因素（包括铁缺乏和炎性状态等）。既往有恶性肿瘤等病史的慢性肾脏病患者应慎用促红细胞生成素。
- 初始促红细胞生成素治疗的目标是血红蛋白每月增加10~20g/L，应尽量避免1个月内血红蛋白增幅超过20g/L。
- 应根据患者的血红蛋白水平、血红蛋白变化速度、目前促红细胞生成素的使用剂量以及临床情况等多种因素调整用药剂量。推荐在促红细胞生成素治疗4周后再调整剂量，促红细胞生成素剂量调整的最小间隔时间为2周。
- 出现以下情况可考虑输血治疗：已出现贫血相关症状及体征的严重贫血者，如急性失血致血流动力学不稳定者；伴慢性失血且对促红细胞生成素不敏感患者。慢性贫血治疗时，如病情允许的情况下应尽量避免输注红细胞，以减少发生输血反应的风险。适合器官移植的患者，在病情允许的情况下应避免输注红细胞，以减少发生同种致敏的风险。

（四）标准住院日为7~10天

释义

- 住院期间主要完成肾性贫血的诊断、评估、制订治疗方案。

（五）进入路径标准

1. 第一诊断必须符合ICD-10：N18.002↑D63.8*慢性肾脏病贫血疾病编码。
2. 当患者同时具有其他疾病诊断时，但住院期间不需要特殊处理，也不影响第一诊断的临床路径流程实施时，可以进入路径。

释义

- 第一诊断必须符合慢性肾脏病5期贫血（ICD-10：N18.002†D63.8*）、慢性肾脏病贫血（ICD-10：N18.810†D63.8*）编码。

(六) 住院期间检查项目

1. 必需的检查项目
(1) 血常规、尿常规、大便常规和隐血。
(2) 肝肾功能、eGFR、白蛋白、碱性磷酸酶、电解质、血糖、血脂、血型、凝血功能、感染性疾病筛查（乙型肝炎、丙型肝炎、HIV、梅毒等）、CRP、铁代谢指标（血清铁、总铁结合力、转铁蛋白饱和度、血清铁蛋白）、叶酸、维生素 B_{12}、iPTH。
(3) 胸片、心电图、超声心动图。

2. 根据患者情况可选择的检查项目
(1) 网织红细胞、骨髓细胞学检查。
(2) 肿瘤标志物检查。
(3) 复查血常规及铁代谢指标等。
(4) 腹部超声检查。

> **释义**
>
> ■ 贫血诊断是复杂的临床问题，只有系统规范地检查和评估，才能进行正确诊断。
>
> ■ 需要检测 Hb、红细胞比容（Hct），红细胞指标[红细胞计数、平均红细胞体积（MCV）、平均红细胞 Hb 量（MCH）、平均红细胞 Hb 浓度（MCHC）以及网织红细胞计数]。
>
> ■ 铁储备和铁利用指标：血清铁蛋白浓度、转铁蛋白饱和度、网织红细胞血红蛋白含量。血清铁蛋白用来评价体内储存铁的情况；血清转铁蛋白饱和度或网织红细胞血红蛋白含量，是铁缺乏筛查和诊断的早期指标，用于评价生成红细胞的铁的充分性。
>
> ■ 若发现临床表现不符合肾性贫血，如三系降低、大细胞性贫血、网织红细胞异常增生，应考虑造血干细胞增殖分化障碍、巨幼红细胞贫血、溶血等其他疾病引起的贫血。可结合实验室检查进一步明确贫血原因，如维生素 B_{12}、叶酸检测、骨髓病理检查等。透析患者需检测透析充分性指标。
>
> ■ 患者应常规进行粪便潜血检测，必要时行胃肠镜检查，明确是否存在消化道出血；对女性患者应注意是否存在妇科疾病引起的出血；特别要注意没有明显临床症状与体征的隐匿性出血性疾病。

(七) 住院后 7~10 天（工作日）

制订随访频度、随访时的检查计划和治疗计划等。

> **释义**
>
> ■ 接受稳定促红细胞生成素治疗的慢性肾脏病患者，每 3 个月至少监测铁状态 1 次；未接受 ESA 治疗的 CKD 3~5 期非透析患者，每 3 个月监测铁状态 1 次，出现贫血时应首先进行铁状态的评价；未接受促红细胞生成素治疗的维持性血液透析患者，应每 3 个月监测铁状态 1 次。

- 以下情况需增加铁状态的监测频率,以决定是否开始、继续或停止铁剂治疗:开始促红细胞生成素治疗时;调整促红细胞生成素剂量时;有出血存在时;静脉铁剂治疗后监测疗效时;有其他导致铁状态改变的情况,如合并感染未控制时。
- 促红细胞生成素初始治疗期间应每月至少监测血红蛋白水平1次;维持治疗期间,CKD3~5期未接受透析和CKD5期接受腹膜透析治疗的患者,至少每3个月测量血红蛋白1次;CKD5期接受血液透析的患者至少每月测量血红蛋白1次。

(八) 治疗方案与药物选择

1. 纠正原发病因和可逆因素,预防贫血加重。
2. 根据病情,积极纠正贫血,改善合并存在的失血、溶血、感染、心力衰竭等。

释义

- 肾性贫血治疗涉及促红细胞生成素、铁剂、营养状态以及透析充分性等多方面。
- 纠正原发病因和可逆因素,包括营养状态、炎症、继发性甲状旁腺功能亢进、药物、透析充分性等,积极纠正贫血。
- 口服铁剂剂量为150~200 mg/d(元素铁),治疗1~3个月后再次评价铁状态。静脉铁剂治疗:初始治疗阶段剂量:每月800~1000mg,1次或多次静脉滴注。若SF<500μg/L和TAST<30%,可重复治疗1个疗程。维持治疗阶段:每1~2周100mg,原则上SF>500 μg/L应暂停治疗。
- 慢性肾脏病贫血患者中常常存在一定程度的铁缺乏,铁缺乏是导致促红细胞生成素治疗反应差的主要原因。有些患者给予充足的铁补充,不仅可以改善贫血,还可减少促红细胞生成素的使用剂量,甚至在未使用促红细胞生成素的情况下也能改善贫血。但是,铁剂补充过量可导致铁超载,导致死亡、心血管事件、住院或感染风险增加。非透析和腹膜透析患者优先选择口服补铁治疗,如多糖铁复合物等;血液透析患者优先选择静脉铁剂治疗,如蔗糖铁等铁剂。
- 促红细胞生成素治疗的目的是补充慢性肾脏病患者的绝对或相对EPO不足。慢性肾脏病患者的贫血病因多样,只有排除其他贫血原因后诊断为肾性贫血的慢性肾脏病患者,纠正绝对铁缺乏后如果Hb<100g/L,才适用促红细胞生成素治疗。
- 根据慢性肾脏病患者Hb水平和临床情况决定促红细胞生成素初始治疗剂量,促红细胞生成素一般采用每周50~150U/kg的剂量,每周1~3次皮下或静脉注射。初始促红细胞生成素治疗的目标是血红蛋白每月增加10~20g/L,应避免4周内血红蛋白增幅超过20g/L。增幅超过20g/L,应减少ESAs剂量的25%。在治疗效果和安全性一致的条件下,可选用长效重组人红细胞生成素减少注射次数,提高患者依从性。
- 根据患者的血红蛋白水平、血红蛋白变化速度、目前促红细胞生成素的使用剂量以及临床情况等多种因素调整用药剂量。推荐在促红细胞生成素治疗4周后再调整剂量,促红细胞生成素剂量调整的最小间隔时间为2周。

（九）出院标准

1. 不需要继续住院诊治的并发症或合并症。
2. 让患者理解慢性肾脏病贫血的持续治疗过程，定期门诊随访。

> **释义**
>
> ■ 门诊随访期间，已经达标的血红蛋白值，如果超过或低于理想范围，需要进行剂量调整。调整促红细胞生成素剂量的频率，应该根据起始治疗期间血红蛋白的上升速度、维持治疗期间血红蛋白的稳定性情况以及监测频率来决定。
>
> ■ 当需要下调血红蛋白水平时，应减少促红细胞生成素剂量，但没必要停止给药。停止给予促红细胞生成素，尤其是长时间停药，可能导致血红蛋白持续降低，使血红蛋白降低到目标范围以下。

（十）变异及原因分析

1. 其他原因引起的贫血，不符合典型的肾性贫血，不进入本路径。
2. 新出现的手术并发症或合并症，需要进行相关的诊断和治疗。

五、慢性肾脏病贫血临床路径给药方案

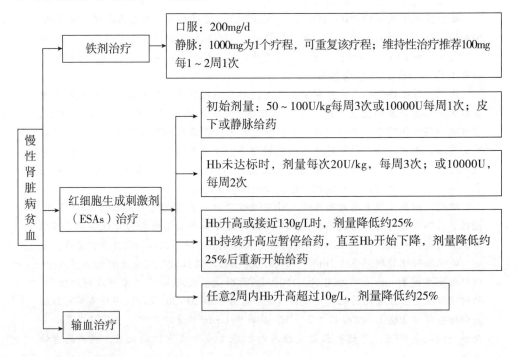

（一）用药选择

1. 慢性肾脏病贫血患者中常常存在一定程度的铁缺乏，铁缺乏是导致红细胞生成刺激剂（ESA）治疗反应差的主要原因。给予充足的铁补充，不仅可以改善贫血，还可减少ESA的使用剂量，甚至在未使用ESA的情况下也能改善贫血。非透析患者及腹膜透析患者可先口服途径补铁，或根据铁缺乏状态应用静脉铁剂治疗；血液透析患者应优先选择静脉途径补铁。

2. 出现以下情况可考虑输血治疗：已出现贫血相关症状及体征的严重贫血者，如急性失血致血流动力学不稳定者；对于处理和治疗病因疾病后仍存在 ESAs 低反应性的患者，建议采用个体化方案进行治疗，并评估 Hb 下降、继续 ESAs 治疗和输血治疗的风险。慢性贫血治疗时，病情允许的情况下应尽量避免输注红细胞，减少输血反应的风险。适合器官移植的患者，在病情允许的情况下应避免输注红细胞，以减少发生同种致敏的风险。

（二）药学提示

ESA 治疗时，接受血液透析治疗的患者，建议采用静脉或皮下注射方式给药；与等效的静脉给药相比，皮下注射可以降低药物用量。非透析患者和腹膜透析患者建议采用皮下注射途径给药。

（三）注意事项

铁剂治疗注意事项：①给予初始剂量静脉铁剂治疗时，输注 60 分钟内应对患者进行监护，需配有复苏设备及药物，有受过专业培训的医护人员对其严重不良反应进行评估；②有全身活动性感染时，禁用静脉铁剂治疗。

六、慢性肾脏病贫血护理规范

1. 静脉铁剂可有轻微输液反应，表现为皮肤潮红、轻度胸部不适、头晕、恶心、瘙痒等。
2. 静脉铁剂治疗可能发生超敏反应风险。因此，静脉输注铁剂前应常规评估患者是否存在高危因素。首次给予静脉铁剂治疗时，应对患者进行监护，需配有抢救设备及药物。
3. 静脉铁剂外渗可导致局部皮肤反应：铁剂渗漏可引起局部组织疼痛、炎症反应、局部褐色变，通常不需要特殊处理。严重时发生坏死，需要外科干预。
4. 个别患者应用 rHuEPO 1~2 小时后，可出现肌痛、骨骼疼痛、低热、出汗等症状，可持续 12 小时，2 周后可自行消失。

七、慢性肾脏病贫血营养治疗规范

1. 口服铁剂应餐后服用，以减轻对胃肠道刺激作用。
2. 避免与影响铁剂吸收的食物或饮料同时服用，包括富含鞣酸的茶叶，含钙、磷丰富的食物如牛奶、花生仁等。

八、慢性肾脏病贫血患者健康宣教

1. 改善贫血可以避免输血，减少心血管事件发生，改善认知功能和提高生活质量。
2. 治疗期间应密切监测高血压、血栓栓塞性疾病、肿瘤及心脑血管等并发症发生与变化。
3. 口服铁剂避免与降低胃液酸度的药物同时服用，降低口服铁剂的吸收，包括碳酸氢钠、氢氧化铝等碱性药物，以及抑制胃酸分泌的质子泵抑制剂和 H_2 受体阻断剂类药物。
4. 某些抗菌药物和中成药可以与铁剂发生化学反应，形成难以吸收或溶解度降低的复合物而影响口服铁剂疗效。
5. 大多数促红细胞生成素建议 2~8 ℃保存，不允许冷链中断。

九、推荐表单

(一) 医师表单

慢性肾脏病贫血临床路径医师表单

适用对象：第一诊断为慢性肾脏病 5 期贫血（ICD-10：N18.002†D63.8*）、慢性肾脏病贫血（ICD-10：N18.810†D63.8*）

患者姓名：		性别： 年龄： 门诊号：	住院号：
住院日期：	年 月 日	出院日期： 年 月 日	标准住院日：7~10 天

时间	住院第 1 天	住院第 2~5 天
主要诊疗工作	□ 询问病史及体格检查 □ 完成病历书写 □ 上级医师查房 □ 向患者及其家属或委托人交代病情	□ 上级医师查房 □ 完成必要的相关科室会诊和重要的相关检查 □ 完成病历书写 □ 向患者及家属交代引起贫血的主要原因和初步诊治计划
重点医嘱	长期医嘱： □ 肾脏病护理常规 □ 二级护理 □ 低盐、优质低蛋白、低磷、低嘌呤饮食 □ 患者既往的基础用药 临时医嘱： □ 血常规、尿常规、大便常规 □ 肝肾功能、eGFR、白蛋白、碱性磷酸酶、电解质、血糖、血脂、血型、凝血功能、传染性疾病筛查、CRP、iPTH、铁代谢指标、叶酸、维生素 B_{12} □ 胸片、心电图、超声心动图 □ 网织红细胞、骨髓细胞学检查、肿瘤标志物检查（必要时）	长期医嘱： □ 肾脏病护理常规 □ 二级护理 □ 低盐、优质低蛋白、低磷、低嘌呤饮食 □ 患者既往基础用药 □ 口服或静脉铁剂 □ 促红细胞生成素 临时医嘱： □ 其他特殊医嘱
主要护理工作	□ 介绍病房环境、设施和设备 □ 入院护理评估	□ 慢性肾脏病贫血相关内容的健康宣教
病情变异记录	□ 无 □ 有，原因： 1. 2.	□ 无 □ 有，原因： 1. 2.
医师签名		

时间	住院第 6~9 天	住院第 7~10 天 （出院日）
主要 诊疗 工作	□ 上级医师查房 □ 完成病历记录 □ 综合分析检查结果，决定治疗方案或下一步检查 　计划	□ 完成病历记录 □ 向患者及家属交代病情及门诊随访注意 　事项 □ 办理出院手续
重 点 医 嘱	长期医嘱： □ 肾脏病护理常规 □ 二级护理 □ 低盐、优质低蛋白、低磷、低嘌呤饮食 □ 患者既往基础用药 □ 口服或静脉铁剂 □ 促红细胞生成素 临时医嘱： □ 其他特殊医嘱	长期医嘱： □ 出院带药 □ 随访化验单 □ 门诊随诊 临时医嘱： □ 其他特殊医嘱
主要 护理 工作	□ 观察患者病情变化 □ 心理与生活护理	□ 观察患者病情变化 □ 教育患者出院后应和医护人员保持密切 　联系
病情 变异 记录	□ 无　□ 有，原因： 1. 2.	□ 无　□ 有，原因： 1. 2.
医师 签名		

（二）护士表单

慢性肾脏病贫血临床路径护士表单

适用对象：第一诊断为慢性肾脏病 5 期贫血（ICD-10：N18.002†D63.8*）、慢性肾脏病贫血（ICD-10：N18.810†D63.8*）

患者姓名：		性别：	年龄：	门诊号：	住院号：
住院日期：	年 月 日	出院日期：	年 月 日		标准住院日：7~10 天

时间	住院第 1 天	住院第 2~5 天
健康宣教	□ 介绍主管医师、护士 □ 介绍环境、设施 □ 介绍住院注意事项 □ 向患者介绍相应的治疗性饮食	□ 主管护士与患者沟通，了解并指导心理应对 □ 慢性肾脏病贫血相关内容的健康宣教
护理处置	□ 核对患者，佩戴腕带 □ 建立入院护理病历 □ 入院护理评估	□ 协助医师完成各项检查化验 □ 观察用药反应
基础护理	□ 一/二级护理 □ 口腔护理 □ 晨晚间护理 □ 患者安全管理	□ 一/二级护理 □ 口腔护理 □ 晨晚间护理 □ 患者安全管理
重点医嘱	□ 详见医嘱执行单	□ 详见医嘱执行单
病情变异记录	□ 无　□ 有，原因： 1. 2.	□ 无　□ 有，原因： 1. 2.
护士签名		

时间	住院第 6~9 天	住院第 7~10 天 （出院日）
健康宣教	□ 观察患者病情变化 □ 心理与生活护理	□ 出院宣教 □ 复查时间 □ 服药方法频率 □ 用药自我观察方法 □ 活动注意事项 □ 饮食指导 □ 指导办理出院手续 □ 教育患者出院后应和医护人员保持密切联系
护理处置	□ 观察用药反应	□ 办理出院手续，整理护理病历 □ 书写出院手续
基础护理	□ 一/二级护理 □ 口腔护理 □ 晨晚间护理 □ 患者安全管理	□ 一/二级护理 □ 口腔护理 □ 晨晚间护理 □ 患者安全管理
重点医嘱	□ 详见医嘱执行单	□ 详见医嘱执行单
病情变异记录	□无 □有，原因： 1. 2.	□无 □有，原因： 1. 2.
护士签名		

（三）患者表单

慢性肾脏病贫血临床路径患者表单

适用对象：第一诊断为慢性肾脏病 5 期贫血（ICD-10：N18.002†D63.8*）、慢性肾脏病贫血（ICD-10：N18.810†D63.8*）

| 患者姓名： | 性别： | 年龄： | 门诊号： | 住院号： |

| 住院日期：年 月 日 | 出院日期：年 月 日 | 标准住院日：7~10 天 |

时间	入院当日	住院期间（第2~9天）	住院第7~10天（出院日）
医患配合	□ 配合询问病史、收集资料，请务必详细告知既往史、用药史、过敏史 □ 配合进行体格检查 □ 签署各种必要的知情同意书 □ 有任何不适告知医师	□ 配合完善相关检查、化验，如采血、留尿、心电图、X线胸片等 □ 医师向患者及家属介绍病情 □ 配合用药及治疗 □ 配合医师调整用药	□ 接受出院前指导 □ 知道复查程序 □ 获取出院诊断书
护患配合	□ 配合测量体温、脉搏、呼吸、血压、血氧饱和度、体重 □ 配合完成入院护理评估单（简单询问病史、过敏史、用药史） □ 接受入院宣教（环境介绍、病室规定、订餐制度、贵重物品保管等） □ 有任何不适告知护士	□ 配合测量体温、脉搏、呼吸，询问每日排便情况 □ 接受相关化验检查宣教，正确留取标本，配合检查 □ 有任何不适告知护士 □ 接受输液、服药治疗 □ 注意活动安全，避免坠床或跌倒 □ 配合执行探视及陪伴 □ 接受疾病及用药等相关知识指导	□ 接受出院宣教 □ 办理出院手续 □ 获取出院带药 □ 知晓服药方法、作用、注意事项 □ 知道复印病历方法
饮食	□ 优质低蛋白饮食	□ 优质低蛋白饮食	□ 优质低蛋白饮食
排泄	□ 正常排尿便 □ 记录出入液量	□ 正常排尿便 □ 记录出入液量	□ 正常排尿便 □ 记录出入液量
活动	□ 卧床休息	□ 卧床休息	□ 卧床休息

附：原表单（2016年版）

慢性肾脏病贫血临床路径表单

适用对象：第一诊断为慢性肾脏病贫血（ICD-10：N18.002↑D63.8*）

患者姓名：		性别：	年龄：	门诊号：	住院号：
住院日期：	年 月 日	出院日期：		年 月 日	标准住院日：7~10天

时间	住院第1天	住院第2~5天
主要诊疗工作	□ 询问病史及体格检查 □ 完成病历书写 □ 上级医师查房 □ 向患者及其家属或委托人交代病情	□ 上级医师查房 □ 完成必要的相关科室会诊和重要的相关检查 □ 完成病历书写 □ 向患者及家属交代引起贫血的主要原因和初步诊治计划
重点医嘱	**长期医嘱：** □ 肾脏病护理常规 □ 二级护理 □ 低盐、优质低蛋白、低磷、低嘌呤饮食 □ 患者既往的基础用药 **临时医嘱：** □ 血常规、尿常规、大便常规 □ 肝肾功能、碱性磷酸酶、电解质、血糖、血脂、血型、凝血功能、传染性疾病筛查、CRP、iPTH、铁代谢指标、叶酸、维生素B_{12} □ 胸片、心电图、超声心动图 □ 网织红细胞、骨髓细胞学检查、肿瘤标志物检查（必要时）	**长期医嘱：** □ 肾脏病护理常规 □ 二级护理 □ 低盐、优质低蛋白、低磷、低嘌呤饮食 □ 患者既往基础用药 □ 口服或静脉铁剂 □ 促红细胞生成素 **临时医嘱：** □ 其他特殊医嘱
主要护理工作	□ 介绍病房环境、设施和设备 □ 入院护理评估	□ 慢性肾脏病贫血相关内容的健康宣教
病情变异记录	□ 无 □ 有，原因： 1. 2.	□ 无 □ 有，原因： 1. 2.
护士签名		
医师签名		

时间	住院第 6~9 天	住院第 7~10 天 （出院日）
主要 诊疗 工作	□ 上级医师查房 □ 完成病历记录 □ 综合分析检查结果，决定治疗方案或下一步检查计划	□ 完成病历记录 □ 向患者及家属交代病情及门诊随访注意事项 □ 办理出院手续
重点医嘱	长期医嘱： □ 肾脏病护理常规 □ 二级护理 □ 低盐、优质低蛋白、低磷、低嘌呤饮食 □ 患者既往基础用药 □ 口服或静脉铁剂 □ 促红细胞生成素 临时医嘱： □ 其他特殊医嘱	长期医嘱： □ 出院带药 □ 随访化验单 □ 门诊随诊 临时医嘱： □ 其他特殊医嘱
主要 护理 工作	□ 观察患者病情变化 □ 心理与生活护理	□ 观察患者病情变化 □ 教育患者出院后应和医护人员保持密切联系
病情 变异 记录	□ 无 □ 有，原因： 1. 2.	□ 无 □ 有，原因： 1. 2.
护士 签名		
医师 签名		

第二十一章

慢性肾脏病肾性骨病活性维生素D使用临床路径释义

一、慢性肾脏病肾性骨病编码

1. 原编码

疾病名称及编码：慢性肾脏病肾性骨病（ICD-10：N25.002+M90.8*）

2. 修改编码

疾病名称及编码：慢性肾脏病肾性骨病（ICD-10：N25.0）

二、临床路径检索方法

N25.0

三、国家医疗保障疾病诊断相关分组（CHS-DRG）

MDCL　肾脏及泌尿系统疾病及功能障碍

LL1　肾透析

LR1　肾功能不全

四、慢性肾脏病肾性骨病临床路径标准住院流程

（一）适用对象

第一诊断为慢性肾脏病肾性骨病（ICD-10：N25.002+M90.8*）。

（二）诊断依据

根据《临床诊疗指南·肾脏病学分册》（中华医学会肾脏病学分会编著）、《临床技术操作规范·肾脏病学分册》（中华医学会肾脏病学分会编著）、《慢性肾脏病诊治指南》（2009年美国K/DOQI工作组）和《中国慢性肾脏病矿物质和骨异常诊治指南》（2019年）。

1. 慢性肾脏病3期至5期患者（包括透析和移植患者）。
2. 慢性肾脏病时的矿物质和骨代谢紊乱引起全身（系统性）疾病，具有下列一个或一个以上表现：

（1）生化检查异常：钙、磷、PTH或维生素D代谢异常。

（2）骨组织形态学异常。

（3）骨以外的广泛钙化。

> **释义**
>
> ■ 根据《临床诊疗指南·肾脏病学分册》（中华医学会肾脏病学分会编著）、《临床技术操作规范·肾脏病学分册》（中华医学会肾脏病学分会编著）、《慢性肾脏病诊治指南》（2009年美国K/DOQI工作组）和《中国慢性肾脏病矿物质和骨异常诊治指南》（2019年国家肾脏疾病临床医学研究中心编写）。

> ■ 肾性骨病为 CKD-MBD 的重要组成部分。CKD-MBD 生化检查异常是诊断慢性肾脏病肾性骨病的初步依据，患者常表现为血钙磷、PTH 及 25（OH）D 水平改变。其中，25（OH）D 水平对判断抗体维生素 D 状态及制订肾性骨病诊疗方案有重要意义。骨组织形态学异常即肾性骨病，主要包括转运异常、矿化异常、骨量异常，临床表现为骨痛、骨折、骨畸形、身高变矮等，评估方法为骨骼 X 线、骨特异性碱性磷酸酶和骨源性胶原代谢转化标志物等，有条件单位进行骨活检。根据骨活检结果，肾性骨病可分为高转运骨病、低转运骨病、混合性骨病等，各型治疗原则有重要差别。本章活性维生素 D 的使用主要涉及高转运骨病及混合性骨病患者。慢性肾脏病患者可以进行骨密度检查以评估骨折风险。骨以外的广泛钙化包括血管钙化、心瓣膜钙化和软组织钙化等，是慢性肾脏病肾性骨病的一个主要组成部分，也是慢性肾脏病患者心血管疾病高发生率和高死亡率的高风险因素，应予足够重视。《活性维生素 D 在慢性肾脏病继发性甲旁亢中合理应用的专家共识（修订版）》（活性维生素 D 的合理应用专家协作组，2005 年）、《中国慢性肾脏病矿物质和骨异常诊治指南》（2019 年）。

（三）治疗方案的选择

根据《临床诊疗指南·肾脏病学分册》（中华医学会肾脏病学分会编著）、《临床技术操作规范·肾脏病学分册》（中华医学会肾脏病学分会编著）。

1. 纠正血钙血磷：指导患者低磷饮食，每日磷摄入量 0.8~1.0g。低血钙的患者可选用碳酸钙口服；高血磷的患者可选用碳酸钙、醋酸钙或其他磷结合剂餐中嚼服；将血钙和血磷控制或尽量控制在正常范围内，避免出现高血钙。

2. 纠正维生素 D 缺乏状态：通过检测 25（OH）D 水平，明确是否存在维生素 D 缺乏，对于后者，应补充营养性维生素 D，这是肾性骨病治疗的基础。

3. 使用活性维生素 D：在控制钙磷、纠正维生素 D 缺乏的前提下，根据患者的实际情况，轻、中度继发性甲状旁腺功能亢进的患者，活性维生素 D 的起始剂量 0.25~0.5μg/d；中、重度继发性甲状旁腺功能亢进的患者可采用口服冲击疗法，提高治疗的有效性，减少高血钙和高血磷的发生。根据 iPTH 的不同水平，国内专家共识建议的起始口服剂量为：

（1）iPTH 300~500pg/ml，每次 1~2μg，每周 2 次。
（2）iPTH 500~1000pg/ml，每次 2~4μg，每周 2 次。
（3）iPTH＞1000pg/ml，每次 4~6μg，每周 2 次。

血液透析患者可于透析结束时静脉用药，效果更佳，依从性较好，疗效相当。但需要注意，过高剂量的活性维生素 D 可促进高钙高磷血症及血管钙化进展，应密切监测血钙磷水平，必要时减量或停药。目前大多学者建议活性维生素 D 最大剂量不超过每周 7~8μg。

> **释义**
> ■ 高磷血症是慢性肾脏病肾性骨病的中心环节。高磷血症增加透析患者心血管死亡风险。降低血磷的方法主要包括低磷饮食、服用磷结合剂和肾替代治疗。降低每日磷摄入量应在保证营养的前提下进行，加强低磷饮食健康教育对控制磷摄入量有重要意义。含钙的磷结合剂常用于纠正高磷血症，但在伴有高钙血症、iPTH 降低

或明显血管钙化的患者中应慎用。多项研究已证实，高钙血症与死亡率存在明确的相关性。综上，应将血钙和血磷控制或尽量控制在正常范围内，避免出现高血钙。

■ 继发性甲状旁腺功能亢进甲状旁腺功能亢进是慢性肾脏病肾性骨病患者的主要病因之一，积极纠正继发性甲状旁腺功能亢进是肾性骨病的主要治疗手段。补充外源性 1, 25 $(OH)_2D$（活性维生素 D）或 1 $(OH)D$（可在体内转化为活性维生素 D）可有效治疗继发性甲状旁腺功能亢进及肾性骨病。需要注意，由于活性维生素 D 可升高血钙、血磷水平，并有加重血管钙化的潜在风险，因此治疗前应尽量纠正高磷、高钙血症，并从小量开始使用。在明显血管钙化患者中应慎用。

■ 在纠正可干预因素后，如 iPTH 水平仍进行性升高或持续高于正常上限，可使用活性维生素 D 或其类似物。轻、中度继发性甲状旁腺功能亢进患者活性维生素 D 起始剂量为 0.25~0.5μg/d，治疗中应监测血钙磷，达标后酌情缓慢减量。中、重度继发性甲状旁腺功能亢进可间断口服冲击治疗，以提高疗效并减少高钙和高磷血症的发生。冲击治疗时间不宜过长。对于透析患者，建议维持 iPTH 水平在正常值上限 2~9 倍。应根据血清钙、磷、iPTH 和血管钙化等变化调整活性维生素 D 及其类似物的剂量。当伴有高钙、高磷或 iPTH 水平小于正常值上限 2 倍时，这些药物须减量或停用。最好在夜间睡前服药，以减少高钙血症发生。静脉大剂量间歇疗法（透析后弹丸式注射）不经过肝酶代谢，生物利用度高，而高钙血症发生率低，特别适用于血液透析患者。当活性维生素 D 及其类似物无效时，可使用拟钙剂或行甲状旁腺切除、射频消融等手术治疗。

■ 由于近期关于活性维生素 D 及其类似物的 RCT 研究在改善临床结局方面并未得出有效的结论，并可能增加钙负荷，因此 2016 年 KDIGO 更新指南对原治疗方案做出了一些修订，不建议成人 CKD3a~5 期非透析患者常规使用活性维生素 D 及其类似物，但对于合并严重的、进行性甲状旁腺功能亢进的 CKD4~5 期患者，可使用活性维生素 D 及其类似物。

■ 使用活性维生素 D：在控制钙磷的前提下，合理使用活性维生素 D。CKD G3a~G5 期未接受透析的成年患者，不建议常规使用活性维生素 D 及其类似物。伴严重、进行性甲状旁腺功能亢进的 CKD G4~G5 期患者，可使用活性维生素 D 及其类似物。儿童患者可考虑使用活性维生素 D 及其类似物，以维持患儿血钙水平在相应年龄的正常范围。CKD G5D 期需要降低 PTH 的患者，建议使用活性维生素 D 及其类似物、拟钙剂，三者均可作为一线治疗药物。如单独使用疗效欠佳，且无联用的禁忌证，活性维生素 D 或其类似物可与拟钙剂联合治疗。

（四）标准住院日为 7~10 天

释义

■ 慢性肾脏病肾性骨病患者入院后，第 1~2 天行血钙磷、iPTH 及其他生化检查，第 1~3 天行血管及软组织钙化（侧位腹 X 线平片、冠状动脉螺旋 CT 等）、心瓣膜钙化（超声心动图）检查，必要时可选择甲状旁腺超声、骨活检、骨密度检查。其后开始药物治疗，主要观察临床症状的缓解情况和有无药物副作用，总住院时间 7~10 天符合本路径要求。

（五）进入路径标准

1. 第一诊断必须符合 ICD-10：N25.002+M90.8* 慢性肾脏病肾性骨病疾病编码。
2. 当患者同时具有其他疾病诊断时，但住院期间不需要特殊处理，也不影响第一诊断的临床路径流程实施时，可以进入路径。

> **释义**
>
> ■ 进入本路径的患者为第一诊断为慢性肾脏病肾性骨病，需除外骨折、钙化防御、急性冠状动脉综合征等肾性骨病并发症或合并症。
>
> ■ 入院后常规检查发现有除慢性肾脏病外的其他基础疾病，如高血压、冠状动脉粥样硬化性心脏病、糖尿病、肝损害、痛风等，经系统评估后对慢性肾脏病肾性骨病诊断治疗无特殊影响者，可进入路径。但可能增加医疗费用，延长住院时间。

（六）住院期间检查项目

1. 必须检查的项目
（1）血常规、尿常规、便常规+隐血。
（2）肝肾功能、碱性磷酸酶、电解质、血糖、血脂、血型、凝血功能、感染性疾病筛查（乙型肝炎、丙型肝炎、HIV、梅毒等）、CRP、铁代谢指标（血清铁、总铁结合力、转铁蛋白饱和度、血清铁蛋白）、iPTH、25（OH）D。
（3）胸片、心电图、超声心动图。

2. 根据患者情况可选择的检查项目
（1）甲状旁腺超声。
（2）侧位腹平片，冠脉 CT。
（3）骨骼 X 线。
（4）骨活检。
（5）复查血钙、血磷和甲状旁腺激素等。

> **释义**
>
> ■ 血常规、尿常规、便常规+隐血是最基本的三大常规检查，进入路径的患者均需完成。便潜血试验和血红蛋白检测可以进一步了解患者贫血情况及有无急性或慢性失血；肝肾功能、碱性磷酸酶、电解质、血糖、凝血功能、X线胸片、心电图、超声心动图可评估基础疾病，以及是否影响住院时间、费用及其治疗预后；CRP、铁代谢指标（血清铁、总铁结合力、转铁蛋白饱和度、血清铁蛋白）、血型、感染性疾病筛查用于进一步评估贫血状态、炎症、输血前准备和透析前准备。血 iPTH、25（OH）D 改变是确诊慢性肾脏病肾性骨病的重要依据，有条件的医疗单位均应进行此项检查，没有条件的医疗单位应抽血样后送检到上级医疗单位或第三方检查。
>
> ■ 严重患者应行甲状旁腺超声检查。侧位腹平片、冠脉 CT 可了解腹主动脉及冠脉钙化负荷，骨骼 X 线可明确骨质疏松、骨骼畸形、骨折及其他骨质改变。在不能明确病因的骨折、持续性骨痛、不明原因的高钙血症或低磷血症、可能的铝中毒及使用双膦酸盐治疗前，应行骨活检。另外，为明确治疗效果，应复查血钙、血磷和 iPTH 等。

（七）住院后 7~10 天（工作日）

制订随访频度、随访时的检查计划和治疗计划等。

释义

- 对于肾性骨病患者，住院时间约 7~10 天。出院时，需要制订随访、治疗计划。对于慢性肾脏病 3 期患者，建议每隔 6~12 个月检测血清钙、磷、碱性磷酸酶；根据 iPTH 基线水平和慢性肾脏病进展情况决定 iPTH 的检查间隔时间；对于慢性肾脏病 4 期患者，建议每隔 3~6 个月检测血清钙、磷；每隔 6~12 个月检测 iPTH、碱性磷酸酶水平；对于慢性肾脏病 5 期及 5D 期患者，建议每隔 1~3 个月检测血清钙、磷；每隔 3~6 个月检测 iPTH 水平，每隔 6~12 个月检测碱性磷酸酶水平。如 iPTH 水平升高，则可增加检测频率。对于慢性肾脏病 3~5D 期患者：建议检测 25（OH）D 水平，并根据基线水平和治疗干预措施决定重复检查的频率。另外，对于已经接受活性维生素 D 或其类似物治疗的患者，建议合理增加检测频率，以监测病情变化趋势、疗效及药物的不良反应，及时调整治疗方案。

（八）治疗方案与药物选择

1. 纠正原发病因和可逆因素，预防肾性骨病加重。
2. 根据病情，积极纠正血钙、血磷和甲状旁腺激素代谢异常，改善合并存在的瘙痒、骨痛、恶心、呕吐等。

释义

- 慢性肾脏病的进展是导致肾性骨病发展的根本原因。高磷饮食等不合理的饮食结构可加重肾性骨病进展，而过量钙剂及活性维生素 D 摄入是使肾性骨病恶化的常见医源性因素。合并使用糖皮质激素及其他影响骨代谢的药物可使原有的肾性骨病病情更加复杂。

- 骨活检结果对于慢性肾脏病肾性骨病治疗方案的选择有重要意义。在无骨活检条件时，须参考患者血钙磷、PTH 或维生素 D 等生化检查，必要时结合骨骼 X 线、骨特异性碱性磷酸酶和骨胶原代谢转化标志物等检查结果，综合判断其骨代谢状态。骨高转运状态常与 PTH 过度分泌、活性维生素 D 不足等因素有关，需要限磷、补充营养性维生素 D 和/或骨化三醇及其类似物，必要时应用拟钙剂或甲状旁腺手术治疗。另外，选择药物时须参考骨外钙化情况，防止钙负荷过重加速骨外钙化发展。相反，骨低转运状态常与高钙、大量活性维生素 D、糖尿病、拟钙剂、尿毒症毒素及铝中毒等因素对骨代谢的过度抑制有关，选择治疗方案及药物时应以减轻以上不利因素影响为主。

- 维生素 D 缺乏与 PTH 增高及低钙血症相关。营养性维生素 D 可促进肠道钙吸收，纠正维生素 D 缺乏或不足并抑制 PTH 合成，从而治疗继发性甲旁亢。如 PTH 水平仍持续上升，则应考虑改用活性维生素 D 及其类似物。

- 活性维生素 D 及其类似物的使用：包括静脉和口服制剂。对于 CKD5D 患者，在目标值范围内 PTH 明显上升趋势者，应小剂量使用（如：0.25~0.5μg/d）；CKD5D 患者 PTH 超过目标值上限并持续上升者，可间断使用较大剂量（如：每次 2~4μg，每周 2 次）。但过高剂量可能引起血磷和血钙增加，应增加血钙磷监测的频率。

■ 活性维生素 D 冲击疗法：对于重度继发性甲状旁腺功能亢进的患者，可采用冲击疗法（如：每次 4~6μg，每周 2 次；或每次 3~4μg，每周 3 次）以提高治疗的有效性。但这种疗法不但促进高钙高磷的发生，也可促进血管钙化进展，有学者建议最大剂量不超过每周 7~8μg，根据 KDOQI 监测建议，应每 15 天~30 天监测 1 次血钙磷水平，如出现高钙或高磷血症，建议减量或停用。

■ 应积极纠正血钙、血磷和甲状旁腺激素的紊乱，并改善合并存在的瘙痒、骨痛、恶心、呕吐等症状。对于慢性肾脏病 3~5 期患者，建议将血清磷维持在正常范围（0.87~1.45 mmol/L），而在慢性肾脏病 5D 期患者，建议尽量将血清磷水平维持在正常范围。对于慢性肾脏病 3~5D 期患者，建议血清校正钙维持在正常范围（2.10~2.50mmol/L）。应限制每日磷的摄入（800~1000mg/d），尽量选择磷吸收率低及磷/蛋白质比值低的食物，并限制含有大量含磷添加剂的摄入。对于血液透析患者，建议使用 1.25~1.50mmol/L 钙离子浓度的透析液，而对于腹膜透析患者，则建议使用钙离子浓度为 1.25mmol/L 的腹透液。增加透析频率和透析时间有助于清除血磷。

■ 如限制饮食磷摄入和充分透析仍不能有效控制血磷，而血钙水平正常或降低，则建议使用含钙磷结合剂，且每日元素钙总量一般不应超过 2000mg。但如高钙血症持续存在或反复发生，或合并明显动脉钙化、无动力性骨病、iPTH 持续低于推荐水平，则建议使用不含钙的磷结合剂。

（九）出院标准

1. 不需要继续住院诊治的并发症或合并症。
2. 让患者理解慢性肾脏病肾性骨病的持续治疗过程，定期门诊随访。

释义

■ 患者出院前应完成所有必需检查的项目，且开始药物治疗，观察临床症状是否减轻或消失，有无明显药物相关不良反应。

（十）变异及原因分析

1. 其他原因引起的血钙、血磷和甲状旁腺激素代谢异常，不符合典型的肾性骨病，不进入本路径。
2. 新出现的手术并发症或合并症，需要进行相关的诊断和治疗。

释义

■ 非慢性肾脏病所致的血钙、血磷和甲状旁腺激素代谢异常，或者虽然存在慢性肾脏病和钙磷代谢的异常，但后者并非直接由前者导致，均不符合肾性骨病的诊断，因此不进入本路径。

■ 入院后诊疗期间新出现的慢性肾脏病并发症或合并症，需要进行相关的诊断和治疗。

■ 因患者方面的主观原因导致执行路径出现变异，需医师在表单中予以说明。

五、慢性肾脏病肾性骨病活性维生素 D 给药方案

（一）用药选择

参考 2005 年《活性维生素 D 在慢性肾脏病继发性甲旁亢中的合理应用专家共识（修订版）》及 2019 年《中国慢性肾脏病矿物质和骨异常诊治指南》，给药方法如下：

1. 小剂量疗法：适用于轻度继发性甲状旁腺功能亢进或中重度继发性甲状旁腺功能亢进维持治疗阶段。予活性维生素 D 0.25μg，每日 1 次，口服。如 iPTH 降低至目标范围，可减少原剂量的 25%～50%，并根据 iPTH 水平不断调整，直至最小剂量维持。如 iPTH 未明显下降，则增加原剂量的 50%，如 4～8 周后 iPTH 仍未下降或达目标范围，可试用大剂量冲击疗法。

2. 大剂量冲击疗法：主要适用于中、重度继发性甲状旁腺功能亢进患者的短期治疗。用法见上文"治疗方案的选择"内容。待 iPTH 降至目标范围后，可将剂量减少 25%～50%，并根据 iPTH 水平不断调整，最终选择最小剂量间断或持续给药。

3. 应用活性维生素 D 治疗时，血 iPTH、钙、磷水平的监测频率见表 21-1。

表 21-1　应用活性维生素 D 治疗，血 iPTH、钙、磷水平的监测频率

CKD 分期	不同治疗阶段	监测频率		
		PTH	Ca	P
3、4 期	治疗达标前 治疗达标后	6 个月内至少 1 次/3 个月 6 个月后 1 次/3 个月	3 个月内 1 次/月 3 个月后 1 次/3 个月	3 个月内 1 次/月 3 个月后 1 次/3 个月
5 期	治疗达标前 治疗达标后	3 个月内至少 1 次/月 3 个月后 1 次/3 个月	1 个月内 1 次/2 周 1 个月后 1 次/月	1 个月内 1 次/2 周 1 个月后 1 次/月

（二）药学提示

应用活性维生素 D 时常见的副作用为高钙高磷血症及转移性钙化。此外，应用不当时可导致 iPTH 过度抑制，发生低转运骨病，建议维持 150～300pg/ml 为宜。并建议：

1. 治疗前如有血磷升高，首先积极降磷。

2. 建议活性维生素 D 于夜间睡眠前肠道钙负荷最低时给药。治疗中应严密监测血 Ca、P、iPTH 水平。如血钙＞2.55mmol/L（10.2mg/dl），应减少或停用含钙的磷结合剂，有条件时使用不含钙的磷结合剂。严重高血钙时应减量或停用活性维生素 D，待血钙水平恢复正常后再重新使用。

六、慢性肾脏病肾性骨病活性维生素 D 护理规范

1. 指导患者坚持低磷饮食，每日磷摄入量 0.8～1.0g。指导患者选择蛋白：磷比值较低的食物，尤其应控制食物中无机磷摄入量。正确服用含钙或不含钙的磷结合剂。指导透析患者选择正确的透析模式，以增加磷的排泄。

2. 指导患者正确服用活性维生素 D 类药物，早期防范药物副作用。

3. 指导患者防范跌倒、严重骨质疏松、异位钙化风险。

七、慢性肾脏病肾性骨病活性维生素 D 营养治疗规范

1. 服药期间坚持低磷饮食，补充维生素 K，并视情况决定饮食中钙含量。

2. 补足热量，控制饮食中不饱和脂肪酸的摄入，并根据 GFR 情况决定饮食蛋白含量。

八、慢性肾脏病肾性骨病活性维生素 D 患者健康宣教
1. 指导患者学习低磷饮食知识，学会使用饮食成分表，及降低饮食磷的一些烹饪小技巧。
2. 指导患者学习控制高磷血症的"3D"原则，及低磷饮食、充分透析和降磷药物。
3. 指导患者学习不同磷结合剂的优缺点，学会根据病情及经济情况选择合适的降磷药物。
4. 指导患者学习活性维生素 D 副作用及其早期监测的方法。

九、推荐表单

（一）医师表单

慢性肾脏病肾性骨病临床路径医师表单

适用对象：第一诊断为慢性肾脏病肾性骨病（ICD-10：N25.002+M90.8*）

患者姓名：		性别：	年龄：	门诊号：	住院号：
住院日期：	年 月 日	出院日期：	年 月 日		标准住院日：7~10天

时间	住院第1天	住院第2~5天
主要诊疗工作	□ 询问病史及体格检查 □ 完成病历书写 □ 上级医师查房 □ 向患者及其家属或委托人交代病情	□ 上级医师查房 □ 完成必要的相关科室会诊和重要的相关检查 □ 完成病历书写 □ 向患者及家属交代引起肾性骨病的主要原因和初步诊治计划 □ 可能需要行甲状旁腺手术者请外科会诊
重点医嘱	**长期医嘱：** □ 肾脏病护理常规 □ 二级护理 □ 低盐、优质低蛋白、低磷、低嘌呤饮食 □ 患者既往的基础用药 **临时医嘱：** □ 血常规、尿常规、大便常规 □ 肝肾功能、钙磷、碱性磷酸酶、电解质、血糖、血脂、血型、凝血功能、传染性疾病筛查、CRP、iPTH、25（OH）D、铁代谢指标、叶酸、维生素B_{12} □ 胸片、心电图、超声心动图 □ 甲状旁腺超声、侧位腹平片、冠脉CT、骨骼X线	**长期医嘱：** □ 肾脏病护理常规 □ 二级护理 □ 低盐、优质低蛋白、低磷、低嘌呤饮食 □ 患者既往基础用药 □ 口服碳酸钙或其他磷结合剂 □ 口服或静脉活性维生素D **临时医嘱：** □ 其他特殊医嘱 □ 骨活检（必要时） □ 甲状旁腺核素扫描（必要时）
主要护理工作	□ 介绍病房环境、设施和设备 □ 入院护理评估	□ 慢性肾脏病肾性骨病相关内容的健康宣教
病情变异记录	□ 无 □ 有，原因： 1. 2.	□ 无 □ 有，原因： 1. 2.
医师签名		

时间	住院第 6~9 天	住院第 7~10 天 （出院日）
主要诊疗工作	□ 上级医师查房 □ 完成病历记录 □ 综合分析检查结果，决定治疗方案或下一步检查计划	□ 完成病历记录 □ 向患者及家属交代病情及门诊随访注意事项 □ 办理出院手续，或需要外科行甲状旁腺腺瘤切除术者转外科
重点医嘱	长期医嘱： □ 肾脏病护理常规 □ 二级护理 □ 低盐、优质低蛋白、低磷、低嘌呤饮食 □ 患者既往基础用药 □ 磷结合剂 □ 活性维生素 D 临时医嘱： □ 其他特殊医嘱	长期医嘱： □ 出院带药 □ 随访化验单 □ 门诊随诊 临时医嘱： □ 其他特殊医嘱
主要护理工作	□ 观察患者病情变化 □ 心理与生活护理	□ 观察患者病情变化 □ 教育患者出院后应和医护人员保持密切联系
病情变异记录	□ 无 □ 有，原因： 1. 2.	□ 无 □ 有，原因： 1. 2.
医师签名		

(二)护士表单

慢性肾脏病肾性骨病临床路径护士表单

适用对象:第一诊断为慢性肾脏病肾性骨病(无并发症患者)

患者姓名:		性别:	年龄:	门诊号:	住院号:	
住院日期:	年 月 日	出院日期:		年 月 日	标准住院日:7~10天	

时间	住院第1天	住院第2天	住院第3~7天
健康宣教	入院宣教: □ 介绍主管医师、护士 □ 介绍环境、设施 □ 介绍住院注意事项 □ 介绍探视和陪伴制度 □ 介绍贵重物品制度	□ 药物及各项检查宣教 □ 如需骨活检,行检查前宣教 □ 宣教骨活检前准备及检查后注意事项 □ 告知患者在检查中配合医师 □ 主管护士与患者沟通,消除患者紧张情绪 □ 告知检查后可能出现的情况及应对方式	□ 给予患者及家属心理支持 □ 再次明确探视陪伴须知
护理处置	□ 核对患者,佩戴腕带 □ 建立入院护理病历 □ 协助患者留取各种标本 □ 测量体重	□ 如需骨活检,协助医师完成骨活检前的相关化验 □ 骨活检前准备	
基础护理	□ 三级护理 □ 晨晚间护理 □ 排泄管理 □ 患者安全管理	□ 三级护理 □ 晨晚间护理 □ 患者安全管理	□ 二级或一级护理 □ 晨晚间护理 □ 患者安全管理
专科护理	□ 护理查体 □ 病情观察 □ 呕吐物及大便的观察 □ 腹部体征的观察 □ 需要时,填写跌倒及压疮防范表 □ 需要时,请家属陪伴 □ 确定饮食种类 □ 心理护理	□ 病情观察 □ 遵医嘱完成相关检查 □ 心理护理	□ 遵医嘱予补液 □ 病情观察 □ 心理护理
重点医嘱	□ 详见医嘱执行单	□ 详见医嘱执行单	□ 详见医嘱执行单
病情变异记录	□ 无 □ 有,原因: 1. 2.	□ 无 □ 有,原因: 1. 2.	□ 无 □ 有,原因: 1. 2.
护士签名			

时间	住院第 8 天	住院第 9~10 天 （出院日）
健康宣教	□ 骨活检当日宣教 □ 饮食、活动指导	□ 出院宣教 □ 复查时间 □ 服药方法 □ 活动休息 □ 指导饮食 □ 指导办理出院手续
护理处置	□ 遵医嘱完成相关检查	□ 办理出院手续 □ 书写出院小结
基础护理	□ 二级护理 □ 晨晚间护理 □ 排泄管理 □ 患者安全管理	□ 三级护理 □ 晨晚间护理 □ 协助或指导进食、水 □ 协助或指导活动 □ 患者安全管理
专科护理	□ 病情观察 □ 监测生命体征 □ 心理护理	□ 病情观察 □ 监测生命体征 □ 出院指导 □ 心理护理
重点医嘱	□ 详见医嘱执行单	□ 详见医嘱执行单
病情变异记录	□ 无 □ 有，原因： 1. 2.	□ 无 □ 有，原因： 1. 2.
护士签名		

(三)患者表单

慢性肾脏病肾性骨病临床路径患者表单

适用对象:第一诊断为慢性肾脏病肾性骨病(无并发症患者)

患者姓名:		性别: 年龄: 门诊号:	住院号:
住院日期:	年 月 日	出院日期: 年 月 日	标准住院日:7~10天

时间	入院	骨活检前	骨活检当天
医患配合	□ 配合询问病史、收集资料,请务必详细告知既往史、用药史、过敏史 □ 配合进行体格检查 □ 有任何不适请告知医师	□ 配合完善骨活检前相关检查、化验,如采血、留尿、心电图、X线胸片 □ 医师与患者及家属介绍病情及骨活检谈话、签字	□ 配合完善相关检查、化验(如采血、留尿) □ 配合医师摆好检查体位
护患配合	□ 配合测量体温、脉搏、呼吸3次、血压、体重1次 □ 配合完成入院护理评估(简单询问病史、过敏史、用药史) □ 接受入院宣教(环境介绍、病室规定、订餐制度、贵重物品保管等) □ 配合执行探视和陪伴制度 □ 有任何不适请告知护士	□ 配合测量体温、脉搏、呼吸 □ 接受饮食宣教 □ 接受用药宣教	□ 配合测量体温、脉搏、呼吸3次、询问大便1次 □ 骨活检 □ 返回病房后,配合接受生命体征的测量 □ 接受药物宣教 □ 有任何不适请告知护士
饮食	□ 遵医嘱饮食	□ 遵医嘱饮食	□ 遵医嘱饮食
排泄	□ 正常排尿便	□ 正常排尿便	□ 正常排尿便
活动	□ 正常活动	□ 正常活动	□ 正常活动

时间	骨活检后	出院
医患配合	□ 配合骨活检后检查 □ 配合完善术后检查：如采血、留尿、便等	□ 接受出院前指导 □ 知道复查程序 □ 获取出院诊断书
护患配合	□ 配合定时测量生命体征 □ 接受输液、服药等治疗 □ 配合活动，预防皮肤压力伤 □ 注意活动安全，避免坠床或跌倒 □ 配合执行探视及陪伴	□ 接受出院宣教 □ 办理出院手续 □ 获取出院带药 □ 知道服药方法、作用、注意事项 □ 知道复印病历程序
饮食	□ 遵医嘱饮食	□ 遵医嘱饮食
排泄	□ 正常排尿便	□ 正常排尿便
活动	□ 正常适度活动，避免疲劳	□ 正常适度活动，避免疲劳

附：原表单（2016年版）

慢性肾脏病肾性骨病临床路径表单

适用对象：第一诊断为慢性肾脏病肾性骨病（ICD-10：N25.002+M90.8*）

患者姓名：	性别：	年龄：	门诊号：	住院号：
住院日期：　年　月　日	出院日期：　年　月　日			标准住院日：7~10天

时间	住院第1天	住院第2~5天
主要诊疗工作	□ 询问病史及体格检查 □ 完成病历书写 □ 上级医师查房 □ 向患者及其家属或委托人交代病情	□ 上级医师查房 □ 完成必要的相关科室会诊和重要的相关检查 □ 完成病历书写 □ 向患者及家属交代引起肾性骨病的主要原因和初步诊治计划 □ 可能需要行甲状旁腺手术者请外科会诊
重点医嘱	长期医嘱： □ 肾脏病护理常规 □ 二级护理 □ 低盐、优质低蛋白、低磷、低嘌呤饮食 □ 患者既往的基础用药 临时医嘱： □ 血常规、尿常规、大便常规 □ 肝肾功能、钙磷、碱性磷酸酶、电解质、血糖、血脂、血型、凝血功能、传染性疾病筛查、CRP、iPTH、25（OH）D、铁代谢指标、叶酸、维生素B_{12} □ 胸片、心电图、超声心动图 □ 甲状旁腺超声、侧位腹平片、冠脉CT、骨骼X线	长期医嘱： □ 肾脏病护理常规 □ 二级护理 □ 低盐、优质低蛋白、低磷、低嘌呤饮食 □ 患者既往基础用药 □ 口服碳酸钙或其他磷结合剂 □ 口服或静脉活性维生素D 临时医嘱： □ 其他特殊医嘱 □ 骨活检（必要时） □ 甲状旁腺核素扫描（必要时）
主要护理工作	□ 介绍病房环境、设施和设备 □ 入院护理评估	□ 慢性肾脏病肾性骨病相关内容的健康宣教
病情变异记录	□ 无　□ 有，原因： 1. 2.	□ 无　□ 有，原因： 1. 2.
护士签名		
医师签名		

时间	住院第 6~9 天	住院第 7~10 天（出院日）
主要诊疗工作	□ 上级医师查房 □ 完成病历记录 □ 综合分析检查结果，决定治疗方案或下一步检查计划	□ 完成病历记录 □ 向患者及家属交代病情及门诊随访注意事项 □ 办理出院手续，或需要外科行甲状旁腺腺瘤切除术者转外科
重点医嘱	长期医嘱： □ 肾脏病护理常规 □ 二级护理 □ 低盐、优质低蛋白、低磷、低嘌呤饮食 □ 患者既往基础用药 □ 磷结合剂 □ 活性维生素 D 临时医嘱： □ 其他特殊医嘱	长期医嘱： □ 出院带药 □ 随访化验单 □ 门诊随诊 临时医嘱： □ 其他特殊医嘱
主要护理工作	□ 观察患者病情变化 □ 心理与生活护理	□ 观察患者病情变化 □ 教育患者出院后应和医护人员保持密切联系
病情变异记录	□ 无 □ 有，原因： 1. 2.	□ 无 □ 有，原因： 1. 2.
护士签名		
医师签名		

参考文献

[1] Qi R, Qi G, Zhu D, et al. Diagnosis and Treatment of Early Transplant Renal Artery Stenosis: Experience From a Center in Eastern China [J]. Transplant Proc, 2019, 52 (1): 179-185.

[2] Ren Y, Xiong F, Kan X, et al. Endovascular Management of Transplant Renal Artery Stenosis: A Single - center Retrospective Study [J]. Catheter Cardiovasc Interv, 2019, 95 (3): 429-436.

[3] Pierre-Yves, Courand, Miriana, et al. Resistant Hypertension and Atherosclerotic Renal Artery Stenosis: Effects of Angioplasty on Ambulatory Blood Pressure. A Retrospective Uncontrolled Single-Center Study [J]. Hypertension, 2019, 74 (6): 1516-1523.

[4] Zhang Z, Ye J, Fu T, et al. Chimney Stent Graft Technique for Endovascular Repair of Penetrating Atherosclerotic Ulcers of Abdominal Aorta with Bilateral Common Iliac Artery Aneurysms and Ectopic Right Renal Artery Stenosis [J]. Ann Vasc Surg, 2020, 62: 499.

[5] Ichiro, Okada, Junichi, et al. Long-Term Outcomes of Endovascular Stenting for Blunt Renal Artery Injuries with Stenosis: A Report of Five Consecutive Cases [J]. J Nippon Med Sch, 2019, 86 (3): 172-178.

[6] Nicholas, Halliwell, Shafiqul, et al. An Intervention in Renal Artery Stenosis can Salvage Kidneys [J]. Nephrology (Carlton, Vic.), 2019, 24 (3): 365.

[7] Ding J J, Lin S H, Lai J Y, et al. Unilateral Renal Artery Stenosis Presented with Hyponatremic-hypertensive Syndrome - case Report and Literature Review [J]. BMC Nephrol, 2019, 20 (1): 64.

[8] Uday, Patel, Shankar, et al. Long-term Graft and Patient Survival after Percutaneous Angioplasty or Arterial Stent Placement for Transplant Renal Artery Stenosis: A 21-Year Matched Cohort Study [J]. Radiology, 2018, 290 (2): 555-563.

[9] Rouer M, Godier S, Monnot A, et al. Long-term Outcomes after Transplant Renal Artery Stenosis Surgery [J]. Ann Vasc Surg, 2018, 54: 261-268.

[10] Franois-René Roustan, Lareyre F, Bentellis I, et al. Endovascular Treatment of Transplant Renal Artery Stenosis: Evaluation of Postoperative Outcomes and Risk Factors for Recurrence [J]. Angiology, 2018, 70 (3): 249-256.

[11] Hu H, Chen X, Wu Z, et al. Aneurysmal Degeneration of an Aorto-renal Bypass for Takayasu Renal Artery Stenosis: a Novel Endovascular Intervention [J]. Ann Vasc Surg, 2018, 49: 316.

[12] Barbano B, Gigante A, Proietti M, et al. Impact of Revascularization Procedures on Doppler Parameters in Patients with Atherosclerotic Renal Artery Stenosis [J]. Eur J Intern Med, 2018, 51: e28-e29.

[13] MPM Gomes Júnior, Alves C, Barbosa A, et al. Initial Experience with the Use of Fractional Flow Reserve in the Hemodynamic Evaluation of Transplant Renal Artery Stenosis [J]. Catheter Cardiovasc Interv, 2018, 91 (4): 820-826.

[14] Chen LX, De Mattos A, Bang H, et al. Angioplasty vs Stent in the Treatment of Transplant Renal Artery Stenosis [J]. Clin Transplant, 2018, 32 (4): e13217.

[15] Valle LGM, Cavalcante RN, Motta-Leal-Filho JM, et al. Evaluation of the Efficacy and Safety of Endovascular Management for Transplant Renal Artery Stenosis [J]. Clinics (Sao Paulo) 2017, 72 (12): 773-779.

[16] Stratigis S, Stylianou K, Kyriazis P P, et al. Renal Artery Stenting for Atherosclerotic Renal Artery Stenosis Identified in Patients with Coronary Artery Disease: Does Captopril Renal Scintigraphy Predict Outcomes [J]. J Clin Hypertens (Greenwich), 2018, 20 (2): 373-381.

[17] Catena C, Colussi G L, Brosolo G, et al. Long-Term Renal and Cardiac Outcomes after Stenting in Patients with Resistant Hypertension and Atherosclerotic Renal Artery Stenosis [J]. Kidney Blood Press Res, 2017, 42 (5): 774-783.

[18] Constantina C, Darren G, James R, et al. Kidney Volume to GFR Ratio Predicts Functional Improvement after Revascularization in Atheromatous Renal Artery Stenosis [J]. PLoS ONE, 2017, 12 (6): e0177178.

[19] F Nikola, Ilija K, Dragan M, et al. Kidney Injury Secondary to Endovascular Treatment of Renal Artery Stenosis [J]. Angiol Sosud Khir, 2017, 23 (2): 159-163.

[20] Mishima E, Suzuki T, Seiji K, et al. Selective Embolization Therapy for Intrarenal Artery Stenosis Causing Renovascular Hypertension: Efficacy and Follow-up Renal Imaging [J]. J Clin Hypertens (Greenwich), 2017, 19 (10): 1028-1031.

[21] Tafur JD, White CJ. Renal Artery Stenosis: When to Revascularize in 2017 [J]. Curr Probl Cardiol, 2017, 42 (4): 110-135.

[22] Wang H Y, Liu L S, Cao H M, et al. Hemodynamics in Transplant Renal Artery Stenosis and its Alteration after Stent Implantation Based on a Patient-specific Computational Fluid Dynamics Model [J]. Chin Med J (Engl), 2017, 130 (1): 23-31.

[23] Ricco J B, Belmonte R, Illuminati G, et al. How to manage hypertension with atherosclerotic renal artery stenosis [J]. J Cardiovasc Surg (Torino), 2016, 58 (2): 329-338.

[24] Iwashima Y, Fukuda T, Kusunoki H, et al. Effects of Percutaneous Transluminal Renal Angioplasty on Office and Home Blood Pressure and Home Blood Pressure Variability in Hypertensive Patients With Renal Artery Stenosis [J]. Hypertension, 2017, 69 (1): 109-117.

[25] Ritchie J, D Green, Chrysochou T, et al. Effect of Renal Artery Revascularization upon Cardiac Structure and Function in Atherosclerotic Renal Artery Stenosis: Cardiac Magnetic Resonance Substudy of the ASTRAL Trial [J]. Nephrol Dial Transplant, 2017, 32 (6): 1006-1013.

[26] Simonnet B, Deharo P, Rouabah K, et al. Young Women with a Long Past of Resistant Hypertension Cured after Surgery of Severe Bilateral Ostial Renal Artery Stenosis [J]. Ann Vasc Surg, 2016, 34: e275-278.

[27] Iwashima Y, Fukuda T, Yoshihara F, et al. Incidence and Risk Factors for Restenosis, and its Impact on Blood Pressure Control after Percutaneous Transluminal Renal Angioplasty in Hypertensive Patients with Renal Artery Stenosis [J]. Hypertension, 2016, 34 (7): 1407-1415.

[28] Sag AA, Sos TA, Benli C, et al. Atherosclerotic Renal Artery Stenosis in the Post-CORAL Era Part 2: New Directions in Transcatheter Nephron Salvage Following Flawed Revascularization Trials [J]. J Am Soc Hypertens, 2016, 10 (4): 368-377.

[29] Sag AA, Inal I, Okcuoglu J, et al. Atherosclerotic Renal Artery Stenosis in the Post-CORAL Era Part 1: the Renal Penumbra Concept and Next-generation Functional Diagnostic Imaging [J]. J Am Soc Hypertens, 2016, 10 (4): 360-367.

[30] Nasserala J, Oliveira C, Cerqueira J, et al. Artery Stenosis of the Renal Graft: Experience of a Center of Northeastern Brazil [J]. Transplant Proc, 2016, 48 (1): 74-80.

[31] 中华医学会. 临床技术操作规范·肾脏病学分册 [M]. 北京: 人民军医出版社, 2009.

[32] 中华医学会. 临床诊疗指南·肾脏病学分册 [M]. 北京: 人民卫生出版社, 2011.

[33] 王海燕. 肾脏病学 [M]. 3版. 北京: 人民卫生出版社, 2008.

[34] Jürgen Floege, Sean J Barbour, Daniel C Cattran, et al. Management and Treatment of Glomerular Diseases (part 1): Conclusions from a Kidney Disease: Improving Global Outcomes (KDIGO) Controversies Conference Kidney Int. 2019, 95 (2): 268-280.

［35］Zhang L, Li P, Xing CY, Zhao JY, et al. Efficacy and Safety of Abelmoschus Manihot for Primary Glomerular Disease: a Prospective, Multicenter Randomized Controlled Clinical Trial［J］. Am J Kidney Dis. 2014, 64（1）: 57-65.

［36］中国狼疮肾炎诊断和治疗指南编写组. 中国狼疮肾炎诊断和治疗指南［J］. 中华医学杂志, 2019, 99（44）: 3441-3455.

［37］Fanouriakis A, Kostopoulou M, Cheema K, et al. 2019 Update of the Joint European League Against Rheumatism and European Renal Association-European Dialysis and Transplant Association (EULAR/ERA-EDTA) Recommendations for the Management of Lupus Nephritis［J］. Ann Rheum Dis, 2020, 796（6）: 713-723.

［38］Andreoli L, Bertsias GK, Agmon-Levin N, et al. EULAR Recommendations for Women's Health and the Management of Family Planning, Assisted Reproduction, Pregnancy and Menopause in Patients with Systemic Lupus Erythematosus and/or Antiphospholipid Syndrome［J］. Ann Rheum Dis, 2017, 76（3）: 476-485.

［39］Zhu MS, Chen JZ, and Xu AP. Factors that can Minimize Bleeding Complications after Renal Biopsy［J］. Int Urol Nephrol, 2014, 46（10）: 1969-1975.

［40］复旦大学上海医学院,《实用内科学》编委会, 陈灏珠. 实用内科学［M］. 12版. 北京: 人民卫生出版社, 2005.

［41］陈香美. 血液净化标准操作规程［M］. 2版. 北京: 人民军医出版社, 2010.

［42］马志芳, 向晶, 肖光辉. 血液透析用血管通路护理操作指南［M］. 北京: 人民卫生出版社, 2015.

［43］左力, 王梅. 血液净化手册［M］. 北京: 人民卫生出版社, 2016.

［44］Ricci Z, Ronco C, D'Amico G, et al. Practice Patterns in the Management of Acute Renal Failure in the Critically Ill Patient: an International Survey［J］. Nephrol Dial Transplant. 2006, 21（3）: 690-696.

［45］Kidney Disease: Improving Global Outcomes (KDIGO) Acute Kidney Injury Work Group. KDIGO Clinical Practice Guideline for Acute Kidney Injury［J］. Kidney inter, 2012, 2: 1-138.

［46］Nast CC. Medication-Induced Interstitial Nephritis in the 21st Century［J］. Adv Chronic Kidney Dis. 2017, 24（2）: 72-79.

［47］Quinto LR, Sukkar L, Gallagher M. Effectiveness of Corticosteroid Compared with Non-corticosteroid Therapy for the Treatment of Drug-induced Acute Interstitial Nephritis: a Systematic Review［J］. Intern Med J. 2019, 49（5）: 562-569.

［48］Eddy AA. Drug-induced tubulointerstitial nephritis: hypersensitivity and necroinflammatory pathways［J］. Pediatr Nephrol. 2020, 35（4）: 547-554.

［49］Porile JL, Bakris GL, Garella S. J. Acute Interstitial Nephritis with Glomerulopathy Due to Nonsteroidal Anti-inflammatory Agents: a Review of its Clinical Spectrum and Effects of Steroid Therapy［J］. Clin Pharmacol. 1990, 30（5）: 468-475.

［50］Raghavan R, Shawar S. Mechanisms of Drug-Induced Interstitial Nephritis［J］. Adv Chronic Kidney Dis. 2017, 24（2）: 64-71

［51］Isnard Bagnis C, Crepaldi C, Dean J, et al. Quality Standards for Predialysis Education: Results from a consensus conference［J］. Nephrology Dialysis Transplantation, 2015, 30（7）: 1058-1066.

［52］Eknoyan G, Lameire N, Eckardt K, et al. KDIGO 2012 Clinical Practice Guideline for the Evaluation and Management of Chronic Kidney Disease［J］. Kidney International, 2013, 3（1）: 5-14.

［53］Davison S N, Tupala B, Wasylynuk B A, et al. Recommendations for the Care of Patients Receiving Conservative Kidney Management: Focus on Management of CKD and Symptoms［J］. Clin J Am Soc Nephrol, 2019, 14（4）: 626-634.

[54] Inker L A, Astor B C, Fox C H, et al. KDOQI US Commentary on the 2012 KDIGO Clinical Practice Guideline for the Evaluation and Management of CKD [J]. Am J Kidney Dis, 2014, 63 (5): 713-735.

[55] Ikizler T A, Burrowes J D, Byham-Gray L D, et al. KDOQI Clinical Practice Guideline for Nutrition in CKD: 2020 Update [J]. Am J Kidney Dis, 2020, 76 (3): S1-S107.

[56] Cano N, Fiaccadori E, Tesinsky P, et al. ESPEN Guidelines on Parenteral Nutrition: Adult Renal Failure [J]. Clin Nutr, 2009, 28 (2): 401-414.

[57] 郭爱敏, 周兰姝. 成人护理学 [M]. 3版. 北京: 人民卫生出版社, 2017.

[58] Figueiredo A, Goh BL, Jenkins S, et al. Clinical Practice Guidelines for Peritoneal Access [J]. Perit Dial Int, 2010, 30 (4): 424-429.

[59] 中国腹膜透析置管专家组. 中国腹膜透析置管指南 [J]. 中华肾脏病杂志, 2016, 32 (11): 867-871.

[60] Churchill D N, Taylor D W, Keshaviah P R, et al. Adequacy of Dialysis and Nutrition in Continuous Peritoneal Dialysis: Association with Clinical Outcomes. Canada-USA (CANUSA) Peritoneal Dialysis Study Group [J]. J Am Soc Nephrol, 1996, 7: 198-207.

[61] Paniagua R, Amato D, Vonesh E, et al. Effects of Increased Peritoneal Clearances on Mortality Rates in Peritoneal Dialysis: ADEMEX, a Prospective, Randomized, Controlled Trial [J]. J Am Soc Nephrol, 2002, 13 (5): 1307-1320.

[62] Glavinovic T, Hurst H, Hutchison A, et al. Prescribing High-quality Peritoneal Dialysis: Moving beyond Urea Clearance [J]. Perit Dial Int, 2020, 40 (3): 293-301.

[63] Szeto C C, Wong Y H, Leung C B, et al. Importance of Dialysis Adequacy in Mortality and Morbidity of Chinese CAPD Patients [J]. Kidney Int, 2000, 58 (1): 400-407.

[64] Shi Y, Yan H, Yuan J, et al. Different Patterns of Inflammatory and Angiogenic Factors are Associated with Peritoneal Small Solute Transport and Peritoneal Protein Clearance in Peritoneal Dialysis Patients [J]. BMC Nephrol, 2018, 19 (1): 119.

[65] Philip Kam-Tao Li, Cheuk Chun Szeto, Beth Piraino, et al. ISPD Peritonitis Recommendations: 2016 Update on Prevention and Treatment [J]. Perit Dial Int, 2016, 36 (5): 481-508.

[66] Kiebalo T, Holotka J, Habura I, et al. Nutritional Status in Peritoneal Dialysis: Nutritional Guidelines, Adequacy and the Management of Malnutrition. Nutrients, 2020, 12 (6): 1-14.

[67] 陈香美, 邱强, 汤力, 等. 临床肾脏疾病经典问答800问 [M]. 北京: 人民卫生出版社, 2018.

[68] 肖光辉, 王玉柱. 血液净化通路一体化管理手册 [M]. 北京: 北京航空航天大学出版社, 2018.

[69] 中国医院协会血液净化中心分会血管通路工作组. 中国血液透析血管通路专家共识 (第2版) [J]. 中国血液净化, 2019, 18 (6): 365-381.

[70] 陈香美, 蔡广研. 临床路径释义·肾脏病分册 [M]. 北京: 中国协和医科大学出版社, 2018.

[71] Lok CE, Huber T S, Lee T, et al. KDOQI Clinical Practice Guideline for Vascular Access: 2019 Update [J]. Am J Kidney Dis, 2020, 75 (4): S1-S164.

[72] 陈香美. 血液净化标准操作规程 (2020版) [M]. 北京: 人民卫生出版社, 2021.

[73] 中国医师协会肾脏内科医师分会维生素D实践方案专家协作组. 维生素D及其类似物在慢性肾脏病患者中应用的中国实践方案 (2019版) [J]. 中华内科杂志, 2020, 59 (2): 104-116.

[74] 中国医师协会肾脏内科医师分会肾性贫血指南工作组. 中国肾性贫血诊治临床实践指南 [J]. 中华医学杂志, 2021, 101 (20): 1463-1502.

[75] National Kidney Foundation's Kidney Disease Outcomes Quality Initiative. KDOQI Clinical Practice Guideline for Hemodialysis Adequacy: 2015 Update [J]. Am J Kidney Dis, 2015, 66 (5):

884-930.

[76] Watanabe Y, Hirakata H, Okada K, et al. Proposal for the Shared Decision-making Process Regarding Initiation and Continuation of Maintenance Hemodialysis [J]. Ther Apher Dial, 2015, 19 (Suppl 1): 108-117.

[77] Watanabe Y, Yamagata K, Nishi S, et al. Japanese Society for Dialysis Therapy Clinical Guideline for "Hemodialysis Initiation for Maintenance Hemodialysis" [J]. Ther Apher Dial, 2015, 19 (Suppl 1): 93-107.

[78] Watanabe Y, Kawanishi H, Suzuki K, Japanese Society for Dialysis Therapy Clinical Guideline for "Maintenance Hemodialysis: Hemodialysis Prescriptions" [J]. Ther Apher Dial, 2015, 19 (Suppl 1): 67-92.

[79] 葛均波,徐永健,王辰. 内科学 [M]. 9版. 北京: 人民卫生出版社, 2018.

[80] 国家肾脏疾病临床医学研究中心,刘志红,李贵森. 中国慢性肾脏病矿物质和骨异常诊治指南 [M]. 1版. 北京: 人民卫生出版社, 2019.

[81] Kidney Disease: Improving Global Outcomes (KDIGO) CKD-MBD Update Work Group. KDIGO 2017 Clinical Practice Guideline Update for the Diagnosis, Evaluation, Prevention, and Treatment of Chronic Kidney Disease-Mineral and Bone Disorder (CKD-MBD) [J]. Kidney Int Suppl (2011). 2017, 7 (1): 1-59.

附录 1

终末期肾脏病临床路径病案质量监控表单

1. 进入临床路径标准

   疾病诊断：终末期肾脏病（ICD-10：N18.0）

   手术操作：自体动脉-静脉内瘘成形术（ICD-9-CM-3：39.27）

2. 病案质量监控表

监控项目 / 住院时间	监控重点	评估要点	监控内容	分数	减分理由	备注
病案首页		主要诊断名称及编码	终末期肾脏病（ICD-10：N18.0）	5□ 4□ 3□ 1□ 0□		
		主要手术名称及编码	自体动脉-静脉内瘘成形术（ICD-9-CM-3：39.27）			
		其他诊断名称及编码	无遗漏，编码准确			
		其他项目	内容完整、准确、无遗漏	5□ 4□ 3□ 1□ 0□		
住院第1天	入院记录	主诉	简明扼要地提炼主要症状、体征及持续时间	5□ 4□ 3□ 1□ 0□		入院24小时内
		现病史 主要症状	是否记录本病最主要的症状，如水肿、恶心、少尿等，并重点描述： 1. 发作及加重的诱因 2. 发作特点 3. 发作时间、性质、程度 4. 缓解方式，自行缓解或采取某种措施缓解 5. 对体力、饮食、睡眠、活动的影响	5□ 4□ 3□ 1□ 0□		
		病情演变过程	是否描述主要症状的演变过程，如： 1. 发作诱因的变化 2. 发作特点的变化 3. 发作时间、性质、程度的变化 4. 缓解方式的变化	5□ 4□ 3□ 1□ 0□		

续 表

监控项目 监控重点 住院时间		评估要点	监控内容	分数	减分理由	备注
住院第1天	入院记录	其他伴随症状	是否记录伴随症状，如：血压升高、乏力、心慌、气短、皮肤瘙痒、关节痛等	5□ 4□ 3□ 1□ 0□		入院24小时内完成
		现病史 院外诊疗过程	是否记录诊断、治疗情况，如： 1. 双侧肾脏B超或彩超、血肌酐、肌酐清除率、血红蛋白、血电解质等检查结果 2. 诊断过何种疾病 3. 服药情况：使用降压药物、促红细胞生成素、活性维生素D、利尿剂等药物情况	5□ 4□ 3□ 1□ 0□		
		既往史 个人史 家族史	是否按照病历书写规范记录，并重点记录： 1. 饮食习惯、环境因素、精神因素及嗜好等 2. 慢性疾病史 3. 家族中有无类似患者	5□ 4□ 3□ 1□ 0□		
		体格检查	是否按照病历书写规范记录，并重点记录重要体征，无遗漏，如： 1. 血压、呼吸频率、心率 2. 皮肤黏膜有无苍白 3. 心脏有无扩大，心率、心律，有无奔马率、杂音和心包摩擦音 4. 肺部有无啰音、有无胸腔积液体征 5. 肝脾有无增大，腹腔有无移动性浊音 6. 皮肤有无水肿及程度	5□ 4□ 3□ 1□ 0□		
		辅助检查	是否记录辅助检查结果，如： 血常规、生化、肾脏B超	5□ 4□ 3□ 1□ 0□		
	首次病程记录	病例特点	是否简明扼要，重点突出，无遗漏： 1. 年龄、特殊的生活习惯及嗜好等 2. 病情特点 3. 突出的症状和体征 4. 辅助检查结果 5. 其他疾病史	5□ 4□ 3□ 1□ 0□		入院8小时内完成

续 表

监控项目 / 监控重点 / 住院时间		评估要点	监控内容	分数	减分理由	备注
住院第1天	首次病程记录	初步诊断	第一诊断为：终末期肾脏病（ICD-10：N18.0）	5□ 4□ 3□ 1□ 0□		入院8小时内完成
		诊断依据	是否充分、分析合理： 1. 病史：有或无慢性肾脏病史 2. 症状：乏力和厌食、恶心、呕吐等非特异性症状 3. 体征：慢性肾脏病病容 4. 辅助检查：血常规、生化、肾脏B超、肾小球滤过率或eGFR＜15ml/（min·1.73m^2），残余肾功能每周KT/V＜2.0	5□ 4□ 3□ 1□ 0□		
		鉴别诊断	是否根据病例特点与急性肾衰竭鉴别	5□ 4□ 3□ 1□ 0□		
		诊疗计划	是否全面并具有个性化： 1. 是否完成并记录必需的检查项目 （1）血常规、尿常规、大便常规 （2）肝肾功能、电解质、血糖、血脂、血型、凝血功能、感染性疾病筛查（乙型肝炎、丙型肝炎、HIV、梅毒等）、铁代谢、iPTH （3）X线胸片、心电图、超声心动图 （4）双上肢动脉、深静脉彩超（血液透析） 2. 是否记录分析根据患者病情选择的辅助检查，如浅静脉DSA、MRA或CTA 3. 血液透析 4. 预防性使用抗菌药物 5. 低盐优质低蛋白低磷低嘌呤饮食 6. 患者既往的基础用药 7. 动脉-静脉内瘘成形术 8. 术前准备	5□ 4□ 3□ 1□ 0□		

续 表

监控项目 监控重点 住院时间		评估要点	监控内容	分数	减分理由	备注
住院第1天	病程记录	上级医师查房记录	是否有重点内容并结合本病例： 1. 补充病史和查体 2. 诊断、鉴别诊断分析 3. 进行病情初步评估，病情严重度分级 4. 病情评估和预后评估 5. 治疗方案分析，提出诊疗意见如手术方案，确定患者对手术的耐受性和适应证 6. 提示需要观察和注意的内容	5□ 4□ 3□ 1□ 0□		入院48小时内完成
		住院医师查房记录	是否记录、分析全面： 1. 主要症状的变化，确认是否存在手术禁忌 2. 具体治疗措施：术前准备、透析等 3. 分析：辅助检查结果是否适合手术、治疗方案、病情及评估、预后评估等 4. 记录：上级医师查房意见的执行情况；患者或家属意见，以及医师的解释内容	5□ 4□ 3□ 1□ 0□		
术前日	病程记录	住院医师查房记录	是否记录、分析如下内容： 1. 病情变化，药物不良反应等 2. 核查辅助检查的结果是否有异常，检查结果是否适合手术，手术前准备事项 3. 手术后患者的表现，术后注意事项，术后治疗计划 4. 向患者交代术后注意事项的情况 5. 上级医师意见执行情况 6. 签署手术同意书的情况	5□ 4□ 3□ 1□ 0□		
		上级医师查房记录	是否记录： 1. 确定有手术指征，确定手术方案，确认是否存在手术禁忌，评估手术的耐受性、手术的风险，术中注意事项 2. 术后处理及注意事项 3. 补充、更改诊断分析和确定诊断分析	5□ 4□ 3□ 1□ 0□		
		操作知情同意书	是否记录： 1. 术前诊断 2. 操作名称 3. 术式选择及有可能改变的术式 4. 术中、术后可能出现的并发症应对措施 5. 操作风险 6. 患者签署意见并签名，如为家属或代理人要有授权委托书 7. 经治医师和术者签名	5□ 4□ 3□ 1□ 0□		

续 表

监控项目 住院时间	监控重点	评估要点	监控内容	分数	减分理由	备注
手术日	操作记录	术者记录	是否记录： 1. 自然项目（非另页书写可略） 2. 操作名称 3. 操作时间 4. 操作步骤 5. 操作结果 6. 患者一般情况 7. 操作过程是否顺利，有无不良反应 8. 术后注意事项及是否向患者说明 9. 如有麻醉，记录麻醉情况并有麻醉师签名 10. 操作者签名及时间	5□ 4□ 3□ 1□ 0□		
	术后首次病程记录		是否记录： 1. 简述手术过程 2. 术后医嘱及注意事项	5□ 4□ 3□ 1□ 0□		
术后日	病程记录	住院医师查房记录	是否记录、分析： 1. 生命体征、动静脉内瘘血管杂音有无变化、切口情况 2. 目前的治疗情况	5□ 4□ 3□ 1□ 0□		
		上级医师查房记录	是否记录： 1. 评估操作是否有并发症 2. 下一步治疗意见	5□ 4□ 3□ 1□ 0□		
出院前1~3日	病程记录	住院医师查房记录	是否记录、分析： 1. 生命体征、动静脉内瘘血管杂音有无变化、切口情况 2. 目前的治疗情况、评估辅助检查结果 3. 分析符合出院标准 4. 出院后的治疗方案 5. 出院后注意事项，记录向患者及其家属交代出院后注意事项，预约复诊日期及拆线日期（未拆线者）	5□ 4□ 3□ 1□ 0□		
		上级医师查房记录	是否记录、分析： 1. 进行手术及伤口评估，确定有无手术并发症和切口愈合不良情况 2. 疗效评估，预期目标完成情况 3. 确定符合出院标准 4. 出院后治疗方案	5□ 4□ 3□ 1□ 0□		

续　表

监控项目	监控重点 住院时间	评估要点	监控内容	分数	减分理由	备注
出院日	病程记录	住院医师查房记录	是否记录： 1. 目前症状及体征的缓解情况 2. 伤口情况、动静脉内瘘血管杂音有无变化 3. 实验室检查指标正常与否 4. 向患者交代出院后注意事项	5□ 4□ 3□ 1□ 0□		
	出院记录		记录是否齐全，重要内容无遗漏，如： 1. 入院情况 2. 诊疗经过 3. 出院情况：症状体征等 4. 出院医嘱：出院带药需写明药物名称、用量、服用方法，需要调整的药物要注明调整的方法；出院后患者需要注意的事项；门诊复查时间及项目等	5□ 4□ 3□ 1□ 0□		
	特殊检查、特殊治疗同意书的医学文书		内容包括：自然项目（非另页书写时可以不写），特殊检查，特殊治疗项目名称、目的、可能出现的并发症及风险，患者或家属签署是否同意检查或治疗，患者签名，医师签名等	5□ 4□ 3□ 1□ 0□		
	病危（重）通知书		自然项目（非另页书写时可以不写）、目前诊断、病情危重情况，患方签名、医师签名并填写日期	5□ 4□ 3□ 1□ 0□		
医嘱	住院第1天	长期医嘱	1. 肾脏病护理常规 2. 二级护理 3. 低盐、优质低蛋白、低磷、低嘌呤饮食 4. 患者既往的基础用药	5□ 4□ 3□ 1□ 0□		
		临时医嘱	1. 血常规、尿常规、大便常规 2. 肝肾功能、电解质、血糖、血脂、血型、凝血功能、感染性疾病筛查、铁代谢、iPTH 3. X线胸片、心电图、超声心动图 4. 双上肢动脉、深静脉彩超 5. 浅静脉DSA、MRA或CTA（必要时）			
	手术前	长期医嘱	1. 肾脏病护理常规 2. 二级护理 3. 低盐、优质低蛋白、低磷、低嘌呤饮食 4. 患者既往基础用药			

续 表

监控项目	监控重点 住院时间	评估要点	监控内容	分数	减分理由	备注
医嘱	手术前	临时医嘱	1. 术前医嘱 　（1）常规准备明日在局麻下行上肢动脉-静脉内瘘成形术 　（2）药品及物品准备 2. 备术前抗菌药物 3. 其他特殊医嘱	5□ 4□ 3□ 1□ 0□		
	手术日	长期医嘱	1. 自体动脉-静脉内瘘成形术后护理常规 2. 一级或二级护理 3. 低盐、优质低蛋白、低磷、低嘌呤饮食 4. 明日恢复因手术停用的药物 5. 抗菌药物			
		临时医嘱	其他特殊医嘱			
	术后日	长期医嘱	1. 自体动脉-静脉内瘘成形术后护理常规 2. 一级或二级护理 3. 低盐、优质低蛋白、低磷、低嘌呤饮食 4. 患者既往基础用药			
		临时医嘱	1. 止痛（根据情况） 2. 抗菌药物（根据情况）			
	出院前	长期医嘱	1. 自体动脉-静脉内瘘成形术后护理常规 2. 二级护理 3. 低盐、优质低蛋白、低磷、低嘌呤饮食 4. 患者既往基础用药			
		临时医嘱	换药			
		出院医嘱	出院带药 门诊随诊时间			
一般书写规范	出院日	各项内容	完整、准确、清晰、签字	5□ 4□ 3□ 1□ 0□		
变异情况		变异条件及原因	病情是否有下列变异情况及原因分析，以及对临床路径的影响： 1. 有紧急透析指征的慢性肾脏病患者，需要紧急透析者 2. 达到慢性肾脏病5期，但尿量不少、营养良好、没有症状，预计1年内不会进入透析者。术前合并其他基础疾病影响手术的患者，需要进行相关的诊断和治疗 3. 出现手术并发症，需要进行相关的诊断和治疗 4. 伴有合并症时，需要进行相关的诊断和治疗	5□ 4□ 3□ 1□ 0□		

附录 2

制定/修订《临床路径释义》的基本方法与程序

曾宪涛	蔡广研	陈香美	陈新石	葛立宏	高润霖	顾 晋	韩德民
贺大林	胡盛寿	黄晓军	霍 勇	李单青	林丽开	母义明	钱家鸣
任学群	申昆玲	石远凯	孙 琳	田 伟	王 杉	王行环	王宁利
王拥军	邢小平	徐英春	鱼 锋	张力伟	郑 捷	郎景和	

中华人民共和国国家卫生和计划生育委员会采纳的临床路径（Clinical pathway）定义为针对某一疾病建立的一套标准化治疗模式与诊疗程序，以循证医学证据和指南为指导来促进治疗和疾病管理的方法，最终起到规范医疗行为，减少变异，降低成本，提高质量的作用。世界卫生组织（WHO）指出临床路径也应当是在循证医学方法指导下研发制定，其基本思路是结合诊疗实践的需求，提出关键问题，寻找每个关键问题的证据并给予评价，结合卫生经济学因素等，进行证据的整合，诊疗方案中的关键证据，通过专家委员会集体讨论，形成共识。可以看出，遵循循证医学是制定/修订临床路径的关键途径。

临床路径在我国已推行多年，但收效不甚理想。当前，在我国推广临床路径仍有一定难度，主要是因为缺少系统的方法论指导和医护人员循证医学理念薄弱[1]。此外，我国实施临床路径的医院数量少，地域分布不平衡，进入临床路径的病种数量相对较少，病种较单一；临床路径实施的持续时间较短[2]，各学科的临床路径实施情况也参差不齐。英国国家与卫生保健研究所（NICE）制定临床路径的循证方法学中明确指出要定期检索证据以确定是否有必要进行更新，要根据惯用流程和方法对临床路径进行更新。我国三级综合医院评审标准实施细则（2013年版）中亦指出"根据卫生部《临床技术操作规范》《临床诊疗指南》《临床路径管理指导原则（试行）》和卫生部各病种临床路径，遵循循证医学原则，结合本院实际筛选病种，制定本院临床路径实施方案"。我国医疗资源、医疗领域人才分布不均衡[3]，并且临床路径存在修订不及时和篇幅限制的问题，因此依照国家卫生和计划生育委员会颁发的临床路径为蓝本，采用循证医学的思路与方法，进行临床路径的释义能够为有效推广普及临床路径、适时优化临床路径起到至关重要的作用。

基于上述实际情况，为规范《临床路径释义》制定/修订的基本方法与程序，本团队使用循证医学[4]的思路与方法，参考循证临床实践的制定/修订的方法[5]制定本共识。

一、总则

1. 使用对象：本《制定/修订〈临床路径释义〉的基本方法与程序》适用于临床路径释义制定/修订的领导者、临床路径的管理参加者、评审者、所有关注临床路径制定/修订者，以及实际制定临床路径实施方案的人员。

2. 临床路径释义的定义：临床路径释义应是以国家卫生和计划生育委员会颁发的临床路径为蓝本，克服其篇幅有限和不能及时更新的不足，结合最新的循证医学证据和更新的临床实践指南，对临床路径进行解读；同时在此基础上，制定出独立的医师表单、护士表单、患者表单、临床药师表单，从而达到推广和不断优化临床路径的目的。

3. 制定/修订必须采用的方法：制定/修订临床路径释义必须使用循证医学的原理及方法，更要结合我国的国情，注重应用我国本土的医学资料，整个过程避免偏倚，符合便于临床使用的需求。所有进入临床路径释义的内容均应基于对现有证据通过循证评价形成的证据以及对各种可选的干预方式进行利弊评价之后提出的最优指导意见。

4. 最终形成释义的要求：通过提供明晰的制定/修订程序，保证制定/修订临床路径释义的流程化、标准化，保证所有发布释义的规范性、时效性、可信性、可用性和可及性。

5. 临床路径释义的管理：所有临床路径的释义工作均由卫生和计划生育委员会相关部门统一管理，并委托相关学会、出版社进行制定/修订，涉及申报、备案、撰写、表决、发布、试用反馈、实施后评价等环节。

二、制定/修订的程序及方法

1. 启动与规划：临床路径释义制定/修订前应得到国家相关管理部门的授权。被授权单位应对已有资源进行评估，并明确制定/修订的目的、资金来源、使用者、受益者及时间安排等问题。应组建统一的指导委员会，并按照学科领域组建制定/修订指导专家委员会，确定首席专家及所属学科领域各病种的组长、编写秘书等。

2. 组建编写工作组：指导委员会应由国家相关管理部门的领导、临床路径所涉及的各个学科领域的专家、医学相关行业学会的领导、卫生经济学领域专家、循证医学领域专家、期刊编辑与传播领域专家、出版社领导、病案管理专家、信息部门专家、医院管理者等构成。按照学科组建编写工作小组，编写小组由首席专家、组长、编写秘书等人员组成，首席专家应由该学科领域具有权威性与号召力的专家担任，负责总体的设计和指导，并具体领导工作的开展。应为首席专家配备1~2名编写秘书，负责整个制定/修订过程的联络工作。按照领域疾病具体病种来遴选组长，再由组长遴选参与制定/修订的专家及秘书。例如，以消化系统疾病的临床路径释义为例，选定首席专家及编写秘书后，再分别确定肝硬化腹水临床路径释义、胆总管结石临床路径释义、胃十二指肠临床路径释义等的组长及组员。建议组员尽量是由其具有丰富临床经验的年富力强的且具有较高编写水平及写作经验的一线临床专家组成。

3. 召开专题培训：制定/修订工作小组成立后，在开展释义制定/修订工作前，就流程及管理原则、意见征询反馈的流程、发布的注意事项、推广和实施后结局（效果）评价等方面，对工作小组全体成员进行专题培训。

4. 确定需要进行释义的位点：针对国家正式发布的临床路径，由各个专家组根据各级医疗机构的理解情况、需要进一步解释的知识点、当前相关临床研究及临床实践指南的进展进行讨论，确定需要进行释义的位点。

5. 证据的检索与重组：对于固定的知识点，如补充解释诊断的内容可以直接按照教科书、指南进行释义。诊断依据、治疗方案等内容，则需要检索行业指南、循证医学证据进行释义。与循证临床实践指南[5]类似，其证据检索是一个"从高到低"的逐级检索的过程。即从方法学质量高的证据向方法学质量低的证据的逐级检索。首先检索临床实践指南、系统评价/Meta分析、卫生技术评估、卫生经济学研究。如果有指南、系统评价/Meta分析则直接作为释义的证据。如果没有，则进一步检索是否有相关的随机对照试验（RCT），再通过RCT系统评价/Meta分析的方法形成证据体作为证据。除临床大数据研究或因客观原因不能设计为RCT和诊断准确性试验外，不建议选择非随机对照试验作为释义的证据。

6. 证据的评价：若有质量较高、权威性较好的临床实践指南，则直接使用指南的内容；指南未涵盖的使用系统评价/Meta分析、卫生技术评估及药物经济学研究证据作为补充。若无指南或指南未更新，则主要使用系统评价/Meta分析、卫生技术评估及药物经济学研究作为证据。此处需注意系统评价/Meta分析、卫生技术评估是否需要更新或重新制作，以及有无临床大数据研究的结果。需要采用AGREE Ⅱ工具[5]对临床实践指南的方法学质量进行评估，使用AMSTAR工具或ROBIS工具评价系统评价/Meta分析的方法学质量[6-7]，使用Cochrane风险偏倚评估工具评价RCT的方法学质量[7]，采用 QUADAS-2 工具评价诊断准确性试验的方法学质量[8]，采用 NICE 清单、SIGN 清单或 CASP 清单评价药物经济学研究的方法学质量[9]。

证据质量等级及推荐级别建议采用 GRADE 方法学体系或牛津大学循证医学中心（Oxford Centre for Evidence-Based Medicine, OCEBM）制定推出的证据评价和推荐强度体系[5]进行评价，亦可由临床路径释义编写工作组依据 OCEBM 标准结合实际情况进行修订并采用修订的标准。为确保整体工作的一致性和完整性，对于质量较高、权威性较好的临床实践指南，若其采用的证据质量等级及推荐级别与释义工作组相同，则直接使用；若不同，则重新进行评价。应优先选用基于我国人群的研究作为证据；若非基于我国人群的研究，在进行证据评价和推荐分级时，应由编写专家组制定适用性评价的标准，并依此进行证据的适用性评价。

7. 利益冲突说明：WHO 对利益冲突的定义为："任何可能或被认为会影响到专家提供给 WHO 建议的客观性和独立性的利益，会潜在地破坏或对 WHO 工作起负面作用的情况。"因此，其就是可能被认为会影响专家履行职责的任何利益。

因此，参考国际经验并结合国内情况，所有参与制定/修订的专家都必须声明与《临床路径释义》有关的利益关系。对利益冲突的声明，需要做到编写工作组全体成员被要求公开主要经济利益冲突（如收受资金以与相关产业协商）和主要学术利益冲突（如与推荐意见密切相关的原始资料的发表）。主要经济利益冲突的操作定义包括咨询服务、顾问委员会成员以及类似产业。主要学术利益冲突的操作定义包括与推荐意见直接相关的原始研究和同行评议基金的来源（政府、非营利组织）。工作小组的负责人应无重大的利益冲突。《临床路径释义》制定/修订过程中认为应对一些重大的冲突进行管理，相关措施包括对相关人员要求更为频繁的对公开信息进行更新，并且取消与冲突有关的各项活动。有重大利益冲突的相关人员，将不参与就推荐意见方向或强度进行制定的终审会议，亦不对存在利益冲突的推荐意见进行投票，但可参与讨论并就证据的解

释提供他们的意见。

8. 研发相关表单：因临床路径表单主要针对医师，而整个临床路径的活动是由医师、护师、患者、药师和检验医师共同完成的。因此，需要由医师、护师和方法学家共同制定/修订医师表单、护士表单和患者表单，由医师、药师和方法学家共同制定/修订临床药师表单。

9. 形成初稿：在上述基础上，按照具体疾病的情况形成初稿，再汇总全部初稿形成总稿。初稿汇总后，进行相互审阅，并按照审阅意见进行修改。

10. 发布/出版：修改完成，形成最终的文稿，通过网站进行分享，或集结成专著出版发行。

11. 更新：修订《临床路径释义》可借鉴医院管理的 PDSA 循环原理［计划（plan），实施（do），学习（study）和处置（action）］对证据进行不断的评估和修订。因此，发布/出版后，各个编写小组应关注研究进展、读者反馈信息，适时的进行《临床路径释义》的更新。更新/修订包括对知识点的增删、框架的调改等。

三、编制说明

在制/修订临床路径释义的同时，应起草《编制说明》，其内容应包括工作简况和制定/修订原则两大部分。

1. 工作简况：包括任务来源、经费来源、协作单位、主要工作过程、主要起草人及其所做工作等。

2. 制定/修订原则：包括以下内容：①文献检索策略、信息资源、检索内容及检索结果；②文献纳入、排除标准，论文质量评价表；③专家共识会议法的实施过程；④初稿征求意见的处理过程和依据：通过信函形式、发布平台、专家会议进行意见征询；⑤制/修订小组应认真研究反馈意见，完成意见汇总，并对征询意见稿进行修改、完善，形成终稿；⑥上一版临床路径释义发布后试行的结果：对改变临床实践及临床路径执行的情况，患者层次、实施者层次和组织者层次的评价，以及药物经济学评价等。

参考文献

[1] 于秋红,白水平,栾玉杰,等.我国临床路径相关研究的文献回顾[J].护理学杂志,2010,25(12):85-87.DOI:10.3870/hlxzz.2010.12.085.

[2] 陶红兵,刘鹏珍,梁婧,等.实施临床路径的医院概况及其成因分析[J].中国医院管理,2010,30(2):28-30.DOI:10.3969/j.issn.1001-5329.2010.02.013.

[3] 彭明强.临床路径的国内外研究进展[J].中国循证医学杂志,2012,12(6):626-630.DOI:10.3969/j.issn.1672-2531.2010.06.003.

[4] 曾宪涛.再谈循证医学[J].武警医学,2016,27(7):649-654.DOI:10.3969/j.issn.1004-3594.2016.07.001.

[5] 王行环.循证临床实践指南的研发与评价[M].北京:中国协和医科大学出版社,2016:1-188.

[6] Whiting P, Savović J, Higgins JP, et al. ROBIS: A new tool to assess risk of bias in systematic reviews was developed [J]. JClinEpidemiol, 2016, 69: 225-234. DOI: 10.1016/j.jclinepi.2015.06.005.

[7] 曾宪涛,任学群.应用STATA做Meta分析[M].北京:中国协和医科大学出版社,2017:17-24.

[8] 邬兰,张永,曾宪涛.QUADAS-2在诊断准确性研究的质量评价工具中的应用[J].湖北医药学院学报,2013,32(3):201-208.DOI:10.10.7543/J.ISSN.1006-9674.2013.03.004.

[9] 桂裕亮,韩晟,曾宪涛,等.卫生经济学评价研究方法学治疗评价工具简介[J].河南大学学报(医学版),2017,36(2):129-132.DOI:10.15991/j.cnki.41-1361/r.2017.02.010.

DOI:10.3760/cma.j.issn.0376-2491.2017.40.004

基金项目: 国家重点研发计划专项基金(2016YFC0106300)

作者单位: 430071 武汉大学中南医院泌尿外科循证与转化医学中心(曾宪涛、王行环);解放军总医院肾内科(蔡广研、陈香美),内分泌科(母义明);《中华医学杂志》编辑部(陈新石);北京大学口腔医学院(葛立宏);中国医学科学院阜外医院(高润霖、胡盛寿);北京大学首钢医院(顾晋);首都医科大学附属北京同仁医院耳鼻咽喉头颈外科(韩德民),眼科中心(王宁利);西安交通大学第一附属医院泌尿外科(贺大林);北京大学人民医院血液科(黄晓军),胃肠外科(王杉);北京大学第一医院心血管内科(霍勇);中国医学科学院北京协和医院胸外科(李单青),消化内科(钱家鸣),内分泌科(邢小平),检验科(徐英春),妇产科(郎景和);中国协和医科大学出版社临床规范诊疗编辑部(林丽开);河南大学淮河医院普通外科(任学群);首都医科大学附属北京儿童医院(申昆玲、孙琳);中国医学科学院肿瘤医院(石远凯);北京积水潭医院脊柱外科(田伟、鱼锋);首都医科大学附属北京天坛医院(王拥军、张力伟);上海交通大学医学院附属瑞金医院皮肤科(郑捷)

通信作者: 郎景和,Email:langjh@hotmil.com